U0308816

图书在版编目（CIP）数据

伤寒学派医案（二）/ 李成文，张治成主编 . —北京：中国中医药出版社，2015.8

（中医古籍医案辑成·学术流派医案系列）

ISBN 978-7-5132-2027-9

Ⅰ.①伤… Ⅱ.①李… ②张… Ⅲ.①伤寒（中医）—医案—汇编—中国Ⅳ.① R254.1

中国版本图书馆 CIP 数据核字（2014）第 211034 号

中 国 中 医 药 出 版 社 出 版
北京市朝阳区北三环东路 28 号易亨大厦 16 层
邮政编码　100013
传真　010 64405750
廊坊市三友印刷有限公司印刷
各地新华书店经销

*

开本 880×1230　1/32　印张 13.375　字数 313 千字
2015 年 8 月第 1 版　2015 年 8 月第 1 次印刷
书号　ISBN 978-7-5132-2027-9

*

定价　45.00 元
网址　www.cptcm.com

社长热线　010 64405720
购书热线　010 64065415　010 64065413
微信服务号　zgzyycbs
书店网址　csln.net/qksd/
官方微博　http://e.weibo.com/cptcm
淘宝天猫网址　http://zgzyycbs.tmall.com

中医古籍医案辑成·学术流派医案系列

伤寒学派医案
（二）

尤　怡　陈念祖　陆懋修　章　楠

主　编　李成文　张治成

中国中医药出版社

·北　京·

中医古籍医案辑成

九七叟朱良春题

国医大师朱良春题字

《中医古籍医案辑成》编委会

《伤寒学派医案（二）》编委会

主　编　李成文　张治成

副主编　王　超　朱庆军

编　委（按姓氏笔画排序）

　　　　王　超　朱庆军　李成文

　　　　张治成　尚　蕊

内容提要

　　本书收录伤寒学派著名医家尤怡、陈念祖、陆懋修、章楠的临证医案，包括选录他人的医案。全书以医家为纲，以病为目，重新分类，按内科、妇科、儿科、外科、五官科排序，注明出处，便于查阅。

　　本书贴近临床，切合实际，方便阅读，对学习掌握古代名医辨病思路与临证用药特色很有帮助，适用于中医临床医师、中医药院校师生及中医爱好者。

前　言

　　医案揭示了历代医家在临证过程中的辨病辨证思路、经验体会和用药特色，浓缩并涵盖了中医基础理论、临床、本草、针灸推拿等多学科内容，理法方药俱备，临病措方，变化随心，对学习借鉴名医经验、临证思路，指导用药，提高临床疗效，继承发展中医学具有重要的意义，因而备受历代医家青睐。

　　明代医家李延昰在《脉诀汇辨》中指出："医之有案，如弈者之谱，可按而覆也。然使失之晦与冗，则胡取乎？家先生之医案等身矣，语简而意明，洵足以尽脉之变。谨取数十则殿之，由此以窥轩岐之诊法焉，千百世犹旦暮也。"孙一奎在《孙氏医案》中指出："医案者何？盖诊治有成效，剂有成法，固纪之于册，俾人人可据而用之。如老吏断狱，爰书一定，而不可移易也。"清代医家周学海强调说："宋以后医书，惟医案最好看，不似注释古书之多穿凿也。每部医案中，必有一生最得力处，潜心研究，最能汲取众家之所长。"俞震在《古今医案按》中说："闻之名医能审一病之变与数病之变，而曲折以赴之，操纵于规矩之中，神明于规矩

1

之外，靡不随手而应，始信法有尽，而用法者之巧无尽也。成案甚多，医之法在是，法之巧亦在是，尽可揣摩。"方耕霞指出："医之有方案，犹名法家之有例案，文章家之有试牍。"余景和在《外证医案汇编》中说："医书虽众，不出二义。经文、本草、经方，为学术规矩之宗；经验、方案、笔记，为灵悟变通之用。二者皆并传不朽。"章太炎指出："中医之成绩，医案最著。欲求前人之经验心得，医案最有线索可寻，循此钻研，事半功倍。"恽铁樵在给《宋元明清名医类案》作序时强调："我国汗牛充栋之医书，其真实价值不在议论而在方药，议论多空谈，药效乃事实，故选刻医案乃现在切要之图。"姚若琴在阐述编辑《宋元明清名医类案》大意时指出："宋后医书，多偏玄理，惟医案具事实精核可读，名家工巧，悉萃于是。"张山雷在《古今医案评议》中说："医书论证，但纪其常，而兼证之纷淆，病源之递嬗，则万不能条分缕析，反致杂乱无章，惟医案则恒随见症为迁移，活泼无方，具有万变无穷之妙，俨如病人在侧，謦咳亲闻。所以多读医案，绝胜于随侍名师，直不啻聚古今之良医而相与晤对一堂，上下议论，何快如之。"秦伯未说："合病理、治疗于一，而融会贯通，卓然成一家言。为后世法者，厥惟医案。""余之教人也，先以《内》《难》《本经》，次以各家学说，终以诸家医案。"程门雪认为："一个中医临床医生，没有扎实的理论基础，就会缺乏指导临床实践的有力武器，而如无各家医案作借鉴，那么同样会陷入见浅识寡，遇到困难束手无策的境地。"俞长荣认为："医案是中医交流和传授学术经验的传统形式之一。它既体现了中医辨证论治的共同特点，又反映了中医不同学派在诊疗方法方面的独特风格。读者从医案中可以体会到怎样用理论来指导实践，并怎样通过实践来证实理论；怎样适当地运用成法和常方，并怎样有创造性地权宜应变。因此，医案不仅在交流临床经验、传播中医学术方面具有现实意义，同时对继承老中医学术经验也起了积极的推进作用。"

医案始于先秦，奠基于宋金元，兴盛于明清。晋代王叔和的《脉经》内附医案。唐代孙思邈《备急千金要方》记录有久服石散而导致消渴的医案，陈藏器《本草拾遗》药后附案。北宋钱乙首次在《小儿药证直诀》中设置医案专篇，寇宗奭《本草衍义》药后附案。南宋许叔微首撰医案专著《伤寒九十论》，其《普济本事方》与王璆《是斋百一选方》方后附案，张杲《医说》记录了许多医案。金代张从正撰《儒门事亲》，李杲撰《脾胃论》《兰室秘藏》《东垣试效方》，王好古撰《阴证略例》，罗天益撰《卫生宝鉴》，以及元代朱震亨撰《格致余论》等综合性医著中论后均附案。自宋金元以后，学习医案、应用医案、撰写医案蔚然成风，医案专著纷纷涌现，如《内科摘要》《外科枢要》《保婴撮要》《女科撮要》《孙氏医案》《寓意草》《里中医案》《临证指南医案》《洄溪医案》《吴鞠通医案》《杏轩医案》《回春录》《经方实验录》等。明代著名医家韩懋、吴昆及明末清初的喻昌还对撰写医案提出了详细要求。而从明代就开始对前人的医案进行整理挖掘并加以研究利用，代不乏人，代表作有《名医类案》《续名医类案》《宋元明清名医类案》《清代名医医案精华》《清宫医案》《二续名医类案》《中国古今医案类编》《古今医案按》《历代儿科医案集成》《王孟英温热医案类编》《易水四大家医案类编》《张锡纯医案》《〈本草纲目〉医案类编》等。由于中医古籍汗牛充栋，浩如烟海。但是，受多方面因素的影响及条件制约，已有的医案类著作所收医案不够全面，参考中医古籍有限，分类整理方法简单局限，难以满足日益增长的不同读者群及临床、教学与科研的需求。因此，从3200多种中医古籍包括医案专著中系统收集整理其中的医案日益迫切。这可以充分发挥、利用中医古籍的文献学术价值，对研究中医证候特点与证型规律，提高临床疗效，具有重要的支撑价值。

　　本套丛书收录1949年以前历代医家编纂的3200余种中医古籍文献中的医案，分为学术流派医案、著名医家医案、常见疾病医案、名方小方医案四大系列。本书在建立专用数据库基础上，根据临床实际需要，结合现代阅读习惯，参考中医院校教材，对所有医案进行全面分类，以利于了解、学习和掌握历代名医治疗疾病的具体方法、应用方药技巧，为总结辨治规律，提高临床疗效提供更好的借鉴。其中，《学术流派医案系列》以学派为纲，医家为目，分为伤寒学派医案、河间学派医案、易水学派医案、温病学派医案、汇通学派医案；《著名医家医案系列》以医家为纲，以病为目，选取学术成就大、影响广、医案丰富的著名医家的医案；《常见疾病医案系列》以科为纲，以病为目，选取临床常见病和多发病医案;《名方小方医案系列》以方为纲，以病为目，选取临床常用的经方、名方、小方所治医案。

　　本丛书编纂过程中得到中华中医药学会名医学术思想研究分会的大力支持，年届 97 岁的首届国医大师朱良春先生特为本书题写书名，中国工程院院士王永炎教授担任主审，在此一并表示衷心的感谢。

　　由于条件所限，加之中医古籍众多，医案收录过程中难免遗漏，或分类不尽如人意，敬请读者提出宝贵意见，以便再版时修订提高。

《中医古籍医案辑成》编委会

2015 年 6 月

凡　例

《中医古籍医案辑成·学术流派医案系列》依据贴近临床、同类合并、参考中医教材教学大纲、利于编排、方便查阅的原则对医案进行分类与编排。

内科医案按肺系、心系、脾胃、肝胆、肾系、气血津液、肢体经络等排列。

妇科医案按月经病、带下病、妊娠病、生产与产后病、乳房疾病、妇科杂病等排列，并将传统外科疾病中与妇科相关的乳痈、乳癖、乳核、乳岩等医案调整到妇科，以满足临床需要。

儿科医案按内科、外科、妇科、五官科、骨伤科顺序排列。年龄限定在十四岁以下，包括十四岁；对于部分医案中"一小儿"的提法则视医案出处的具体情况确定。

外科医案按皮肤病、性传播疾病、肛门直肠疾病、男性疾病等排列。

五官科医案按眼、耳、鼻、口齿、咽喉顺序排列。

对难以用病名或主症分类，而仅有病因、病机、舌脉等的描述者，归入其他医案。

《学术流派医案系列》为全面反映各学术流派的学术成就，其著作中所摘录或引用其他人的部分医案采用"附"的形式也予以摘录。医案中的方药及剂量原文照录，不加注解。对于古今疾病或病名不一致的医案，按照相关或相类的原则，或根据病因病机，或根据临床症状，或根据治法和方剂进行归类。同一医案有很多临床症状者，一般根据主症特征确定疾病名称。

对因刊刻疑误或理解易有歧义之处，用括号加"编者注"的形式注明本书作者的观点。原书有脱文，或模糊不清难以辨认者，以虚阙号"□"按所脱字数一一补入，不出校。

原书中的异体字、古字、俗字，统一以简化字律齐，不出注。

原书中的药物异名，予以保留，不出注。原书中的药名使用音同、音近字者，如朱砂作珠砂、僵虫作姜虫、菟丝子作兔丝子等，若不影响释名，不影响使用习惯，以规范药名律齐，不出注。

本书采用横排、简体、现代标点。版式变更造成的文字含义变化，今依现代排版予以改正，如"右药"改"右"为"上"，不出注。

每个医案尽量标明出处，以助方便快捷查找医案原文，避免误读或错引。

对部分医案或承上启下，或附于医论，或附于方剂，或附于本草，或案中只有方剂名称而无组成和剂量，采用附录的形式，将原书中的疾病名称、病机分析、方剂组成、方义分析、药物用法等用原文解释，以便于更好地理解和掌握。附录中的方剂组成，是根据该医案作者的著作中所述该方剂而引用的，包括经方或名方。

伤寒学流派概论

中医学术流派研究是研究中医学术发展沿革的重要方法之一，其便于理清中医学术发展的思想脉络，深入研究历代名医学术思想与临床经验，分清哪些是对前人的继承，哪些是继承中的发展，哪些是个人的创新见解与经验，为中医学进一步发展提供借鉴。学术流派或体系是后人依据著名医家们的师承关系、学术主张或学术倾向、学术影响而划分的。由于中医学术流派形成发展过程中的融合、交叉、分化，学派之间存在千丝万缕的联系，故划分学派的标准不一，有按学科分类，有按著名医家分类，有按学术研究方向分类，有按著作分类，有按地域分类，因而划分出外感学派、内伤学派、热病学派、杂病学派、刘河间学派、李东垣学派、张景岳学派、薛立斋（薛己）学派、赵献可学派、李士材学派、医经学派、经方学派、伤寒学派、河间学派、易水学派、温病学派、汇通学派、攻邪学派、丹溪学派、温补学派、正宗学派、全生学派、金鉴学派、心得学派、寒凉学派、蔺氏学派、经穴学派、穴法学派、重灸学派、重针学派、骨伤推拿学派、指压推拿学派、一指禅推拿学派、经穴推拿学派、腹诊推拿学派、儿科推拿学派、五轮学派、八廊学派、内外障学派、少林学派、武当学派、新安学派等，这对中医学术的发展起到了积极作用。然而，学派研究目前也存在不少问题，主要在于学术流派形成年代、学派划分标准、学派研究学术价值等方面。争论的焦点是基础医学及临床领域中的医经学派、经方学派、汇通学派是否存在，攻邪学派、丹溪学派、温补学派能否另立门户，学派之间的渗透与交叉重复如何界定等；另外，每一学派的代表医家虽然在师承或学术上一脉相承，但其学术理论、临证辨病思路、处方用药方面或相差甚远，这些医学大家大多数是全才，如以学派分类，难免以偏概全；加之以往学术流派研究偏重理论，忽略临床，因此，以派为纲研究著名医家也有其不利的一面。为弥补学术流派研究轻临床的不足，拓展学派研究的内涵与外延，收集学术流派相关医家的涵盖中医基础理论和临床经验的医案已成为当务之急。因为这些医案不仅是著名医家学术思想的直接鉴证，也是研究学术流派源流的最重要的参考依据。

为此，我们编纂《中医古籍医案辑成·学术流派医案系列》，根据近年来的研究成果，并考虑到张锡纯、陆渊雷、祝味菊、施今墨的学术影响及当代中西医结合的实际情况，汇聚伤寒学派、河间学派、易水学派、温病学派、汇通学派五个学术流派代表医家的医案，以医家为纲，以病为目，按年代排列，汇集成册。学习和研究这些医案，不仅能加深对中医学术流派的深入理解和掌握，而且还能丰富和深化理论知识，满足实际需要，开阔视野，启迪思路，提高临床诊疗水平。

伤寒学派是以研究张机《伤寒论》辨证论治规律及用药心得

为中心的学术群体。该派始于晋唐，盛于明清。其学术研究历千余年而不衰，对中医理论和临床医学的发展，特别是对外感热病辨证论治体系的发展，有深远的影响。根据不同时期的学术研究特点，伤寒学派大致可分为宋金以前伤寒八家和明清时期伤寒三派。前者包括晋代王熙，唐代孙思邈，宋代韩祇和、朱肱、庞安时、许叔微、郭雍，金代成无己。后者包括错简重订派、维护旧论派与辨证论治派，三者互相争鸣，促进了仲景学说的发展与进步，并和温病学派进行争鸣，更促进了中医辨治外感热病的进步。其中错简重订派认为世传本《伤寒论》有错简，主张考订重辑，方有执首先提出，清初喻昌大力倡导，从其说者甚众，如张璐、吴仪洛、吴谦、程应旄、章楠、周扬俊等，该派医家思想活跃，不囿于旧说，有一定创新精神，为伤寒研究注入了新风。维护旧论派主张维护世传《伤寒论》旧本内容的完整性和权威性，尊王叔和，赞成无己，认为《伤寒论》诸法不仅能治伤寒，还可治疗杂病，代表医家有张遂辰、张志聪、张锡驹、陈念祖等。辨证论治派强调探讨和发挥《伤寒论》辨证论治的规律，根据其研究特点，又分为以柯琴、徐大椿为代表的以方类证派，以尤怡、钱潢为代表的以法类证派和以陈念祖、包诚为代表的分经审证派。

王熙，字叔和，晋代人。其对已散佚不全的《伤寒论》进行收集整理和编次，使之得以保存并流传后世，影响深远。王氏还编写了《脉经》，辑录历代诸家脉法论述，通过分析归纳、系统整理，对脉学理论及诊脉方法做出了重要的贡献。其中卷九记录11个医案，妇科病多包括月经异常、崩漏、闭经、妊娠、转胞等，即便是内科背痛、泄泻医案也是妇人所患。而月经、居经、避年等学术名词至今仍在应用。

孙思邈，唐代人，著《千金要方》《千金翼方》。创用"方证同条，比类相附"的研究方法，以方为纲，归类相从，以揭示伤寒六经辨治的规律。推崇太阳病中桂枝、麻黄、青龙三方的运用，对后世医家产生了深远影响，明代方有执、喻昌宗其说而发挥为"三纲鼎立"之说，成为错简重订派的主要学术观点之一。《千金要方》记载了脚气病医案和消渴死亡2个医案，不但症状详尽，还有病机分析，尤其是方药剂量与加减、煎煮服用方法非常完备。

韩祗和，宋代人，著《伤寒微旨论》。主张师仲景之心法，而不泥论中之方药，临证多自拟方；认为伤寒之病机为阳气内郁，强调从脉证入手分辨。主张杂病证为先，脉为后；伤寒脉为先，证为后，融伤寒杂病于一炉。

许叔微，字知可，宋代人，著《伤寒百证歌》《伤寒发微论》《伤寒九十论》等。主张以阴阳为纲，统领表里寒热虚实，于八纲辨证最有研究，并把六经分证和八纲辨证紧密结合起来。其《伤寒九十论》是中医学发展史上第一部医案专著，共收录应用经方验案90例，涉及内科、妇科等，还摘录他人医案，并记载有死亡医案，对后世产生了较大影响。

朱肱，字翼中，宋代人，著《南阳活人书》。主张从经络辨识病位，谓："治伤寒须先识经络，不识经络，触途冥行，不知邪气之所在。"认为伤寒三阴三阳病即以手足六经为病，强调脉与证合参以辨阴阳表里，注重病与证的鉴别诊断。方药研究则承袭孙思邈之法，以方汇证，颇切实用。

庞安时，字安常，宋代人，著《伤寒总病论》。其认为广义伤寒是由寒毒侵袭所致，天行温病为感受四时乖戾之气而发，具有流行性、传染性。其辨治既与伤寒大异，也不同于一般温病，治疗重用石膏清热解毒，对后世余霖治疫不无影响。

郭雍，字子和，宋代人，著《伤寒补亡论》。因《伤寒论》中方药多有缺失，遂摭取朱肱、庞安时、常器之等医家之方补《伤寒论》之未备，其中引用常器之之论是后世研究常氏的重要参考资料。

成无己，金代人，著《注解伤寒论》《伤寒明理论》。主张以经释论，即以《内经》《难经》的理论来解释《伤寒论》条文的机理，是注解《伤寒论》的第一家。重视对伤寒症状的鉴别，《伤寒明理论》是伤寒临床症状鉴别诊断专著，列举了《伤寒论》中50个常见的主要症状进行类症鉴别，如发热、寒热、潮热、烦躁四者的异同，四逆和厥冷的鉴别等，其于定体、分形、析证、明理，颇有独到见解。

方有执，字中行，明代人，著《伤寒论条辨》。认为世传本《伤寒论》有错简，主张考订重辑，采取削去《伤寒例》，合《辨脉》《平脉》改置篇末，对六经证治诸篇大加改订；把太阳病三篇分别更名为《卫中风》《营伤寒》和《营卫俱中伤风寒》，另增《辨温病风温杂病脉证并治篇》，以为如此便基本恢复《伤寒论》原貌。方氏成为错简重订派的开山，清初喻昌大力倡之，从其说者甚众，开启后世伤寒学术争鸣之端。

喻昌，字嘉言，明末清初人，著《尚论张仲景伤寒论重编三百九十七法》《尚论篇》《寓意草》《医门法律》《喻选古方试验》《〈痘疹〉生民切要》等。在王熙、孙思邈、方有执基础上，提出伤寒三纲鼎立之说，即四时外感以冬月伤寒为大纲，伤寒六经以太阳经为大纲，太阳经以风伤卫、寒伤营、风寒两伤营卫为大纲；并以此三纲订正《伤寒论》。临证强调"先议病、后议药"，重视"议病"，师法仲景，善用经方，其医案专著《寓意草》共收录70余案，详述病因、病情，剖析辨证、治疗，并多以层层设问或师徒问答方式，阐明案中关键和疑难之处，有许多独到和精辟的见解。清代著名医家李冠仙受其影响，撰《仿寓意草》将20年验案之"精心独造得古人法外法者"集为一轶；谢甘澍有感于《寓意草》辞精理博、意深旨奥，对其条分缕析，注疏引申，撰《寓意草注释》，成为阅读喻氏原著的重要参考书。

张璐，字路玉，明末清初人，著《张氏医通》《伤寒缵论》《伤寒绪论》《本经逢原》《诊宗三昧》《千金方衍义》等。重视伤寒研究，学宗方有执、喻昌，崇尚三纲鼎立之说，以"阴阳传中"为纲，分辨六经经腑及表里寒热，辨治伤寒病，其云，"夫治伤寒之法，全在得其纲领，邪在三阳，则当辨其经府，病入三阴，则当分其传中，盖经属表，宜从外解，腑属里，必须攻下而除。传属热……中属寒。"辨治杂病，崇尚温补，虽出入于李杲、朱震亨、薛己、张介宾、王肯堂、李中梓之间，但又不为诸家之说所拘束，善于在散漫纷繁之中寻出条理，临证投药，必参酌古今，断以己意，反复推论，积累了丰富的临床经验，与喻昌、吴谦并称为清初三大家。《张氏医通》收录了张氏父子内、外、妇、儿等各科医案261案，包括死亡医案及精选宋元明各朝名医医案。医案症脉详细，病因清楚，病机分析精辟，用方灵活，交代疗效，备受后世青睐。

　　吴仪洛，字遵程，清代人，著《本草从新》《成方切用》《伤寒分经》等。对本草、方剂、伤寒论均有研究，推崇张元素的用药法象。把药物的气味厚薄、阴阳寒热与脏腑理论结合起来，并根据临床实践，提出以形、色、性、味来区分用药；强调药物的四气五味、升降浮沉与临床药效之间的密切关系。治伤寒推崇喻昌《尚论篇》，附和其三百九十七法之说。

　　吴谦，字六吉，清代人，编著《医宗金鉴》。其《订正伤寒论注》以《伤寒论条辨》为基础，多取方、喻之注，对后世方、喻之说的广泛传播不无影响。

　　程应旄，字郊倩，清代人，著《伤寒论后条辨直解》。崇尚方有执之说，倡伤寒六经统赅百病之旨。

　　章楠，字虚谷，清代人，著《医门棒喝初集》、《伤寒论本旨》（又名（医门棒喝二集））、《灵素节注类编》（又名（医门棒喝三集））。章氏推崇张机辨证论治理论，又深受叶桂等温病学家的影响，强调伤寒与温病不同；治伤寒依方有执风伤卫、寒伤营、风寒两伤营卫之例对《伤寒论》进行编次整理。《医门棒喝初集》论后多附有医案，诊治过程详尽，后附按语，或设问答形式分析辨证思路及临证用药经验，读后有豁然开朗之感。

　　周扬俊，字禹载，清代人，著《伤寒论三注》《温热暑疫全书》。其治伤寒兼采方、喻两家之说，合以己见，但又有创见。如将"病有发热恶寒者，发于阳也；无热恶寒者，发于阴也。发于阳者七日愈，发于阴者六日愈，以阳数七，阴数六故也"作为辨识阳证阴证的大纲，列为太阳篇首条。

　　黄元御，字坤载，清代人，著《伤寒悬解》《四圣悬枢》《伤寒说意》《四圣心源》《素灵微蕴》《长沙药解》《玉楸药解》《金匮悬解》《素问悬解》《难经悬解》《灵枢悬解》《道德悬解》《周易悬解》等。崇尚方有执、喻昌，重新编次《伤寒论》，以气化学说阐释《伤寒论》，强调里气、阳气在伤寒发病、传经、治疗、预后中的重要性。

张遂辰，字卿子，清代人，著《伤寒论参注》。认为王熙收集整理的《伤寒论》内容与张仲景原著相差不远，故依据成注本卷次，引经据典，并选取朱肱、许叔微、庞安时、张元素、李杲、朱震亨、王安道、王三阳、王肯堂诸家之说进行注释。其门人有张志聪、张锡驹。

张志聪，字隐庵，清代人，著《伤寒论宗印》《伤寒论集注》《本草崇原》《本草崇原集说》《黄帝内经灵枢集注》《黄帝内经素问集注》《金匮要略注》《侣山堂类辩》《医学要诀》等。主张对《伤寒论》原本"汇节分章"，"节解句释，阐幽发微"，并将《辨脉》《平脉》置于论末，如此则"理明义尽，至当不移"。首倡六经气化说，以五运六气、标本中气之理阐发伤寒六经生理病理。

张锡驹，字令韶，清代人，著《伤寒论直解》。认为六经六气有正邪两个方面，正气之行，由一而三，始于厥阴，终于太阳，运行不息，周而复始；邪气之传，由三而一，初犯太阳，终传厥阴，惟其传变有不依次，当随其证而治之。

陈念祖，字修园，清代人，著《伤寒论浅注》《伤寒真方歌括》《长沙方歌括》《伤寒医诀串解》《金匮要略浅注》《景岳新方砭》《灵素集注节要》《女科要旨》《神农本草经读》《时方歌括》《医学从众录》《医学精义》《陈修园医案》《南雅堂医案》等。其依据张志聪《伤寒论集注》所分章节，定为三百九十七法。还采用分经审证方法研究《伤寒论》，融入六经气化之说，将深奥的理论落实到临床证治。如将太阳病分为经证、腑证和变证。经证有虚实之分，虚者桂枝汤，实者麻黄汤；腑证有蓄水蓄血之异，蓄水证用五苓散，蓄血证用桃仁承气汤；变证有从阳从阴之化，阳虚者多从少阴寒化，四逆汤、桂枝加附子汤，阴虚者多从阳明热化，白虎加人参汤、承气汤之类。其他如阳明少阳皆分经腑，太阴有阴化阳化，少阴有水化火化，厥阴有寒化热化。有利于掌握六经病机、传变特点和证治规律。其医案包括内、外、妇、儿及五官各科，语言精炼，用药法度严谨。

柯琴，字韵伯，清代人，著《伤寒论注》《伤寒论翼》《伤寒附翼》，三书合称《伤寒来苏集》。其主张以方名证，证从经分。首先提出汤证概念，即将某汤方的主治证称作某汤证，如桂枝汤证、麻黄汤证等，汇集方证条文分属于六经篇中。提出六经地面说，六经为百病立法，指出"伤寒杂病，治无二理，咸归六经节制"，扩大了六经辨证论治的范围。

徐大椿，字灵胎，清代人，著《伤寒论类方》《六经病解》《兰台轨范》《难经经释》《伤寒约编》《神农本草经百种录》《药性切用》《医砭》《医贯砭》《医学源流论》《洄溪医案》《女科医案》等。其治伤寒主张类方研究，方不分经，并突破六经束缚，将113方分作桂枝、麻黄、葛根、柴胡、栀子、承气、泻心、白虎、五苓、四逆、理中、杂方等12类。除杂方外，11类各有主方与其主治条文，次列与主方有关的加减方。徐氏医案重视医理分析，突出治则与用药心法，常独出机杼，并注明预后与治疗效果。

钱潢，一名虚白，字天来，清代人，著《伤寒论证治发明溯源集》。其承袭三纲学说，以法类证，归纳较为详细。

尤怡，字在泾，清代人，著《伤寒贯珠集》《金匮要略心典》《金匮翼》《医学读书记》。其研究伤寒依据主证病机，归纳治法。将三阳篇归纳为正治法、权变法、斡旋法、救逆法、类病法、明辨法、杂治法和刺法八法。尤氏医案症状简略与病机夹叙夹议，突出治则，处方没有剂量，多为一诊病例，复诊较少。

包诚，字兴言，清代人，著《伤寒审证表》《十剂表》《广生篇》。按照经病主表，脏腑主里，腑病多实，脏病多虚的原则对《伤寒论》进行分类研究。

总之，伤寒学派的形成、发展与鼎盛反映了伤寒学研究的成长过程，使仲景学说深入人心，成为中医学最为重要的组成部分，促进了中医理论与临床的发展与进步，为中医学作出了巨大贡献。

目 录

尤 怡

陈念祖

陆懋修

章　楠

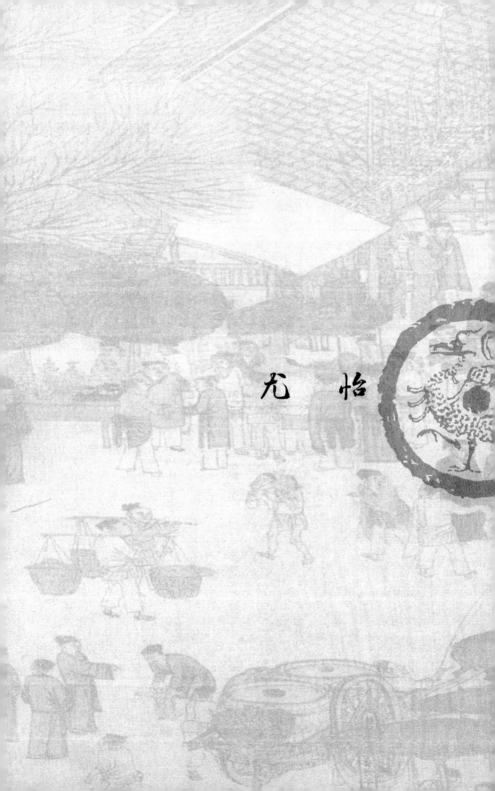

光　怡

内科医案

◆ **伤寒**

病从少阳，郁入厥阴，复从厥阴，逆攻阳明，寒热往来，色青，颠顶及少腹痛，此其候也。泄厥阴之实，顾阳明之虚，此其治也。

人参、柴胡、川连、陈皮、半夏、黄芩、吴萸、茯苓、甘草。

柳宝诒按：此从左金、逍遥化裁而出。若再合金铃子散，似更周到。(《柳选四家医案·静香楼医案·上卷》)

◆ **温病**

风温挟痰，留滞上焦，辛凉解散，原为合法，时至自解，不足忧也。

牛蒡、连翘、薄荷、川贝、豆豉、杏仁、桔梗、葱白。

柳宝诒按：此风温初起之方。(《柳选四家医案·静香楼医案·下卷》)

风温郁于肺胃，咳而胸满，痰多胁下痛，脉数口干。

芦根、薏米、瓜蒌、甘草、杏仁、红花、桃仁、贝母。

柳宝诒按：桃仁、红花，因胁痛而用之，以和血络也。若邪郁可加豉、蒡，口干可加翘、芩。(《柳选四家医案·静香楼医案·下卷》)

脉右大，舌黄不渴，呕吐黏痰，神躁，语言不清，身热不解。此劳倦内伤，更感湿温之邪，须防变端。

厚朴、茯苓、滑石、陈皮、竹叶、蔻仁、菖蒲根汁。

柳宝诒按：此温邪而挟湿者，湿热上蒙，故证情如是，此方可以为法。(《柳选四家医案·静香楼医案·下卷》)

◆ 感冒

表虚易感风邪，里虚易作泻，上虚则眩，下虚则梦泄。宜玉屏风散。

黄芪、防风、白术、茯苓、牡蛎、炙草。(《柳选四家医案·静香楼医案·上卷》)

◆ 发热

热病，十二日不解，舌绛口干，胸满气促，邪火为患，亦已甚矣。宜景岳玉女煎，清热而存阴，否则神识昏冒矣。

鲜生地、石膏、麦冬、知母、竹叶、甘草。

柳宝诒按：此气血两燔之治法。(《柳选四家医案·静香楼医案·下卷》)

热病，四日不汗，而舌黄、腹中痛、下利，宜先里而后表，不尔，恐发狂也。

大黄、柴胡、枳实、厚朴、赤芍。

柳宝诒按：先里后表，因里证已急，于病机固当如是。(《柳选四家医案·静香楼医案·下卷》)

舌干脉数，汗为热隔，虽发之亦不得，惟宜甘寒养液，虽不发汗，汗当自出。然必足温，而后热退乃吉。

青蒿、知母、芦根、生地、蔗浆、竹叶。

柳宝诒按：养液以作汗之源，是治温要旨。(《柳选四家医案·静香楼医案·下卷》)

热不止，头痛不已，紫斑如锦纹，咽痛。表里邪盛，最为重证。

犀角、豆豉、赤芍、玄参、牛蒡、丹皮、黄芩、甘草。

柳宝诒按：当加鲜生地。

再诊：去豆豉、丹皮，加桔梗、鲜生地、射干。（《柳选四家医案·静香楼医案·下卷》）

◆ 咳嗽

肺阴不足，肺热有余，咳则涕出，肌体恶风。此热从窍泄，而气不外护也。他脏虽有病，宜先治肺。

阿胶、贝母、沙参、马兜铃、杏仁、茯苓、炙草、糯米。

柳宝诒按：此等证，虚实错杂。若粗工为之，或与疏散，或与补涩，均足致损。（《柳选四家医案·静香楼医案·上卷》）

风热不解，袭入肺中，为咳为喘，日晡发热，食少体倦，渐成虚损，颇难调治。勉拟钱氏阿胶散，冀其肺宁喘平，方可再商他治。

阿胶、茯苓、马兜铃、薏米、杏仁、炙草、糯米、芡实。

再诊：青蒿、丹皮、鳖甲、茯苓、石斛、甘草、归身、广皮、白芍。

柳宝诒按：此正虚而兼感外邪之证，乃内伤挟外感病也。（《柳选四家医案·静香楼医案·上卷》）

风伤于上，湿伤于下，上为咳嗽痰多，下为跗肿酸痛。宜先治上，而后治下。

薄荷、杏仁、桔梗、旋覆花、甘草、象贝、连翘、前胡。

柳宝诒按：肺主一身之治节，故以治肺为先。（《柳选四家医案·静香楼医案·上卷》）

干呛无痰，是肝气冲肺，非肺本病。仍宜治肝，兼滋肝（滋肺，编者注）气可也。

川连、白芍、乌梅、甘草、当归、牡蛎、茯苓。（《柳选四家医案·静香楼医案·上卷》）

肝阴不足，肝火偏胜，伤肺则咳，自伤则胁痛。

阿胶、兜铃、丹参、炙草、归身、白芍、玉竹、川斛。

柳宝诒按：既有胁痛见证，似当兼与通络清肝，宜加丹皮、山栀、青皮、橘络、旋覆等味。（《柳选四家医案·静香楼医案·上卷》）

久咳，便溏腹满。脾肺同病，已属难治。况脉数、口干、潮热，肝肾之阴，亦不足耶。

白芍、薏仁、茯苓、莲肉、炙草、广皮、扁豆。

柳宝诒按：病重药轻，恐难奏效。且于肝肾，亦未顾到。拟加用水泛六味丸一两，绢包入煎。（《柳选四家医案·静香楼医案·上卷》）

血去过多，气必上逆，肺被其冲，故作咳嗽。此非肺自病也。观其冲气甚则咳甚，冲气缓则咳缓，可以知矣。拟摄降法，先治冲气。

金匮肾气丸去肉桂，加牡蛎。

柳宝诒按：认证独的，法亦老当。（《柳选四家医案·静香楼医案·上卷》）

久咳胁痛，不能左侧。病在肝，逆在肺，得之情志，难以骤驱。治法不当求肺，而当求肝。

旋覆花、丹皮、桃仁、郁金、猩绛、甘草、牛膝、白芍。

柳宝诒按：审证用药，巧力兼到。拟再加青皮、桑皮、紫苏、山栀、瓦楞子壳。（《柳选四家医案·静香楼医案·下卷》）

久嗽便溏，脉虚而数。脾肺俱病，培补中气为要。恐后泄不食，则瘦削日增也。

人参、白芍、扁豆、薏仁、广皮、茯苓、炙草、山药（蜜炙）、炮姜炭。

柳宝诒按：此亦脾肺两治之法，较前数方为切实。亦以此证中气虚寒，无咽干溺涩等虚热亢炎之证，故用药稍可着力耳，然欲求效难矣。（《柳选四家医案·静香楼医案·上卷》）

久嗽脉不数，口不干，未必即成损证。此为肺饮，郁伏不达故也。

厚朴、煨姜、桑皮、杏仁、广皮、甘草、半夏。

柳宝诒按：此属饮寒伤肺，乃内因之实证也。（《柳选四家医案·静香楼医案·上卷》）

咳而衄。阴不足，火内动也。恶心不食，宜先治胃。

竹茹、粳米、广皮、石斛、贝母、杏仁。

柳宝诒按：既有火动而衄见证，宜兼清降。（《柳选四家医案·静香楼医案·上卷》）

咳而吐沫，食少恶心，动作多喘，中气伤矣，非清肺治咳所能愈也。

人参、半夏、麦冬、炙草、茯苓、粳米、大枣。

柳宝诒按：此胃虚咳嗽也。方宗《金匮》大半夏、麦门冬两汤之意。（《柳选四家医案·静香楼医案·上卷》）

咳甚于夜间，肌热于午后，此阴亏也。浊痰咳唾，鼻流清涕，是肺热也。病本如是，奏功不易，拟甘咸润燥法。

阿胶、燕窝、沙参、海浮石、瓜蒌霜、川贝、杏仁、甘草。

柳宝诒按：此证痰必干黏，故用药如是。（《柳选四家医案·静香楼医案·上卷》）

咳嗽，食后则减。此中气虚馁所致，治宜培中下气法。

人参、半夏、粳米、南枣、麦冬、炙草、枇杷叶。

柳宝诒按：此证不甚多见，学者须记之。（《柳选四家医案·静香楼医案·上卷》）

络脉空隙，气必游行作痛。最虑春末夏初，地中阳气上升，血从气溢。趁此绸缪，当填精益髓。盖阴虚咳嗽，是他脏累及于肺，若治以清凉，不但病不能去，而胃伤食减、立成虚损，难为力矣。

海参、熟地、金樱膏、麋角胶、湘莲肉、北味、萸肉、怀药、茯苓、芡实。

即将二膏捣丸。（《柳选四家医案·静香楼医案·上卷》）

脉数减，咳亦缓，但浮气不得全归根本。宜补益下焦，以为吸受之地。

六味丸加五味子、菟丝子。

又丸方：六味丸加五味子、杜仲、芡实、莲须、菟丝子、杞子，蜜丸，每服五钱。

柳宝诒按：议论稳实，方亦妥帖。（《柳选四家医案·静香楼医案·上卷》）

脉微小，形寒，久嗽失音。是气馁阳损，宜固胃阳，取甘温之属。

蜜炙生姜、炙草、白芍、黄芪、大枣。

柳宝诒按：此亦虚咳中另一法门。（《柳选四家医案·静香楼医案·上卷》）

脉细数促，是肝肾精血内耗，咳嗽必吐呕清涎浊沫。此冲脉气逆，自下及上，气不收纳，喘而汗出，根本先拔，药难奏功。医若见血为热，见嗽治肺，是速其凶矣。

人参（秋石制）、熟地、味子、紫衣胡桃。

柳宝诒按：此难治之证，在咳嗽门中，亦别是一种也。（《柳选四家医案·静香楼医案·上卷》）

脉虚数，颧红声低，咳甚吐食，晡时热升，多烦躁。此肝肾阴亏，阳浮于上，精液变化痰沫。病已三年，是为内损，非消痰治嗽可愈。固摄下焦，必须绝欲。以饮食如故，经年可望其愈。

都气丸加女贞子、枸杞子、天冬。

柳宝诒按：用药颇为切实。（《柳选四家医案·静香楼医案·上卷》）

内热与外热相合，肺胃受之，则咳而不能食，头胀肌热心烦。宜清上中二焦。

竹叶、芦根、花粉、杏仁、贝母、知母、桔梗、橘红。

柳宝诒按：此外感温燥之咳，故专用清泄。（《柳选四家医案·静香楼医案·上卷》）

秋冬咳嗽，春暖自安，是肾气收纳失司，阳不潜藏，致水液变化痰沫，随气射肺扰喉，喘咳不能卧息，入夜更重，清晨稍安。盖痰饮乃水寒阴浊之邪，夜为阴时，阳不用事，故重也。仲景云：饮病当以温药和之。《金匮》饮门，短气倚息一条，分外饮治脾、内饮治肾，二脏阴阳含蓄，自然潜藏固摄。当以肾气丸方减牛膝、肉桂，加骨脂以敛精气。若以他药发越阳气，恐有暴厥之虑矣。

肾气丸减牛膝、肉桂，加补骨脂。

柳宝诒按：此案推阐病原，极其精凿。（《柳选四家医案·静香楼医案·上卷》）

久遗下虚，秋冬咳甚，气冲于夜，上逆不能安卧，形寒足冷，显然水泛而为痰沫。当从内饮门治，若用肺药则谬矣。

桂枝、茯苓、五味、炙草、白芍、干姜。

柳宝诒按：古人云：内饮治肾。据此证情，似可兼服肾气丸，

以摄下元。(《柳选四家医案·静香楼医案·上卷》)

体虚邪滞，肺络不清，脉弦而细，幸不数耳。

沙参、桑叶、杏仁、茯苓、马兜铃、贝母、甘草、粳米。

柳宝诒按：案语得看病之窍，最宜留意。(《柳选四家医案·静香楼医案·上卷》)

饮邪射肺为咳。

半夏、杏仁、干姜、北五味、白芍、炙草、茯苓、桂枝。

柳宝诒按：此治饮正法也。(《柳选四家医案·静香楼医案·上卷》)

肺饮。

紫菀、半夏、桑皮、白前、杏仁。

柳宝诒按：饮邪在肺，不及于胃，故专用肺药。(《柳选四家医案·静香楼医案·上卷》)

◆ 喘证

浮肿咳喘，颈项强大，饮不得下，溺不得出，此肺病也。不下行而反上逆，治节之权废矣。虽有良剂，恐难奏效。

葶苈大枣泻肺汤。

柳宝诒按：此痰气壅阻之证，故重用泻肺之剂。(《柳选四家医案·静香楼医案·上卷》)

两寸浮大，关迟沉小，气上而不下，喘咳多痰。肝肾之气，上冲于肺。宜以肾气丸，补而下之。

肾气丸。

久咳，喘不得卧，颧赤足冷，胸满上气，饥不能食。此肺实于上，肾虚于下，脾困于中之候也。然而实不可攻，姑治其虚，中不可燥，姑温其下。且肾为胃关，火为土母，或有小补，未可知也。

金匮肾气丸。

柳宝诒按：拟再用旋覆代赭汤送下，则上中两层，亦可关会矣。（《柳选四家医案·静香楼医案·上卷》）

柳宝诒按：此治本之法。（《柳选四家医案·静香楼医案·上卷》）

气喘足冷至膝，唇口干，鼻塞，脉虚小。下气上逆，病在根本。勿以结痰在项，而漫用清克也。

肾气丸三钱，盐花汤送下。

柳宝诒按：识见老当。（《柳选四家医案·静香楼医案·上卷》）

脉寸关大而尺小，口干，上气不下，足冷不温。此阳气不潜。当用阴中阳药治之。

六味丸加牛膝、车前、五味、肉桂。

柳宝诒按：此兼肾气、都气两方之意。（《柳选四家医案·静香楼医案·上卷》）

气窒不散，便闭喘急，不能偃卧，猝难消散也。

紫菀、葶苈、厚朴、杏仁、橘红、郁金、枳壳。

柳宝诒按：此证较前更急，兼有便闭，故用药从中焦泄降。

再诊：大黄、厚朴、槟榔、枳壳、杏仁。

柳宝诒按：轻剂不效，故更与通腑以泄肺。（《柳选四家医案·静香楼医案·下卷》）

往昔壮年，久寓闽粤，南方阳气易泄。中年以来，内聚痰饮，交冬背冷喘嗽，必吐痰沫，胸脘始爽。年逾六旬，恶寒喜暖，阳分之虚，亦所应尔。不宜搜逐攻劫，当养少阴肾脏。仿前辈水液化痰阻气，以致喘嗽之例。

肾气丸减牛膝、肉桂，加北五味、沉香。

柳宝诒按：议论明确，立方亦极精当。（《柳选四家医案·静

香楼医案·上卷》)

下虚上实，当治其下，勿清其上，真气归元，痰热自降。宜以十味肾气丸主之。

十味肾气丸。

柳宝诒按：识见卓老。(《柳选四家医案·静香楼医案·上卷》)

卧则喘息有音，此肿胀，乃气壅于上。宜用古人开鬼门之法，以治肺通表。

麻黄、杏仁、薏仁、甘草。

柳宝诒按：此兼喘逆，故专治肺。(《柳选四家医案·静香楼医案·下卷》)

◆ **胸痹**（**心痛**）

此肾厥也。心疼背胀，引及腰中。议用许学士香茸丸。

鹿茸、杞子、沙菀、大茴香、麝香。

柳宝诒按：寒袭于肾，而气上逆，故用温养。胀及腰背者，督阳不用也。鹿茸温通督脉，麝香开泄浊阴，故以之为君。(《柳选四家医案·静香楼医案·下卷》)

胸中为阳之位，阳气不布，则窒而不通。宜温通，不宜清开，愈开则愈窒矣。

桂枝、茯苓、干姜、炙草、益智仁。

柳宝诒按：再参入开痹之品，如杏、菀、橘、桔等，似更灵动。(《柳选四家医案·静香楼医案·下卷》)

食入，则胸背痞塞作胀，噫气不舒。此阳气不通，宜辛通之法。

草蔻仁、半夏、桂枝、茯苓、干姜、炙草。

柳宝诒按：此证亦与胸痹相似。(《柳选四家医案·静香楼医案·下卷》)

◆ **胸满**

湿邪郁遏，阳气不宣，外寒里热，胸满溺赤。宜开达上焦。

紫菀、桔梗、郁金、白蔻、枳壳、杏仁、贝母、甘草。

柳宝诒按：此治肺痹之正法。（《柳选四家医案·静香楼医案·下卷》）

劳郁交伤，营卫不和，胸中满痛，时有寒热，与六淫外感不同。治宜和养气血。

逍遥散。

柳宝诒按：再增枳、朴等宽中之品，则更周到矣。（《柳选四家医案·静香楼医案·下卷》）

◆ **不寐**

肝风与痰饮相搏，内壅脏腑，外闭窍隧，以致不寐不饥，肢体麻痹。迄今经年，脉弱色悴，不攻则病不除，攻之则正益虚，最为棘手。

钩藤、菖蒲、刺蒺藜、远志、竹沥、郁金、胆星、天竺黄。

另，指迷茯苓丸，临卧服。

柳宝诒按：病属难治，而立方却周匝平稳，非学有本原者，不能办此。（《柳选四家医案·静香楼医案·上卷》）

◆ **惊恐**

惊悸易泄，腰疼足软，有似虚象，而实因痰火。盖脉不弱数，形不枯瘁，未可遽与补也。

半夏、炙草、秫米、橘红、茯苓、竹茹、远志、石菖蒲。

柳宝诒按：此秫、夏，合温胆加味也。认证既确，立方自然

入彀。(《柳选四家医案·静香楼医案·上卷》)

骤尔触惊，神出于舍，舍空痰入，神不得归，是以有恍惚昏乱等证。治当逐痰，以安神藏。

半夏、胆星、钩藤、竹茹、茯神、橘红、黑栀、枳实。

柳宝诒按：叙病如话如画。此等方案，非有切实功夫者不能。所谓成如容易却艰辛也。(《柳选四家医案·静香楼医案·上卷》)

心者藏之脏，心太劳则神散而心虚，心虚则肾气乘之，故恐，经所谓厥气上则恐也。是病始因心而及肾，继因肾而心益困矣。经云：心欲软，肾欲坚。心软则善下，故软之必咸；肾坚则不浮，坚之者必以苦。又云：高者抑之，散者收之。治心肾神志不收者，法必本乎此。以心为血脏，肾为精脏。欲神之守，必养其血；欲志之坚，必益其精。则甘润生阴、质重味厚之品，又足为收神志之地也。

人参、川连、怀药、天冬、熟地、茯苓、五味、牡蛎、萸肉、柏仁、桂心。(《柳选四家医案·静香楼医案·上卷》)

骤惊恐惧，手足逆冷，少腹气冲即厥，阳缩汗出。下元素亏，收摄失司。宜乎助阳以镇纳。第消渴心悸，忽然腹中空洞。此风消肝厥见象，非桂附刚剂所宜。

炒黑杞子、舶茴香、当归、紫石英、细辛、桂枝。

柳宝诒按：风消肝厥之证，当于温养中佐以滋阴。方中细辛一味，不识何意。愚意再加牛膝、白芍、牡蛎。(《柳选四家医案·静香楼医案·上卷》)

◆ 厥证

肝火挟痰上逆，为厥颠疾。

半夏、钩藤、茯苓、枳实、广皮、竹茹、郁金、羚羊角。

柳宝诒按：方极清稳。（《柳选四家医案·静香楼医案·上卷》）

◆ 抽搐

抽搦厥逆，合目则发。此肝胆痰热，得之惊恐，病名痫厥。

半夏、橘红、竹茹、胆星、炙草、石菖蒲、枳实、茯苓。

柳宝诒按：痰火之邪，因惊恐而直犯肝胆，故见证如此。卧则阳气入于阴，合目则发，是阳气扰动阴脏，致痰火猝发而病作也。方中拟加羚羊角、黄连。（《柳选四家医案·静香楼医案·上卷》）

◆ 胃脘痛

寒热无期，中脘少腹遽痛，此肝脏之郁也。郁极则发为寒热，头不痛，非外感也。以加味逍遥散主之。

加味逍遥散。

柳宝诒按：此木散达之之法。（《柳选四家医案·静香楼医案·上卷》）

◆ 痞满

因气生痰，痰凝气滞，而中焦之道路塞矣。由是饮食不得下行，津液不得四布，不饥不食，口燥便坚，心悸头运，经两月不愈。以法通调中气，庶无噎膈腹满之虑。

旋覆代赭汤加石菖蒲、枳实、陈皮。

柳宝诒按：论病则源流俱彻，用药则标本兼到，细腻熨帖，传作何疑。（《柳选四家医案·静香楼医案·上卷》）

中年脘闷，多嗳多咳，此气郁不解也。纳谷已减，未可破泄耗气，宜从胸痹例，微通上焦之阳。

薤白、瓜蒌、半夏、桂枝、茯苓、姜汁。

柳宝诒按：方法轻灵。(《柳选四家医案·静香楼医案·上卷》)

脾以健运为职，心下痞不能食，食则满闷，脾失其职矣。但健运之品，迂缓无功，宜以补泻升降法治之。

人参、干姜、半夏、茯苓、川连、枳实、陈皮、生姜。

柳宝诒按：此方仿泻心法加味。(《柳选四家医案·静香楼医案·下卷》)

胃阳衰惫，气阻痰凝，中脘不快，食下则胀。宜辛温之品治之。

草果仁、厚朴、茯苓、半夏、甘草、槟榔。

柳宝诒按：此湿痰阻遏中宫之证。(《柳选四家医案·静香楼医案·下卷》)

胁下素有痞气，时时冲逆，今见中满，气攻作痛，吞酸呕吐，能俯而不能仰。此厥阴郁滞之气，侵入太阴之分，得之多怒且善郁也。病久气弱，不任攻达，而病气久郁，亦难补养为掣肘耳。姑以平调肝胃之剂和之，痛定食进，方许万全。

半夏、广皮、川楝子、橘核、茯苓、青皮、炙甘草、木瓜。

柳宝诒按：审察病机，至为精细，立方亦周到熨帖。(《柳选四家医案·静香楼医案·下卷》)

右关独大而搏指，知病在中焦，饮食不化，痞闷时痛，积年不愈，喉间自觉热气上冲，口干作苦，舌苔白燥，此脾家积热郁湿。当以泻黄法治之。

茅术、葛根、茯苓、石膏、藿香、木香。

柳宝诒按：此痞满门中不常见之证，存之以备一格。(《柳选四家医案·静香楼医案·下卷》)

◆ 呕吐（干呕）

胃虚气热，干呕不便。

橘皮竹茹汤加芦根、粳米。

再诊：呕止热退。

石斛、茯苓、半夏、广皮、麦冬、粳米、芦根、枇杷叶。

三诊：大便不通。

生首乌、玄明粉、枳壳。

四诊：大便通，脉和。惟宜滋养。

石斛、归身、秦艽、白芍、丹皮、炙草、茯苓、广皮。

柳宝诒按：迭用四方，运意灵巧，自能与病机宛转相赴。（《柳选四家医案·静香楼医案·上卷》）

病从肝起，继乃及胃，兹又及于肺矣，然当以胃气为要。久病之体，必得安谷不呕，始可图功。

石斛、芦根、茯苓、麦冬、广皮、木瓜、枇杷叶、粳米。

柳宝诒按：叙病简要清澈，非绩学者不能。方亦中窾。（《柳选四家医案·静香楼医案·上卷》）

痰气阻逆咽嗌，时自呕恶。此证利在清降，失治则成噎膈。

半夏、枇杷叶、旋覆花、竹茹、茯苓、麦冬、橘红、郁金、生姜。

柳宝诒按：用药灵动。（《柳选四家医案·静香楼医案·上卷》）

胃有火邪，故呕而不食，胆有热邪，故合目自汗。

橘皮竹茹汤加石斛。

柳宝诒按：山栀必不可少，以其专清胆热故也，川连亦在应用之列。

再诊：前方去石斛，加木瓜。

嘈杂得食则已。此痰火内动，心胃阴气不足。

生地、山栀、半夏、麦冬、茯苓、丹皮、竹茹、炙草。

柳宝诒按：阴虚而挟痰者，用药最难恰好。方中可加石斛、广皮。（《柳选四家医案·静香楼医案·上卷》）

痛呕之余，脉当和缓，而反搏大，头运欲呕，胸满不食，神倦欲卧，虑其土隤木张，渐致痉厥。法当安胃清肝，亦古人先事预防之意。

半夏、茯苓、广皮、白风米、钩藤、竹茹、枇杷叶、鲜佛手。

柳宝诒按：议论极是，但恐药力不足以济之，然方却清稳。所谓清肝者，只不过钩藤、竹茹而已，拟再加木瓜、白芍，较似有力。（《柳选四家医案·静香楼医案·上卷》）

下既不通，势必上逆而为呕，所谓幽门之气，上冲吸门是也，治法自当疗下。但脉小目陷，中气大伤，宜先安中止呕，呕定再商。

人参、茯苓、刺蒺藜、竹茹、半夏、广皮、芦根、石斛。

柳宝诒按：似当兼通幽门，乃能止呕，拟加生枳实。（《柳选四家医案·静香楼医案·上卷》）

◆ **噎膈**

谷之不入，非胃之不纳，有痰饮以阻之耳。是当以下气降痰为法，代赭之用，先得我心矣。

旋覆代赭汤。

柳宝诒按：识既老当，笔亦爽健。（《柳选四家医案·静香楼医案·上卷》）

脉疾徐不常，食格不下。中气大衰，升降失度。

旋覆花、代赭石、麦冬、茯苓、半夏、广皮、人参、枇杷叶。

柳宝诒按：此因中气大伤，故用参、麦。(《柳选四家医案·静香楼医案·上卷》)

气郁痰凝，阻隔胃脘，食入则噎，脉涩，难治。

旋覆花、代赭石、橘红、半夏、当归、川贝、郁金、枇杷叶。

柳宝诒按：旋覆代赭为噎膈正方。食入则噎，肺气先郁，故加郁、贝、枇杷叶。惟脉涩者正虚，可加人参。(《柳选四家医案·静香楼医案·上卷》)

◆ **反胃**

朝食暮吐，肝胃克贼，病属反胃。

旋覆花、代赭石、茯苓、半夏、吴萸、生姜、粳米、人参、枇杷叶。

柳宝诒按：此专治吐，故加姜、萸。(《柳选四家医案·静香楼医案·上卷》)

中气叠伤，不能健运，朝食暮吐，完谷不腐。诊得脉虚，色黑，腰脚少力，知不独胃病，肾亦病矣，此岂细故哉。

人参、附子、川椒、茯苓、益智仁。

再诊：前方去川椒、益智，加川连、肉桂。

柳宝诒按：完谷不腐，色黑腰软，肾伤之征也，改方加桂、连，是交济法。(《柳选四家医案·静香楼医案·上卷》)

◆ **腹痛**

心腹痛，脉弦，色青，是肝病也。

川楝子、归身、茯苓、石斛、延胡、木瓜。

柳宝诒按：立方稳合。(《柳选四家医案·静香楼医案·下卷》)

肝脏失调，侵脾则腹痛，侮肺则干咳，病从内生，非外感客邪之比。是宜内和脏气，不当外夺卫气者也。但脉弱而数，形瘦色槁，上热下寒，根本已离，恐难全愈。

归身、白芍、炙草、茯苓、桂枝、饴糖。

柳宝诒按：此内补建中法，宜于腹痛，而不宜于干咳。宜加清肝保肺之味，乃为周匝。(《柳选四家医案·静香楼医案·上卷》)

脉弦，小腹痛，食后胃脘痛，上至咽嗌。肝火乘胃，宜泄厥阴，和阳明。

川楝子、木通、茯苓、甘草、石斛、木瓜。

柳宝诒按：拟加延胡、山栀仁。(《柳选四家医案·静香楼医案·下卷》)

◆ 腹胀

腹胀，面浮，跗肿，食不下，欲呕。脾虚受湿，健运失常。非轻证也。

茅术、茯苓、广皮、桑皮、木通、厚朴、泽泻、半夏、猪苓。

柳宝诒按：此运中利湿法也。(《柳选四家医案·静香楼医案·下卷》)

脉迟胃冷，腹胀，气攻胸胁，恶心少食，泄泻。宜振脾胃之阳。

干姜、益智仁、半夏、厚朴、神曲、槟榔、川椒、茯苓。

柳宝诒按：此温中调气法也。(《柳选四家医案·静香楼医案·下卷》)

脉微迟，左胁宿痞，腹渐胀大，便溏溺少。此是浊阴上攻，当与通阳。

熟附子、远志、椒目、小茴香、泽泻、茯苓。

柳宝诒按：此温通治胀之正法。(《柳选四家医案·静香楼医

案·下卷》）

脉弦中满，病在肝脾。

人参、吴萸、木瓜、厚朴、广皮、半夏。

柳宝诒按：此肝脾两治之正法，立方精简可法。（《柳选四家医案·静香楼医案·下卷》）

命门阳衰，脾失温养，不克健运，食入辄胀，法当温补下焦。

肾气丸去桂，加沉香、椒目。

柳宝诒按：此补火生土之法。（《柳选四家医案·静香楼医案·下卷》）

脾气本弱，而更受木克，克则益弱矣，由是脾健失职，食入不消，遂生胀满。脾愈弱则肝愈强，时时攻逆，上下有声。半载之疾，年逾六旬，非旦夕可图也。

人参、茯苓、川楝子、楂核、甘草、木瓜、白芍、吴萸、橘核。

柳宝诒按：此肝脾两治，而偏重于肝者，以其不特胀满，而兼有攻逆之证也。（《柳选四家医案·静香楼医案·下卷》）

热结气闭，腹胀便难。

厚朴、杏仁、滑石、黄芩、大腹皮、茯苓、木通。

柳宝诒按：此运中兼泄热法也。（《柳选四家医案·静香楼医案·下卷》）

湿热内陷太阴而成胀。

茅术、川柏、厚朴、陈皮、桑皮、木通、腹皮、草果仁。

柳宝诒按：此专治脾土湿热，古方小温中丸亦可服。（《柳选四家医案·静香楼医案·下卷》）

◆ **泄泻**

恼怒伤中，湿热乘之，脾气不运，水谷并趋大肠而为泄。腹中微疼，脉窒不和，治在中焦。

藿梗、川朴、神曲、泽泻、茯苓、陈皮、扁豆、木瓜。

柳宝诒按：此方妙在木瓜一味，兼能疏肝。须知此意，乃识立方选药之妙。

又按：案中脉窒句，不甚明了。(《柳选四家医案·静香楼医案·下卷》)

中气虚寒，得冷则泻，而又火升齿衄。古人所谓胸中聚集之残火，腹内积久之沉寒也。此当温补中气，俾土厚则火自敛。

四君子汤加益智仁、干姜。

柳宝诒按：议病立方，均本喻氏。近时黄坤载亦有此法。(《柳选四家医案·静香楼医案·上卷》)

◆ **便秘**

大便闭结，水液旁流，便通则液止矣。

大承气汤加甘草。

柳宝诒按：据吴鞠通之论，用调胃承气法为稳。

再诊：前方加当归、白芍。

三诊：改用制军，加浔桂、厚朴。(《柳选四家医案·静香楼医案·下卷》)

疟病方已，遂得脾约，脾约未已，又增厥疼。心腹时满时减，或得身热汗出，则疼满立止。明系疟邪内陷于太阴阳明之间，是必邪气仍从少阳外达，则不治疼而疼自止，不治胀而胀自消矣。

柳宝诒按：论病已得要领，惜方佚未见。(《柳选四家医案·静

香楼医案·下卷》）

脾约者，津液约束不行，不饥，不大便。备尝诸药，中气大困。仿古人以食治之法。

黑芝麻、杜苏子，二味煎浓汁如饴，服三五日，即服人乳一杯，炖温，入姜汁二匙。

柳宝诒按：此无法之法也，良工心苦矣。（《柳选四家医案·静香楼医案·下卷》）

气郁不行，津枯不泽，饮食少，大便难，形瘦脉涩。未可概与通下，宜以养液顺气之剂治之。

生地、当归、桃仁、红花、枳壳、麻仁、甘草、杏仁。

柳宝诒按：此气阻液枯之证，拟加鲜首乌。（《柳选四家医案·静香楼医案·下卷》）

◆ **痢疾**

暑湿外侵经络则为疟，内动肠脏则为痢，而所恃以攘外安内者，则在胃气。故宜和补之法，勿用攻削之剂，恐邪气乘虚，尽入于里也。

柳宝诒按：案语殊妙，惜此方之佚也。（《柳选四家医案·静香楼医案·下卷》）

下血后，大便燥闭不爽，继而自利，白滑胶黏，日数十行，形衰脉沉。必因久伏水谷之湿。腑病宜通，以温下法。

生茅术、制军、熟附子、厚朴。

柳宝诒按：自利胶滑，有因燥矢不行，气迫于肠，而脂膏自下者。当专行燥矢，兼养肠液，未可概以湿论也。（《柳选四家医案·静香楼医案·下卷》）

泻痢便血，五年不愈，色黄心悸，肢体无力。此病始于脾阳不振，继而脾阴亦伤，治当阴阳两顾为佳。

人参、白术、附子、炙草、熟地、阿胶、伏龙肝、黄芩。

柳宝诒按：此理中合黄土汤法也，方案俱切实不肤。(《柳选四家医案·静香楼医案·下卷》)

◆ **胁痛**

胁疼遇春即发，过之即止，此肝病也。春三月，肝木司令，肝阳方张，而阴不能从，则其气有不达之处，故痛。夏、秋、冬肝气就衰，与阴适协，故不痛也。

阿胶、白芍、茯苓、丹皮、茜草、炙草、鲍鱼汤代水。

柳宝诒按：朴实说理，绝无躲闪。方用胶、芍、鲍鱼，滋肝配阳，亦觉妥帖易施。(《柳选四家医案·静香楼医案·下卷》)

◆ **黄疸**

面黑，目黄，腹满，足肿，囊肿。湿热壅滞，从脾及肾，病深难治。

苍术、制军、厚朴、陈皮、木通、茵陈、猪苓、椒目、泽泻。

柳宝诒按：邪机壅滞，正气已伤，故云难治。(《柳选四家医案·静香楼医案·下卷》)

面黑，目黄，脉数而微，足寒至膝，皮肤爪甲不仁。其病深入少阴，而其邪则仍自酒湿得之及女劳也。

肾气丸。

柳宝诒按：此证载在《金匮》，近于《爱庐医案》中，见一方甚佳。此病兼有瘀血，不但湿也。肾气丸能否见效，尚未可定。(《柳选四家医案·静香楼医案·下卷》)

面目、身体悉黄，而中无痞闷，小便自利。此仲景所谓虚黄也，即以仲景法治之。

桂枝、黄芩、白芍、茯苓、生姜、炙草、大枣。

柳宝诒按：案明药当。（《柳选四家医案·静香楼医案·下卷》）

湿停热聚，上逆则咽嗌不利，外见则身目为黄，下注则溺赤而痛。

茵陈、厚朴、豆豉、木通、猪苓、橘红、茯苓、黑栀。

柳宝诒按：论病能一线穿成，用药自丝丝入扣。

又按：咽嗌不利，可加桔梗、前胡之类。（《柳选四家医案·静香楼医案·下卷》）

◆ **积聚**

大腹右有形为聚，脉大，食入即作胀，治在六腑。

白术、茯苓、广皮、生香附汁、三棱、厚朴、草果、山楂。

柳宝诒按：方以疏通气分为主。（《柳选四家医案·静香楼医案·下卷》）

络病瘀痹，左胁板实，前年用虫蚁，通血升降开发已效，但胸脘似是有形，按之微痛。前药太峻，兹用两调气血，以缓法图之。

醋炒延胡、姜黄、阿魏、桃仁、生香附、麝香、归须，为末，蜜丸，每服二钱。

柳宝诒按：承前方来，虽曰两调气血，而仍以疏瘀为主。（《柳选四家医案·静香楼医案·下卷》）

脉虚数，色白不泽，左胁有块杯大，大便小便自利。病在肝家，营血不和，此为虚中有实，补必兼通。

白术、归身、炙草、白芍、生地、茯苓、琥珀、广皮、桃仁、红花、沉香、郁金。

柳宝诒按：方治亲切不肤。(《柳选四家医案·静香楼医案·下卷》)

疟后，胁下积痞不消，下连少腹作胀，此肝邪也，当以法疏利之。

人参、柴胡、青皮、桃仁、茯苓、半夏、甘草、牡蛎、黄芩、生姜。

柳宝诒按：此小柴胡法也。加青皮以疏肝，桃仁以和瘀，牡蛎以软坚，用意可云周到。惟少腹作胀，乃肝邪下陷之证，若再加川楝子、归尾、延胡，似更完密。(《柳选四家医案·静香楼医案·下卷》)

疟后，胁下积癖作疼，夜热口干溺赤。阴虚邪伏，宜鳖甲煎。

鳖甲、白芍、青皮、丹皮、首乌、柴胡、知母、炙草。

柳宝诒按：此邪伏阴分之治法，当归亦可加入。(《柳选四家医案·静香楼医案·下卷》)

脐下积块，扪之则热，病者自言，前后二阴，俱觉热痛，其为热结可知。况自来之病，皆出于肝耶。鄙见厥阴，不能获效。

龙荟丸五十粒，酒下。(《柳选四家医案·静香楼医案·下卷》)

时病食复，至今不知饥饱，大便不爽，右胁之旁，虚里天枢，隐隐有形。此阳明胃络循行之所，多嗳气不化，并不烦渴，岂是攻消急驱实热之证耶。拟用丹溪泄木安土法。

小温中丸，如半月后有效，仍以前法。

柳宝诒按：此中焦湿积阻结之证。(《柳选四家医案·静香楼医案·下卷》)

心下高突，延及左胁有形，渐加腹胀。思正月暴寒，口鼻吸受冷气，入胃络膜原，清阳不用，浊阴凝阻，胃气重伤，有单腹之累，殊非小恙。

厚朴、草果、半夏、干姜、茯苓、荜茇。

另，苏合香丸一粒，化服。

柳宝诒按：寒邪闭于营络，故用温通，方中可加桂枝尖。（《柳选四家医案·静香楼医案·下卷》）

左胁积块，日以益大，按之则痛，食入不安。凡痞结之处，必有阳火郁伏于中，故见烦躁、口干、心热等证。宜以苦辛寒药，清之开之。然非易事也。

川连、枳实、香附、川芎、神曲、茯苓、青皮、赤芍。

柳宝诒按：胁块有形益大，则营络必窒，似宜兼通乃效。（《柳选四家医案·静香楼医案·下卷》）

◆ **头痛**

风热上甚，头痛不已。如鸟巢高巅，宜射而去之。

制军、犀角、川芎、细茶。

柳宝诒按：此虽前人成法，而选药颇精简。据此，则大黄当用酒炒，以使之上行。（《柳选四家医案·静香楼医案·下卷》）

火升，头痛，耳鸣，心下痞满，饭后即发。此阳明、少阳二经痰火交郁，得食气而滋甚，与阴虚火炎不同。先与清理，继以补降。

竹茹、茯苓、橘红、炙草、半夏、羚羊角、石斛、嫩钩藤钩。

柳宝诒按：案语分析病机，极其圆到。惟立方似未恰合，阳明药少，宜加知母、枳实。（《柳选四家医案·静香楼医案·下卷》）

头面肿痛，此风邪上盛，宜辛凉解散。

荆芥、杏仁、桔梗、牛蒡、薄荷、甘草、马勃、苍耳子。（《柳选四家医案·静香楼医案·下卷》）

头疼偏左，耳重听，目不明，脉寸大尺小。风火在上，姑为清解。

羚羊角、生地、甘草、菊花、丹皮、石决明、连翘、薄荷。

柳宝诒按：此内风而兼外感者，故清散兼施。（《柳选四家医案·静香楼医案·下卷》）

饮食既少，血去过多，阴气之伤，盖已甚矣。兹复忧劳惊恐，志火内动，阴气益伤，致有心烦、体痛、头疼等证。是当滋养心肝血液，以制浮动之阳者也。

生地、石斛、麦冬、丹皮、玄参、知母、茯苓、甘草。

柳宝诒按：肝阴既亏，肝火上升，宜再加归、芍，以滋养之；羚羊、菊、栀，以清泄之。（《柳选四家医案·静香楼医案·上卷》）

◆ 眩晕

肝阳因劳而化风，脾阴因滞而生痰，风痰相搏，上攻旁溢，是以昏运体痛等证见也。兹口腻不食，右关微滑，当先和养胃气，蠲除痰饮。俟胃健能食，然后培养阴气，未为晚也。

半夏、秫米、麦冬、橘红、茯苓。

柳宝诒按：审察病机，以为立方步伐，临证者宜取法焉。（《柳选四家医案·静香楼医案·上卷》）

木旺乘土，土气不宣，痰涎郁聚，传走经络，故头旋脚弱，有似虚象，实则未可徒补也。

首乌、橘红、茯苓、薏仁、木瓜、钩藤、刺蒺藜、半夏、炙草。

柳宝诒按：首乌似嫌其涩，不如用生於术为妥。拟再加牛膝、竹沥、姜汁。（《柳选四家医案·静香楼医案·上卷》）

脾失运而痰生，肝不柔而风动，眩运食少所由来也。

白术、天麻、首乌、广皮、半夏、羚羊角、茯苓、钩勾。

柳宝诒按：案语简炼，方亦纯净。（《柳选四家医案·静香楼医案·上卷》）

眩运，呕恶胸满，小便短而数，口中干。水亏于下，风动于上，饮积于中，病非一端也。

羚羊角、细生地、钩勾、天麻、茯苓、广皮、半夏、竹茹。

柳宝诒按：病非一端，方欲打成一片，非熟于制方之义者不能。拟再增生牡蛎。

再诊：前方去生地，加麦冬。

三诊：人参、茯苓、麦冬、羚羊角、天麻、半夏、炙草、石斛、广皮。（《柳选四家医案·静香楼医案·上卷》）

◆ 中风

寒热后，邪走手少阴之脉，猝然不语，肩臂牵引不舒。宜以辛通之。

菖蒲、远志、甘草、木通、当归、丹皮、丹参、茯神。（《柳选四家医案·静香楼医案·上卷》）

方书每以左瘫属血虚，右痪属气虚。据述频年已来，齿疼舌赤，常有精浊。纳谷如昔，卒然右偏，肢痿舌强，口㖞语謇，脉浮数动。此乃肝肾两虚，水不涵木，肝风暴动，神必昏迷。河间所谓肝肾气厥，舌喑不语，足痱无力之证。但肾属坎水，真阳内藏，宜温以摄纳，而肝藏相火内寄，又宜凉以清之。温肾之方，参入凉肝，是为复方之用。

地黄饮子去桂、附，加天冬、阿胶。

柳宝诒按：即古法而化裁之。参详脉证，斟酌尽善。（《柳选

四家医案·静香楼医案·上卷》)

内风本皆阳气之化，然非有余也，乃二气不主交合之故。今形寒踰冷，似宜补阳为是。但景岳云：阳失阴而离者，非补阴无以摄既散之元阳。此证有升无降，舌绛牵掣，暗不出声，足躄不堪行动。当与河间肝肾气厥同例，参用丹溪虎潜法。

熟地、黄肉、牛膝、锁阳、虎骨、龟板。

柳宝诒按：持论明通，立方简当。

再诊：地黄饮子去附子，加鹿鞭子，煎胶打丸。（《柳选四家医案·静香楼医案·上卷》)

寒热后，邪走手少阴之络，猝然不语，肩背牵引不舒，宜辛以通之。

菖蒲、远志、甘草、木通、当归、丹皮、丹参、茯苓。

柳宝诒按：方法轻灵，恰合余邪入络治法。（《柳选四家医案·静香楼医案·上卷》)

类中偏左，于法为逆，犹幸病势尚轻，可以缓图取效。原方补少通多，最为合理。惟是阳脉则缓，阴脉则急，所以指节能屈不能伸，此亦病之关键处，不可忽也。经云：肝苦急，宜食甘以缓之。于前方中增进阴药之甘润者一二，更为美（作"完"，编者注）备。

人参、茯苓、半夏、白术、炙草、橘红、麦冬、竹沥、姜汁。

柳宝诒按：此六君加麦冬、竹沥、姜汁也。

再诊：加当归。（《柳选四家医案·静香楼医案·上卷》)

脉濡，按之则弦，右肩及手指麻木，两腿酸痒，难以名状。此脾饮肝风，相合为病，乃类中之渐，不可不慎。

首乌、天麻、刺蒺藜、羚羊角、炙草、茯苓、半夏、白芍、丹皮、广皮。姜汁和竹沥，泛丸。

柳宝诒按：以二陈、姜汁、竹沥除痰饮，以丹、芍、羚、蒺、首乌、天麻治肝风，两层俱到。就见证论，归身、牛膝、橘络，亦可加入。(《柳选四家医案·静香楼医案·上卷》)

脉虚而涩，左半手足麻痹，食不知味。此气血不能运行周体，乃类中之渐也。

桂枝、茯苓、归身、半夏、炙草、黄芪、天麻、首乌。

柳宝诒按：滋养疏化，虚实兼到。(《柳选四家医案·静香楼医案·上卷》)

热风中络。口歪、舌謇、咽痛。治以清滋。

羚羊角、玄参、钩藤、甘菊、甘草、石菖蒲、生地、竹沥。

再诊：生地、阿胶、麦冬、知母、贝母、甘菊、甘草、玄参。

三诊：咽喉干痛。滋清不愈，宜从降导。

肾气丸，淡盐汤送下。

柳宝诒按：先清之，继滋之，终用引火下行之法。步伐井然，凌躐急功者，可取法焉。(《柳选四家医案·静香楼医案·上卷》)

◆ **郁证**

此血郁也，得之情志，其来有渐，其去亦不易也。

旋覆花、薤白、郁金、桃仁、代赭石、红花。

柳宝诒按：此必因血郁，而络气不通，有胸膈板痛等见证，故立方如此。(《柳选四家医案·静香楼医案·上卷》)

郁气凝聚喉间，吞不下，吐不出，梅核气之渐也。

半夏、厚朴、茯苓、苏梗、旋覆花、橘红、枇杷叶、姜汁。

柳宝诒按：此于《金匮》成方中，加旋覆、杷叶，最有巧思。(《柳选四家医案·静香楼医案·上卷》)

◆ **颤证**

四肢禀气于脾胃，脾胃虚衰，无气以禀，则为振颤。土虚木必摇，故头运也。

归芍六君子汤加黄芪、麻。

柳宝诒按：案语说理朴实，立方以扶正为主，似宜再加熄风之品。其所加之黄芪，恐非肝风升动者所宜。(《柳选四家医案·静香楼医案·上卷》)

肝属风木，性喜冲逆，其变动为振摇强直，其治法宜柔木熄风。

细生地、钩勾、归身、茯苓、阿胶、天麻、羚羊角、山药、柏子仁、刺蒺藜。

柳宝诒按：此方可加木瓜、白芍。(《柳选四家医案·静香楼医案·上卷》)

◆ **水肿**

风湿相搏，面浮腹满足肿，大小便不利。

杏仁、苏子、厚朴、陈皮、猪苓、大腹皮、姜皮、木通。

柳宝诒按：此表里两通法也。(《柳选四家医案·静香楼医案·下卷》)

肿胀之病，而二便如常，肢冷气喘，是非行气逐水之法所能愈者矣。当用肾气丸，行阳化水，然亦剧病也。

肾气丸。

柳宝诒按：此病阳衰气窒，不治之证也。(《柳选四家医案·静香楼医案·下卷》)

◆ 白浊

形伟体丰，脉得小缓。凡阳气发泄之人，外似有余，内实不足，水谷之气，不得阳运，酿湿下注，而为浊病，已三四年矣。气坠宜升阳为法，非比少壮阴火自灼之病。

菟丝子、茴香、车前子、韭子、刺蒺藜、茯苓、覆盆子、蛇床子、黄鱼骨，捣丸，每服五钱。

柳宝诒按：此证当以脾土为主。但与温养下元，尚非洁源清流之道。

又按：此与相火下注者不同，故用药如是。（《柳选四家医案·静香楼医案·下卷》）

◆ 遗精

遗精伤肾，气不收摄，入夜卧著，气冲上膈，腹胀，呼吸不通，竟夕危坐，足跗浮肿清冷，小便渐少。此本实先拔，枝将败矣，难治之证也。

都气丸加牛膝、肉桂。

柳宝诒按：此阴阳两损，气不摄纳之重证，舍此竟无良法，然亦未能必效也。（《柳选四家医案·静香楼医案·下卷》）

遗精无梦，小劳即发，饥不能食，食多即胀，面白唇热，小便黄赤。此脾家湿热，流入肾中为遗精，不当徒用补涩之药，恐积热日增，致滋他疾。

草薢、砂仁、茯苓、牡蛎、白术、黄柏、炙草、山药、生地、猪苓。

柳宝诒按：此等证早服补涩，每多愈服愈甚者。先生此案，可谓大声疾呼。

再诊：服药后遗滑已止，唇热不除，脾家尚有余热故也。

前方去砂仁、黄柏，加川连、苦参。

柳宝诒按：唇热属脾。（《柳选四家医案·静香楼医案·下卷》）

阴亏阳动，内热梦泄。

六味丸加黄柏、砂仁。

柳宝诒按：六味合封髓法也，亦妥帖易施。（《柳选四家医案·静香楼医案·下卷》）

◆ **血证**

久咳见血，音喑咽痛，午有寒热。此风寒久伏，伤肺成劳。拟钱氏补肺法，声出则佳。

阿胶、杏仁、马兜铃、牛蒡、薏仁、贝母、糯米。

又膏方：阿胶、贝母、甘草、橘红、杏仁、苏子、米糖、白蜜、姜汁、紫菀、木通、梨汁、桔梗、牛膝、萝卜汁、茯苓。

柳宝诒按：此正虚邪实之证，用药能两面兼顾，尚称稳适。（《柳选四家医案·静香楼医案·上卷》）

阴不足而阳有余，肝善逆而肺多郁。脉数，气喘，咳逆见血，胁痛。治宜滋降，更宜静养。不尔，恐其血逆不已也。

小生地、荆炭、白芍、童便、郁金、小蓟、藕汁。

柳宝诒按：此亦气火上逆之证，可加牛膝、丹皮。（《柳选四家医案·静香楼医案·上卷》）

咯血胁痛，项下有核，脉数恶热，咽痛便溏，此肝火乘脾之证。反能食者，脾求助于食，而又不能胜之，则瘕耳。治在制肝益脾。

白芍、茯苓、川连、牡蛎、炙草、木瓜、益智、阿胶。

柳宝诒按：论病明快，方中拟加丹、栀、夏枯草。（《柳选四

家医案·静香楼医案·上卷》)

凡有瘀血之人，其阴已伤，其气必逆，兹吐血紫黑无多，而胸中满闷，瘀犹未尽也。而舌绛无苔，此阴之亏也。呕吐不已，则气之逆也。且头重足冷，有下虚上脱之虑。恶寒谵语，为阳弱气馁之征。此证补之不投，攻之不可，殊属棘手。

人参、茯苓、三七、吴萸、乌梅、牡蛎、川连、郁金。

柳宝诒按：论病则层层俱透，用药亦步步着实，此为高手。(《柳选四家医案·静香楼医案·上卷》)

葛可久论吐血治法，每于血止瘀消之后，用独参汤以益心定志。兹以阴药参之，虑其上升而助肺热也。

人参、沙参、生地、阿胶、牛膝、茯苓。

柳宝诒按：此失血后服人参，一定之法。(《柳选四家医案·静香楼医案·上卷》)

吐血得劳与怒即发，脉小数，微呛。病在肝心，得之思虑劳心，宜早图之，勿使延及肺家则吉。

阿胶、丹皮、牛膝、丹参、小蓟炭、三七、藕汁、童便。

柳宝诒按：此治吐血之正法，能止血而无留瘀之弊，最为稳当。

再诊：前方去丹参、三七、藕汁、童便，加生地、白芍、茺蔚子。

又丸方：六味丸加阿胶、五味子、小蓟炭、莲须，水泛丸。(《柳选四家医案·静香楼医案·上卷》)

烦劳四十余天，心阳自亢，肾水暗伤，阳坠入阴，故溲数便血，不觉管窒痛痹，实与淋证不同。其中虽不无湿热，寝食安然，不必渗泄利湿，宜宁心阳、益肾阴，宣通肾气以和之。

熟地炭、人参、霍石斛、丹皮、泽泻、茯苓、远志、柏子仁、湖莲肉。

柳宝诒按：此治本之方，由其论病亲切，故立方自稳。(《柳选四家医案·静香楼医案·下卷》)

鼻痒心辣，大便下血，形瘦，脉小而数，已经数年。

黄芩、阿胶、白芍、炙草。

柳宝诒按：此阴虚而有伏热之证，方特精简。(《柳选四家医案·静香楼医案·下卷》)

便血，不独责虚，亦当责湿，所以滋补无功，而疏利获益也。兹足酸无力，其湿不但在脾，又及肾矣，当作脾肾湿热成痹治之。

萆薢、薏仁、白术、石斛、牛膝、生姜。

柳宝诒按：案语明确，方亦简当。(《柳选四家医案·静香楼医案·下卷》)

失血咳逆，心下痞满，暮则发厥，血色黯，大便黑，肝脉独大。此有瘀血，积留不去。勿治其气，宜和其血。

制大黄、白芍、桃仁、甘草、当归、丹皮、降香。

柳宝诒按：此专治瘀积之法。(《柳选四家医案·静香楼医案·上卷》)

病后失血，色紫黑不鲜。此系病前所蓄，胸中尚满，知瘀犹未尽也。正气虽虚，未可骤补，宜顺而下之。

小蓟炭、赤芍、生地、犀角、郁金、丹皮、茺蔚子、童便。

柳宝诒按：此必尚有郁热见证，故方中有犀角。既有留瘀未尽，可加醋炙大黄炭。(《柳选四家医案·静香楼医案·上卷》)

劳伤失血，心下痛闷，不当作阴虚证治。但脉数，咳嗽，潮热，恐其渐入阴损一途耳。

生地、桃仁、楂炭、郁金、赤芍、制大黄、甘草、丹皮。

柳宝诒按：此证如早服补涩，则留瘀化热，最易致损。须看

其虚实兼到，绝不犯手。(《柳选四家医案·静香楼医案·上卷》)

离经之血未净，而郁于内，寒热之邪交煽，而乱其气，是以腹满呕泄，寒热口燥。治当平其乱气，导其积血，元气虽虚，未可骤补也。

丹皮、楂炭、泽兰、赤芍、郁金、丹参、牛膝、小蓟。

柳宝诒按：此证挟外感之邪，可加荆芥炭、黑穞豆农。(《柳选四家医案·静香楼医案·上卷》)

络热血溢，时气所触，非阴虚火浮之比，慎勿以滋腻治也。

荆芥、丹皮、茺蔚子、丹参、郁金、藕汁、细生地、小蓟炭。

柳宝诒按：勘证用药，老眼无花。(《柳选四家医案·静香楼医案·上卷》)

脉寸静尺动，屡经失血，觉气从下焦上冲则呛，劳动则气促不舒。此病不在肺而在肾。治嗽无益，宜滋肾阴。

熟地、天麻、牡蛎、茯苓、杞子、萸肉、五味子。

柳宝诒按：病与上条相同。方中用天麻，不知何意。(《柳选四家医案·静香楼医案·上卷》)

失血后，气从下逆上，足冷头热，病在下焦，真气不纳。

六味丸加五味、牛膝、牡蛎。

柳宝诒按：方亦妥当。若再进一层，可用金匮肾气法，以导火下行。(《柳选四家医案·静香楼医案·上卷》)

痰中有血点散漫，此心病也。口干心热，当是伤暑，因暑喜归心故耳。

生地、茯神、扁豆、甘草、丹皮、竹茹、麦冬、藕汁。

柳宝诒按：方法清灵可喜。(《柳选四家医案·静香楼医案·上卷》)

心脉独大，口干易汗，善怒血逆。此心阴不足，心阳独亢，宜犀角地黄汤。

犀角地黄汤加茅根、甘草、山栀。

柳宝诒按：方案均精简熨帖。(《柳选四家医案·静香楼医案·上卷》)

◆ 消渴

两尺软弱，根本不固，小便浑浊，病在肾脏，久久不愈，则成下消。

六味丸加天冬、麦冬、杞子、五味子。

柳宝诒按：方法稳切。(《柳选四家医案·静香楼医案·下卷》)

◆ 痰饮

肝阴不足，则火动生风，脾失健运，则液聚成痰。调理肝脾，当渐愈也。

半夏、茯苓、广皮、钩勾、生地、竹沥、麻仁汁。

柳宝诒按：案属通论。方中宜加用白芍，方能顾到肝经。

再诊：和养中气。

人参、陈皮、生谷芽、石斛、茯苓、木瓜。(《柳选四家医案·静香楼医案·上卷》)

脉证合参，乃气结在上，津不运行，蒸变浊痰，由无形渐变有形。徐之才谓轻可去实，非胶固阴药所宜。

白蔻、薏仁、杏仁、厚朴、枇杷叶汁、降香汁。

柳宝诒按：此方具有轻、清、灵三字之妙。(《柳选四家医案·静香楼医案·下卷》)

◆ **汗证**

此肝风挟痰上逆之证，肢冷自汗，有似阳脱，实非脱也。目与唇口牵引，时复歌笑。治宜先却邪气，而后养正。

羚羊角、白茯苓、竹茹、郁金、半夏、甘草、钩勾、橘红。

柳宝诒按：治法得当。时复歌笑，是心脏受邪之象。菖蒲、远志、胆星、清心牛黄丸之类，均可选入。（《柳选四家医案·静香楼医案·上卷》）

汗出偏沮，脉来不柔，时自歇止，肝阳有余，而胃阴不足，于是稠痰浊火，扰动于中，壅滞于外。目前虽尚安和，然古人治未病不治已病，知者见微知著，须加意调摄为当。

人参、川斛、南枣、制半夏、茯苓、炙草、麦冬、丹皮、小麦。

柳宝诒按：此想系左半有汗，右半无汗之证。细绎案语，是防其将患偏痹之意。（《柳选四家医案·静香楼医案·上卷》）

心阴不足，心阳易动，则汗多善惊，肾阴不足，肾气不固，则无梦而泄。以汗为心液，而精藏于肾故也。

生地、茯神、甘草、麦冬、川连、柏子仁、玄参、小麦、大枣。

柳宝诒按：心肾并重，方药似专重于心。再加五味子、牡蛎、沙苑等摄肾之品，则周匝矣。（《柳选四家医案·静香楼医案·上卷》）

◆ **虚劳**

面𪒠形瘦，脉虚而数，咳嗽气促，腰膝无力，大便时溏。此先后天俱虚，虑其延成虚损。清润治肺之品，能戕中气，勿更投也。

紫河车、熟地、山药、萸肉、五味子、丹皮、茯苓、杜仲、泽泻、牛膝，加蜜丸，每服五钱。

柳宝诒按：案语得治虚要旨，方亦精当。(《柳选四家医案·静香楼医案·上卷》)

虚损至食减形瘦，当以后天脾胃为要。异功散五六服，颇得加谷。今春半地气上升，肝木用事，热升心悸，汗出复咳，咳甚见血，肝阳上炽，络血遂沸。昨进和阳养阴之剂，得木火稍平，仍以前方加白芍，制肝安土。

生地、白芍、麦冬、阿胶、女贞子、甘草。

柳宝诒按：方亦稳合，可加牡蛎、丹皮。(《柳选四家医案·静香楼医案·上卷》)

罗氏论虚劳之证，多因邪伏血郁而得，不独阴亏一端也。临晚，寒热时减时增，其为阳陷入阴可知。滋肾生肝，最为合法，略加损益，不必更张也。

熟地、白芍、茯苓、丹皮、山药、柴胡、炙草、鳖甲。

柳宝诒按：于养阴中，加柴胡以达邪，佐鳖甲以搜阴。虚实兼到，极为灵巧。然既云邪伏血郁，似宜加当归。

再诊：热渐减，头中时痛，脉数不退，喉中痰滞不清。

青蒿、丹皮、熟地、鳖甲、炙草、牛膝、茯苓、小麦。

柳宝诒按：似当兼清痰滞，两方中熟地，不如改用生地为稳。

三诊：体虽不热，脉仍细数，宜养阴气。

六味丸去萸肉、泽泻，加白芍、牛膝、青蒿、鳖甲。(《柳选四家医案·静香楼医案·上卷》)

少阴为阴之枢，内司启闭，虚则失其常矣。宜以法壮其枢，或通或塞，皆非其治。

熟地、杞子、菟丝、茯苓、丹皮、萸肉、怀药、沙苑。(《柳选四家医案·静香楼医案·上卷》)

真阳气弱，不荣于筋则阴缩，不固于里则精出，不卫于表则汗泄，三者每相因而见。其病在三阴之枢，非后世方法可治。古方八味丸，专服、久服，当有验也。(《柳选四家医案·静香楼医案·上卷》)

用复脉甘润法。呛止音出，得益水濡润之力也。无如胃弱便溏，此药不宜再用。仿《金匮》麦门冬汤义，取养土之阴，以生肺金。

麦门冬汤。

柳宝诒按：此用药转换法也。(《柳选四家医案·静香楼医案·上卷》)

◆ 痹证

脾肾寒湿下注，右膝肿痛，而色不赤，其脉当迟缓而小促，食少辄呕，中气之衰，亦已甚矣。此当以和养中气为要，肿痛姑置勿论。盖未有中气不复，而膝得愈者也。

人参、半夏、木瓜、炒粳米、茯苓、广皮、益智仁。

柳宝诒按：议论明通。(《柳选四家医案·静香楼医案·下卷》)

脉虚而数，两膝先软后肿，不能屈伸。此湿热乘阴气之虚而下注，久则成鹤膝风矣。

生地、牛膝、茯苓、木瓜、丹皮、薏仁、山药、萸肉、泽泻、萆薢。

柳宝诒按：正虚着邪，故补散宜并用。湿而兼热，故滋燥不可偏。此以六味治阴虚，增入牛膝、木瓜、薏仁、萆薢以除湿热，所谓虚实兼顾也。(《柳选四家医案·静香楼医案·上卷》)

胸背为阳之分，痹着不通，当通其阳，盖阳不外行而郁于中，则内反热而外反寒。通阳必以辛温，而辛温又碍于脏气，拟辛润通肺以代之。

紫菀三两，煎汤服。

柳宝诒按：此巧法也，特未知效否，若何。(《柳选四家医案·静香楼医案·下卷》)

◆ 麻木

肢麻头运，此肝病也。便溏食减，脾亦病矣。宜节劳养气，毋致风动为佳。

羚羊角、白术、刺蒺藜、茯苓、炙草、天麻、白芍、广皮。

柳宝诒按：肝脾两治，方法周到。(《柳选四家医案·静香楼医案·上卷》)

肝阳化风，逆行脾胃之分，胃液成痰，流走肝胆之络。右腿麻痹、胸膈痞闷，所由来也。而风火性皆上行，故又有火升、气逆、鼻衄等证。此得之饥饱劳郁，积久而成，非一朝一夕之故也。治法清肝之火，健脾之气，亦非旦夕可图也。

羚羊角、广皮、天麻、甘草、枳实、半夏、茯苓、白术、麦冬。

柳宝诒按：持论明通，立方周匝，看似平淡无奇，实非老手不办。亦当加入白芍。(《柳选四家医案·静香楼医案·上卷》)

形盛脉充，两尺独虚，下体麻痹，火浮气急。此根本不固，枝叶虽盛，未足恃也。

熟地、山药、沙苑、杞子、丹皮、茯苓、桑椹、牛膝。

柳宝诒按：如此脉证，似可参用肾气法以温摄之。(《柳选四家医案·静香楼医案·上卷》)

◆ **痉证**

肝阴素亏，温邪扰之，发为痉病，神昏龂齿，瘛疭不定。法当滋养肝阴，以荣筋脉，清涤痰热，以安神明者也。若能应手，尚可无虑。

羚羊角、茯神、钩藤、贝母、阿胶、鲜菖蒲、竹沥。

柳宝诒按：此证若表邪来解，当去阿胶，加小生地或鲜生地。

又按：此系伏气发温之证，与外感风温有外内之别。此证邪由少阴外发，溃入厥阴，故见证如此。羚羊角、钩藤，息风清热，皆治标之品也。若图其本，当从阴分托邪，俾得外达三阳，再与随经清泄，乃奏全功。病原治法，详载《温热逢原》中，兹不赘述。（《柳选四家医案·静香楼医案·下卷》）

◆ **痿证**

肾精不足，肝火乘之，故有筋挛骨痿，耳窍二阴气出等证。夫肝火宜泄，肾精宜闭，于一方之中，兼通补之法，庶几合理，然非旦夕所能奏功也。

生地、川楝子、茯苓、阿胶、丹皮、女贞子。

柳宝诒按：论病深中肯綮，方中可增白芍、牡蛎。（《柳选四家医案·静香楼医案·上卷》）

◆ **腰痛**

风气乘虚入于肾络，腰中痛引背胁，宜寄生汤，补虚通络祛风。

生地、归身、黑大豆、独活、山药、白蒺藜、杜仲、炙草、桑寄生。

柳宝诒按：立方妥帖，层折俱到。（《柳选四家医案·静香楼

医案·下卷》）

◆ 疟病

疟发而血上下溢，得之中虚，而邪复扰之也。血去既多，疟邪尚炽，中原之扰，犹未已也。谁能必其血之不复来耶？谨按古法中虚血脱之症，从无独任血药之理。而疟病经久，亦必先固中气。兹拟理中一法，止血在是，止疟亦在是，惟高明裁之！

人参、於术、炮姜、炙草。

柳宝诒按：识见老确，议论精切。所立理中一法，诚属血脱益气，固中止血之要药。惟愚意所欲商者，疟来而上下血溢，必因疟疾之热，扰及血络而然。于理中法内，参用安宫清络之意，似乎更为周到。且标本兼顾，于立方正意，亦不相刺谬也。（《柳选四家医案·静香楼医案·下卷》）

疟止复发，汗多作呕，中气虚逆，宜益阳明。

半夏、茯苓、广皮、人参、石斛、芦根、姜汁。

再诊：寒热已止，汗呕并减，宜和养营卫。

人参、桂枝、石斛、广皮、归身、炙草、麦冬、白芍。

柳宝诒按：此膏粱虚体治法，两方俱清稳熨帖。（《柳选四家医案·静香楼医案·下卷》）

三疟，是邪伏阴分而发，非和解可愈。久发不止，补剂必兼升阳，引伏邪至阳分乃愈。

人参、归身、鹿角、枸杞子、鹿茸、附子、茯苓、沙苑。

柳宝诒按：阴疟本有此法，而不能概用此法，须相题为之。（《柳选四家医案·静香楼医案·下卷》）

暑风成疟，恶心胸满，和解则愈。

半夏、黄芩、茯苓、知母、厚朴、陈皮、竹叶、生姜。

柳宝诒按：小柴胡法之和解，和其表里两歧之邪也，此之和解，和其湿热两混之邪也。姜、夏、朴、广，去其湿也。芩、知、竹叶，清其热也。两意兼用，故亦云和解也。

又按：此湿热并重者，故清燥兼用。此与下条皆属暑湿内伏，发为时疟之病。苦辛宣泄，最为和法。若拘拘于疟疾之成方，概用柴胡、鳖甲则误矣。（《柳选四家医案·静香楼医案·下卷》）

暑风相搏，发为时疟，胸满作哕，汗不至足。邪气尚未清解，当以苦辛温法治之。

藿香、半夏、杏仁、通草、厚朴、广皮、竹叶。

柳宝诒按：此湿重于热者，故用药稍偏温燥。（《柳选四家医案·静香楼医案·下卷》）

◆ 虫证

蛔厥心痛，痛则呕吐酸水，手足厥冷。宜辛苦酸治之。

川连、桂枝、归身、延胡、乌梅、川椒、茯苓、川楝子、炮姜。

柳宝诒按：此乌梅丸法也。（《柳选四家医案·静香楼医案·下卷》）

◆ 脚气病

厥阴之邪，逆攻阳明，始为肿痛，继而腹疼，胸满呕吐。此属脚气冲心，非小恙也，拟《外台》法治之。

犀角、槟榔、茯苓、枳实、杏仁、橘红、半夏、木通、木瓜。

再诊：半夏、木瓜、广皮、芦根、枳实、茯苓、竹茹、枇杷叶。

柳宝诒按：脚气一证，前人归入类伤寒中，必憎寒壮热，病与伤寒相似，甚则有冲心之患，故谓之重证。《外台》有大犀角汤及风引汤，后人有鸡鸣散等方，均为专治脚气之重剂。乃今时所谓脚气者，则以脚膝酸软而肿者，谓之湿脚气。不肿者，谓之干脚气，专用防己、木瓜、牛膝、薏米等风湿之药治之，与前人所称者，大相径庭。学者不可不辨。(《柳选四家医案·静香楼医案·下卷》)

◆ 肢体诸痛

背脊为督脉所过之处，风冷乘之，脉不得通，则恶寒而痛。法宜通阳。

鹿角霜、白芍、炙草、桂枝、归身、半夏、生姜、南枣。

柳宝诒按：方中半夏无所取义，拟再加杜仲、狗脊以通阳。(《柳选四家医案·静香楼医案·下卷》)

风邪中人经络，从肩膊至项强痛，舌干唇紫而肿，痛处如针刺之状。此是内挟肝火，不宜过用温散，惟宜养阴熄肝火而已。

羚羊角、细生地、甘草、黄芩、钩藤、秦艽、丹皮。

柳宝诒按：因唇紫舌干，故知内挟肝火。方中黄芩，不若山栀为当。(《柳选四家医案·静香楼医案·下卷》)

身半以上，痛引肩臂，风湿在于太阴之分，行动则气促不舒，胸肤高起，治在经络。

大活络丹。

柳宝诒按：拟用旋覆新绛汤送下。(《柳选四家医案·静香楼医案·下卷》)

身痛偏左。血不足，风乘之也。

半夏、秦艽、归身、广皮、茯苓、丹参、川断、炙草。

柳宝诒按：案只一二句，却有简逸之致。(《柳选四家医案·静

香楼医案·下卷》）

项背痛如刀割，治宜养血通络。

桂枝、钩藤、白芍、知母、羚羊角、阿胶、炙草、生地。

柳宝诒按：拟去知母，加归须、刺蒺藜、丝瓜络。（《柳选四家医案·静香楼医案·下卷》）

妇科医案

◆ 月经过多

脾虚生湿，气为之滞，血为之不守。此与血热经多者不同。

白术、泽泻、白芍、广皮、炙草、茯苓、牛角鰓灰、川芎。

柳宝诒按：认证既的，药亦丝丝入扣。(《柳选四家医案·静香楼医案·下卷》)

◆ 子嗽

胎前喘咳肿满，是脾湿不行，上侵于肺，手足太阴病也。治在去湿下气。

茯苓、陈皮、白芍、泽泻、厚朴、当归、苏梗、杏仁。

柳宝诒按：方颇灵动，再加紫菀、枇杷叶何如?(《柳选四家医案·静香楼医案·下卷》)

◆ 子肿

腹满、足肿、泄泻。此属胎水，得之脾虚有湿。

白术、茯苓、泽泻、广皮、厚朴、川芎、苏叶、姜皮、黄芩。

柳宝诒按：方案俱老当。(《柳选四家医案·静香楼医案·下卷》)

◆ 产后恶露不行

产后恶露不行，小腹作痛，渐见足肿、面浮、喘咳。此血滞于先，水渍于后。宜兼治血水，如甘遂、大黄之例。

紫菀、茯苓、桃仁、牛膝、青皮、杏仁、山楂肉、小川朴、延胡。

柳宝诒按：用其例而易其药，因原方太峻也。

再诊：瘀血不下，走而上逆，急宜以法引而下之，否则冲逆成厥矣。

归身、滑石、蒲黄、通草、牛膝、瞿麦、五灵脂、赤芍。

三诊：膈宽而腹满，血瘀胞中，宜以缓法下之。

大黄、青皮、炙草、丹皮、桃仁、赤芍、归身。

又丸方：牛膝一两，赤芍、延胡、蒲黄、五灵脂、川芎、桂枝、桃仁各五钱，归尾、丹皮各八钱。

柳宝诒按：选换四方，一层深一层，次序秩然，恰与病机宛转相赴。(《柳选四家医案·静香楼医案·下卷》)

◆ **产后胁痛**

胎前病子肿，产后四日即大泄，泄已，一笑而厥，不省人事，及厥回神清，而左胁前后痛满，至今三月余矣。形瘦，脉虚，食少，少腹满，足肿，小便不利。此脾病传心，心不受邪，即传之于肝，肝受病而更传之于脾也。此为五脏相贼，与六腑食气水血成胀者不同。所以攻补递进，而绝无一效也。宜泄肝和脾法治之。

白术、木瓜、广皮、椒目、茯苓、白芍。

柳宝诒按：此等证情，非胸中有古书者，不能道只字。(《柳选四家医案·静香楼医案·下卷》)

外科医案

◆ 疮疡

脐中时有湿液腥臭，按脉素大，此少阴有湿热也。六味能除肾间湿热，宜加减用之。

六味丸去山药，加黄柏、萆薢、女贞子、车前子。

柳宝诒按：六味治肾间湿热，前人曾有此论，借以治脐中流液，恰合病机。(《柳选四家医案·静香楼医案·下卷》)

疡证以能食为要，兹先和养胃气。

石斛、茯苓、益智仁、谷芽、木瓜、广皮。

柳宝诒按：案语片言居要，惟用药嫌少力量。(《柳选四家医案·静香楼医案·下卷》)

◆ 痰核

肝经液聚气凝，为项间痰核。病虽在外，其本在内。切不可攻，攻之则愈甚矣。

首乌、象贝、白芍、牛膝、甘草、牡蛎粉、归身、生地、丹皮。

柳宝诒按：议论平和，立方清稳。牡蛎粉一味，可以化痰消坚。(《柳选四家医案·静香楼医案·下卷》)

◆ 肛瘘

脉虚细数，阴不足也。鼠漏未愈，热在大肠。

六味丸加杞子、天冬、龟板、黄柏、知母、五味子。

柳宝诒按：此肛门漏也。名为鼠漏，未知所本。脉证已属损象，故以滋补肝肾为主。（《柳选四家医案·静香楼医案·下卷》）

五官科医案

◆ **鼻渊**

风热蓄于脑髓，发为鼻渊，五年不愈，此壅疾也。壅则宜通，不通则不治。

犀角、苍耳子、黄芩、郁金、杏仁、芦根。

柳宝诒按：既欲其通，则辛夷、白芷，似不可少。(《柳选四家医案·静香楼医案·下卷》)

◆ **耳聋**

肺之络会于耳中，肺受风火，久而不清，窍与络俱为之闭，所以鼻塞不闻香臭，耳聋耳鸣不闻音声也。兹当清通肺气。

苍耳子、薄荷、桔梗、连翘、辛夷、黄芩、山栀、杏仁、甘草、木通。

柳宝诒按：语云耳聋治肺，观此信然。(《柳选四家医案·静香楼医案·下卷》)

◆ **耳鸣**

少阳之脉，循耳外，走耳中。是经有风火，则耳脓而鸣，治宜清散。

薄荷、连翘、甘菊、芍药、黄芩、刺蒺藜、甘草、木通。

柳宝诒按：案既老当，方亦清灵。(《柳选四家医案·静香楼医案·下卷》)

脉数、耳鸣、吐痰，天柱与腰膝酸痛，两足常冷。病属阴亏阳升，法当填补实下。

熟地、鹿角霜、菟丝子、山药、萸肉、杞子、龟板胶。（《柳选四家医案·静香楼医案·下卷》）

◆ **喑哑**

咽痛声哑，有肺损肺闭之分。所谓金破不鸣，金实亦不鸣也。此证从外感风热而来，当作闭治，温补非宜。所虑者，邪不外达而内并耳。

阿胶、杏仁、桔梗、贝母、牛蒡、玄参、甘草、粳米、马兜铃。

柳宝诒按：此钱氏补肺之类，乃虚实兼治之法。（《柳选四家医案·静香楼医案·上卷》）

◆ **齿痛**

肾虚齿痛，入暮则发，非风非火，清散无益。

加减八味丸，每服三钱，盐花汤下。

柳宝诒按：立方精到。（《柳选四家医案·静香楼医案·下卷》）

其他医案

◆ 热伤津液

热伤津液，脉细口干，难治。

芦根、知母、川斛、蔗浆、细生地、麦冬、甘草、梨汁。

柳宝诒按：此存阴泄热之正法，所云难治，想因脉细之故。（《柳选四家医案·静香楼医案·下卷》）

◆ 胃寒背冷

胃寒背冷，食入则倦，喜温恶清。以背为阳位，胃为阳土，土寒则食不运，阳伤则气不振也。治宜温养阳气。

人参、桂枝、益智仁、厚朴、炮姜、茯苓、炙草、白术。

柳宝诒按：此温中和气，平正通达之方。（《柳选四家医案·静香楼医案·上卷》）

◆ 肝阳亢盛

肝阳盛，肝阴虚，吸引及肾，肾亦伤矣。益肝体，损肝用，滋养肾阴，俾水木相荣，病当自愈。

生地、白芍、小蓟、赤芍、当归、血余、丹皮、阿胶、甘草、茅根。

柳宝诒按：此必因肝火而见血者，故方药如此。（《柳选四家医案·静香楼医案·上卷》）

左关独大，下侵入尺。知肝阳亢甚，下吸肾阴，阴愈亏则阳益张矣。滋水清肝，乃正法也。

知柏八味丸加天冬、龟板、杞子。

柳宝诒按：方中似宜再增清肝之品。(《柳选四家医案·静香楼医案·上卷》)

◆ 肾阴虚衰

真阳以肾为宅，以阴为妃，肾虚阴衰，则阳无偶而荡矣。由是上炎则头耳口鼻为病，下走则膀胱二阴受伤。自春及秋，屡用滋养清利之剂，欲以养阴，而适以伤阳，不能治下，而反以戕中。《内经》所谓热病未已，寒病复起者是也。鄙意拟以肾气丸，直走少阴，据其窟宅而招之，同声相应，同气相求之道也。所虑者，病深气极，药入不能制病，而反为病所用，则有增剧耳。

肾气丸。

柳宝诒按：立论透切，医案中仅见之作。(《柳选四家医案·静香楼医案·上卷》)

◆ 阴虚阳亢

阴不足者，阳必上亢而内燔。欲阳之降，必滋其阴，徒恃清凉无益也。

生地、知母、甘草、黑栀、麦冬、玄参、丹皮、地骨皮。

柳宝诒按：案语精粹，有名隽气。(《柳选四家医案·静香楼医案·上卷》)

◆ 阴亏阳浮

阴亏于下，阳浮于上。服八味丸不效者，以附子走窜不能收纳耳，宜加减法。

桂都气丸。

柳宝诒按：议论精细，可为用药者开一悟境。(《柳选四家医案·静香楼医案·上卷》)

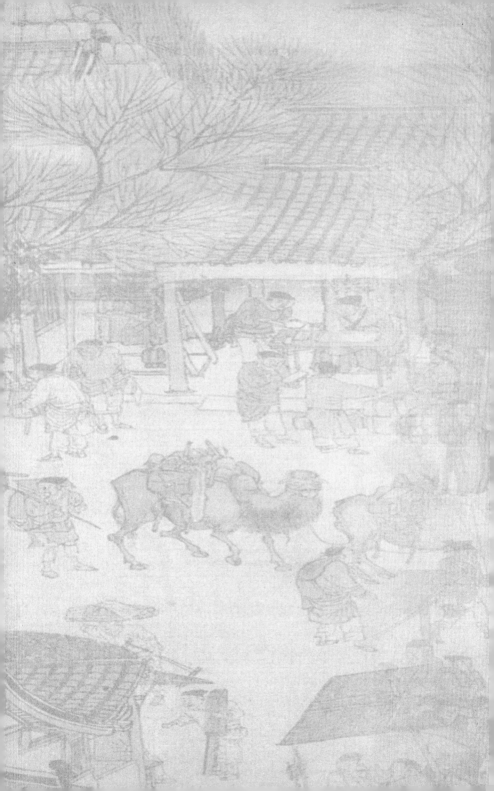

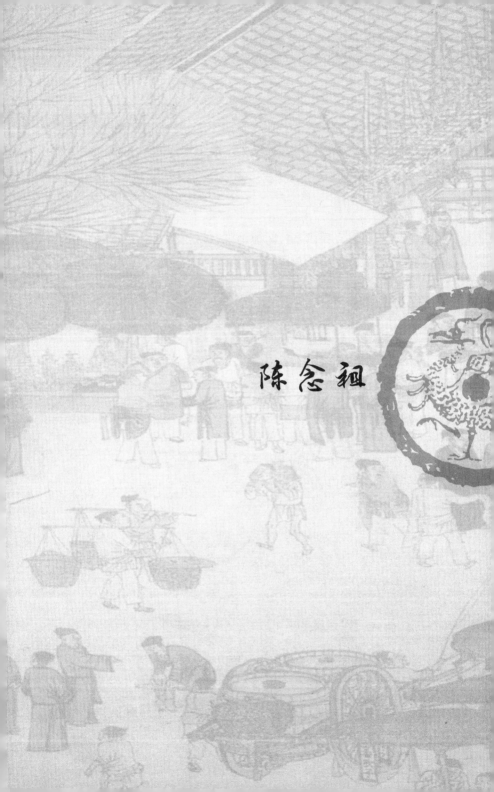

陈念祖

内科医案

◆ 感冒

感受寒邪，头痛鼻塞，时流清涕，脉浮兼弦，是寒邪上干于肺，咳嗽连连不绝，宜从实证施治，用金沸草散。

旋覆花二钱（包煎），荆芥穗一钱五分，姜半夏一钱五分，白芍一钱五分，前胡一钱五分，麻黄八分，甘草八分。加生姜三片，煎。（《南雅堂医案·卷一》）

脉紧，头痛项强，寒热往来，咳嗽，时流清涕，背痛恶寒，此寒邪在表也，用疏散法。

羌活一钱五分，防风一钱五分，苍术一钱五分（制），白芷二钱，川芎二钱，生地二钱，黄芩二钱，甘草二钱，细辛五分。加生姜两片，葱白三茎，同煎服。（《南雅堂医案·卷二》）

脉象浮紧，发热头痛，项强无汗，恶寒，干呕而咳，拟用小青龙汤。

麻黄二钱（去根节），桂枝二钱，白芍药三钱，制半夏三钱，干姜二钱，甘草二钱，五味子一钱，细辛八分。（《南雅堂医案·卷六》）

◆ 伤寒

伤寒，头痛发热，无汗烦躁，拟以大青龙汤主之。

麻黄三钱（去根节），桂枝木一钱，杏仁五枚（去皮尖，炒），石膏三钱，甘草四钱，生姜一钱，大枣两枚。水同煎服。（《南雅

堂医案·卷六》）

太阳为寒水之经，主一身之表，头痛项强，发热恶寒，邪在表也；脉缓自汗，又为虚邪之症，宜用桂枝汤主之。

桂枝木三钱，白芍药三钱，炙甘草二钱，生姜三钱，大枣四枚。水同煎服。（《南雅堂医案·卷六》）

头痛，发热恶寒，无汗而喘，脉象浮紧，病在太阳之经，今宗仲景法。

麻黄二钱（去根节），桂枝木一钱，杏仁一钱（去皮尖），甘草五分，生姜三片，大枣两枚。水同煎服。（《南雅堂医案·卷六》）

病已转入阳明之腑，邪势内陷，津液被劫，潮热时作，谵语腹满，小便数，大便硬，法宜急下。

麻仁二钱（另研），白芍药二钱，炒川朴二钱，枳实二钱（炒），杏仁二钱，大黄六钱。水同煎服。（《南雅堂医案·卷六》）

病在少阳之腑，寒热相搏于中，胸有热，故欲呕，胃有邪，故腹痛，拟用黄连汤主治。

黄连一钱五分，桂枝一钱五分，制半夏一钱，人参五分，干姜一钱五分，炙甘草一钱五分，大枣二枚。（《南雅堂医案·卷六》）

食入即呕，并吐酸水痰沫，胁痛，寒热往来，病在少阳，拟用转枢法。

柴胡三钱，制半夏二钱，白茯苓三钱，陈皮一钱，人参一钱，黄芩一钱，炙甘草八分，生姜两片，大枣二枚。水同煎服。（《南雅堂医案·卷三》）

伤寒过经不解，舌燥口干而渴，小便不利，系发表过用风药，致津液被劫，化源涸竭，急用滋液救阴一法。

大熟地四钱，麦门冬二钱，怀山药二钱，炒白芍一钱，当归身二钱，枸杞子二钱，陈萸肉一钱，炙甘草一钱。（《南雅堂医案·卷六》）

病后余症悉平，惟舌本牵强，言语謇涩不清，系肝脾两经，尚有余邪留伏，兹从足厥阴太阴治，用逍遥散加减。

柴胡一钱，当归身一钱五分，炒白芍一钱五分，炙甘草八分，白茯苓一钱，白菊花二钱，菖蒲一钱，钩藤一钱，大生地三钱，刺蒺藜二钱，炒僵蚕一钱，煨姜三分，薄荷三分。水同煎服。（《南雅堂医案·卷六》）

病在少阳之腑，邪入于里，故腹痛自利。盖少阳为一身之枢纽，胃气充盛，则开阖有权，邪自不能内犯。胃土中虚，则关键废弛，邪乃乘虚而入，法宜寒热攻补兼施，而仍不外乎和解之一法，方列后。

人参一钱五分，黄连一钱五分，黄芩一钱五分，干姜一钱五分。（《南雅堂医案·卷六》）

腹满时痛时止，病已属于太阴，宜主以苦泄之剂，使误下之邪，得以升举，将由阴分而达于阳分，是为正治之法。

芍药四钱，桂枝二钱，炙甘草二钱，生姜二钱，大枣三枚。水同煎服。（《南雅堂医案·卷六》）

厥阴邪在胸中，心烦痞满，饥不能食，手足厥冷，脉象紧，于法宜吐，拟用瓜蒂散。

甜瓜蒂二钱，赤小豆二钱，香豉一钱。

上药三味，先以香豉用热汤煮透，和药作散吞服，以得吐为止。（《南雅堂医案·卷六》）

厥阴之脉，贯膈，上络肺而循于喉咙。今病经六七月，大下之后，津液已亡，致咽喉不利，并唾脓血，脉形沉迟，手足厥冷，利仍不止，是肺脾阳气下陷，肝阴亦复衰竭于下，阴阳不相顺接，此症治最棘手。姑以升阳和阴，润肺调肝，勉冀挽补而已，俟利止厥回，再商。

麻黄二钱五分（先煮去沫），桂枝三钱，干姜三钱，当归身一钱，黄芩五分，知母五分，白茯苓三钱，甘草三钱，升麻一钱，白术三钱，石膏三钱，白芍药三钱，天门冬三钱，葳蕤五分。（《南雅堂医案·卷六》）

诊得脉左浮兼弦，胃脘不舒，烦则火升，时苦眩晕，拟少阳阳明合治，方列后。

连翘三钱（去心），制半夏二钱，香豆豉一钱五分，陈皮一钱，黑山栀二钱，羚羊角八分。同煎服。（《南雅堂医案·卷二》）

脉形沉细，手足厥冷，气上冲心，心中疼热，是肝火承心所致。盖厥阴相火所寄，其脏本热，热结于内，阳气不能外达，故有里热表寒之象，拟主以和解之寒剂，使郁热得以解散，阳邪亦得外泄，庶合仲景之旨，方列于后。

当归身二钱，桂枝木一钱五分，细辛一钱，炙甘草一钱，白芍药一钱五分，木通一钱，大枣四枚。水同煎服。（《南雅堂医案·卷六》）

病愈三月，元气渐虚，寒饮仍恋而不化，是以咳嗽口不渴，当脐引痛，脉细，头常眩晕，此乃手足太阴二经，有寒饮积滞，阻遏清阳之气，不能通达，故一月之中必发寒热数次，乃郁极欲达之机。先以小青龙蠲除寒饮，宣通阳气，再议治法。

麻黄一钱（去根节），川桂枝一钱，细辛五分，干姜一钱，法半夏二钱，五味子五分，芍药二钱，甘草一钱。（《南雅堂医案·卷一》）

脉形沉细而微，神志昏愦欲寐，背常恶寒，口中和，腹痛下利，小便色白，是少阴之邪从水化而为寒，今宗仲景法。

麻黄二钱（先煎去沫），细辛一钱，附子一钱。水同煎服。（《南雅堂医案·卷六》）

脉形洪大而长，壮热口渴，目痛鼻干，心烦不得安卧，反恶热，病宜从手（疑为"足"之误，编者注）阳明经治，方列后。

石膏八钱，肥知母三钱，粳米两盏，甘草一钱。（《南雅堂医案·卷六》）

膀胱为太阳之腑，表邪久必入里，故烦躁如狂，小腹硬满，小便自利，脉沉，是为膀胱蓄血症，于法宜下。

大黄四钱，芒硝二钱，桃仁十六枚（去皮尖），桂枝二钱，甘草二钱。水同煎服。（《南雅堂医案·卷六》）

伤寒身热目痛，鼻干，不得眠，自汗口渴，症属阳明显然，但头痛恶寒如故，是太阳未罢之象，拟用桂枝汤。

桂枝木三钱，白芍三钱，炙甘草二钱，生姜三片，大枣四枚。水同煎服。（《南雅堂医案·卷六》）

伤寒头痛目痛，鼻干肌热，脉浮大而长，本属阳明经症，惟项背几几，漐汗出而恶风，此乃太阳未罢之明征，拟用桂枝加葛根汤主之。

葛根四钱，桂枝二钱，白芍药二钱，炙甘草二钱，生姜三片，大枣两枚。水同煎服。（《南雅堂医案·卷六》）

伤寒邪犯厥阴，呕吐黄黑浊饮臭水，乃胃气空虚，肝风乘虚袭入，而胃底肠中阴浊，被肝风热毒所胜，遂致逆涌上出于口，宜安阳明以泄厥阴，并用镇逆之品佐之。

桂枝木一钱，白芍药二钱，吴茱萸钱半，白茯苓三钱，乌梅三个、人参二钱，代赭石三钱，制半夏二钱，干姜八分，川椒五分。水同煎服。（《南雅堂医案·卷六》）

伤寒热痢下重，而喜饮水，是热伤阴分，津液干涸，故欲得凉以自解，法宜寒以清热，苦以坚阴，不必从气分治。

白头翁二钱，秦皮三钱，黄连三钱，黄柏三钱。（《南雅堂医案·卷六》）

色苍，寒热往来，巅顶及少腹常痛，病由少阳郁入厥阴，复由厥阴逆攻阳明，宜泄木和土为主。

川连八分，人参一钱，吴茱萸一钱，白茯苓三钱，制半夏二钱，柴胡一钱，淡条芩二钱，陈皮一钱，炙甘草五分。（《南雅堂医案·卷四》）

少阳经病，外有寒热往来，心痞，口微苦，烦闷，呕不止，脉弦沉有力，是内有积热也，今遵仲景法。

柴胡四钱，制半夏一钱五分，淡黄芩一钱五分，枳实一钱五分，白芍药一钱五分，生姜二钱五分。水同煎服。（《南雅堂医案·卷六》）

少阳为病，法有汗、吐、下三禁。今因误下之后，心烦，口渴，不呕，胸胁满而微结，小便不利，兼有寒热往来，头汗出，是邪郁于经，不得外泄故也，表症未去，仍应汗之为宜。

柴胡四钱，桂枝一钱五分，黄芩一钱五分，炙甘草一钱，瓜蒌根二钱，干姜一钱，牡蛎一钱。水同煎服。（《南雅堂医案·卷六》）

少阳主半表半里，是以寒热相杂，今邪已入于里，胆腑受病，胆中相火内寄，下攻于脾，故自下利；上逆于胃，故又兼呕。法宜调中存阴，并以降逆散邪者佐之。

黄芩二钱，白芍药二钱，制半夏二钱，炙甘草二钱，生姜三钱，大枣三枚。（《南雅堂医案·卷六》）

少阳主寒热，属于半表则为经，属于半里则为腑，今邪在半里，寒热相搏于中，故食入即呕，是为火炎之象，振胃阳以开格逆，是乃一定法程，方列后。

人参一钱五分，黄连一钱五分，黄芩一钱五分，干姜一钱五分。（《南雅堂医案·卷六》）

少阴病，干呕并自下利，乃君火之神机，不能交会于中土，土气虚，无以达于四肢，故手足逆冷。至烦躁之作，是心脉不下交于肾，肾脉不上通于心之象。法宜扶养生气，降泄浊阴，使震坤合德，土木不害，而其恙自平。

吴茱萸二钱（炮），人参二钱，生姜四钱，大枣三枚。（《南雅堂医案·卷六》）

少阴汗后，病仍未解，而烦躁益甚，是真阳扰越，水气凌心故也，拟用四逆汤加味。

白茯苓六钱，人参一钱，附子一钱（生用），炙甘草二钱，干姜一钱五分。水同煎服。（《南雅堂医案·卷六》）

少阴伤寒腹痛，小便不利，四肢沉重疼痛，下利，心烦而呕，用仲景真武汤法加减。

炒白术三钱，白茯苓二钱，生姜四钱，干姜一钱五分。（《南雅堂医案·卷六》）

少阴为病，内寒外热，腹痛下利清谷，四肢厥冷，恶寒不渴，拟用四逆汤主治。

附子一枚（生用），干姜一钱五分，炙甘草三钱。（《南雅堂医案·卷六》）

太阳表邪不去，入于膀胱之腑，口渴，烦躁，不得眠，脉浮，小便不利，水入即吐。此乃蓄水之症，宜用五苓散法。

桂枝八分，白茯苓二钱，猪苓二钱，泽泻三钱，白术二钱。水同煎服。（《南雅堂医案·卷六》）

太阳经气不开，浊饮上干，坐卧不安，着枕咳益甚，小水不利，下肢浮肿，前医徒投肺药，宜乎不济。兹用小青龙法，开太阳以理膀胱，水道一通，逆冲自平，拟方列后。

桂枝木一钱，白茯苓三钱，杏仁二钱（去皮尖），法半夏二钱，五味子一钱，干姜一钱，水同煎八分服。（《南雅堂医案·卷一》）

太阳病发汗太过，妄动营血，反致卫邪内伏，故汗出而病仍不解，发热如故。心悸头眩，筋惕肉瞤，无非心液过伤，虚阳内动，不能荣养筋肉之故，拟用真武汤。

炮附子七分，炒白芍三钱，白茯苓三钱，炒白术三钱，生姜三片。水同煎服。（《南雅堂医案·卷六》）

太阴为湿土纯阴之脏，腹满，食入即吐，自利，口不作渴，手足温，腹中时痛，是邪从阴化也，宜益气驱寒，并调和阴阳为主。

人参二钱，白术二钱，干姜一钱五分，炙甘草一钱。（《南雅堂医案·卷六》）

太阴邪从阳化，汗后不解，腹痛宜急下之，今用大承气汤。

大黄二钱（酒洗），川朴四钱，枳实二钱五分，芒硝二钱。（《南雅堂医案·卷六》）

太阴自利，不渴而呕，痰多腹痛，是内有虚寒也，拟用理中汤加味。

人参一钱，白术一钱，干姜一钱，甘草八分，生姜一钱，附子五分。水同煎服。（《南雅堂医案·卷六》）

邪入少阴，从火化而为热，脉沉细而数，欲寐心烦，背恶寒，口燥，咽痛微肿，腹胀痛，大便闭，小便短赤，热邪内淫方炽，急宜攻热以救阴，所谓急则治标也，方列后。

大黄二钱（酒蒸），川朴四钱，枳实二钱五分，芒硝二钱。

上药四味，用水三杯，先将枳朴煎至一杯半，去滓，纳大黄，煮取一杯，去滓，纳硝，煮数沸，温服。（《南雅堂医案·卷六》）

邪伤太阳，病在寒水之经，头痛项强，发热无汗，心下痞满，隐隐作痛，小便不利，乃膀胱气化不行，营卫失调，是以不能作汗，此为太阳变症，宜从下焦施治。

白术三钱，白芍三钱，白茯苓三钱，炙甘草二钱，生姜三片，大枣四枚。水同煎服。（《南雅堂医案·卷六》）

邪在半表半里，寒热往来，胸胁痞满，心烦喜呕，口苦咽干，病在少阳之经，拟用小柴胡汤主之。

柴胡四钱，人参一钱二分，淡黄芩一钱五分，炙甘草一钱五分，制半夏二钱，生姜三片，大枣两枚。（《南雅堂医案·卷六》）

◆ **温病**

病久邪势深入，身热甚，口渴，手足瘈疭，神昏，时作谵语，舌苔干焦而绛，热邪通入营分，津液已耗，心胞受灼，症属险恶之候，防厥。

羚羊角一钱五分，犀角一钱五分，连翘二钱，玄参二钱，生地三钱，鲜菖蒲二钱，钩藤二钱。

上药煎服，另吞至宝丹五分。

附录至宝丹方：

犀角一两（镑），朱砂一两（飞），牛黄五钱，麝香五钱，玳瑁一两（镑），琥珀一两（镑）。

上药各研极细末，加安息香重汤炖化，将各末和匀，分作一百丸，蜡护。（《南雅堂医案·卷六》）

病已经旬，确是温邪挟湿，脉象软而小数，舌苔白腻而边红，斑点隐现而未透发，寐则谵语，寤则神清，呃声时作，病在气营之交，宜清营和卫，理气化浊为主。

犀角七分（磨冲），川连八分，炒牛蒡子一钱五分，橘红一钱，连翘二钱，通草二钱，柿蒂五枚，淡竹茹三钱，天竺黄一钱，枇杷叶二钱，鲜薄荷八分，半夏两钱（青盐炒），丁香一钱，茅根二钱。（《南雅堂医案·卷六》）

病已三日，口渴，脉两寸洪大，舌绛，入暮热甚，是温邪初入营分，宜用辛凉主之。

杏仁二钱（去皮尖），连翘一钱五分，桑叶二钱，生甘草八分，苦桔梗二钱，黄菊花一钱，玄参二钱，犀角一钱，苇根二钱，薄荷八分。水同煎服。（《南雅堂医案·卷六》）

病由传染而得，但先厥后热，亦非无内蕴之邪，脉数舌绛，头痛脘闷，时作干呕，痰气尤盛，皆热蒸邪炽之象，恐其再厥，宜防。

犀角一钱，羚羊角一钱，连翘三钱，玄参二钱，川贝母二钱，金银花三钱，郁金一钱，通草一钱。（《南雅堂医案·卷七》）

初感湿温之邪，胸膈痞闷，口渴而不喜饮，舌苔白而薄，四肢酸痛，法以辛凉淡渗为宜。

制半夏一钱，川朴一钱，生苡仁三钱，木通一钱，杏仁二钱（去皮尖），竹叶三钱，黄菊花二钱，飞滑石三钱，荆芥一钱。（《南雅堂医案·卷六》）

痧疹已退，气促痰鸣，唇色紫而焮肿，声音低微不出，涕泪皆无，此毒火未清，上窍欲闭之象，急宜清解泄毒，毋令变端则吉。

连翘三钱，玄参二钱，杏仁二钱（去皮尖），甘草一钱，川连一钱，淡黄芩二钱，桔梗二钱，金银花三钱。（《南雅堂医

案·卷八》）

传染时邪，忽而头疼晕眩，胸膈胀闷，呕吐黄水臭浊，脉洪大无伦，此为热疫。乃火郁成热，热闭成毒，至速至危之症，急宜泻火清热泄毒，毋使蔓延乃吉。

石膏五钱，玄参五钱，荆芥三钱，生甘草一钱，天花粉二钱，淡黄芩二钱，麦芽一钱，神曲一钱，白茯苓三钱，陈皮八分。（《南雅堂医案·卷七》）

当夏忽冷忽暖，感染疫病不正之气，憎寒壮热而无汗出。头目昏眩，口苦鼻塞，面颊俱肿，大便闭，小便赤涩，风火相乘，内热壅而为毒，表实三焦俱实，拟用防风通圣散加味。

防风五分，连翘五分，荆芥五分，炒白芍五分，石膏一钱，滑石三钱，川芎五分，当归身五分，黑山栀五分，牛蒡子五分，金银花一钱，川贝母五分，炒白术五分，麻黄五分，薄荷五分，桔梗一钱，瓜蒌仁一钱，淡黄芩一钱，大黄五分（酒蒸），芒硝五分，甘草二钱，生姜两片，葱白三枚。（《南雅堂医案·卷七》）

风属阳邪，从上而入，肺先受之，阳从热化，灼及上焦，肺气阻遏不通，致心脘烦闷，不饥不纳，宜用微苦辛凉之剂为主。

香豉一钱，郁金一钱，杏仁二钱（去皮尖），橘红一钱，黑山栀二钱，瓜蒌皮二钱。（《南雅堂医案·卷六》）

风为阳气，温为热邪，阳邪熏灼，真阴必被烁劫，是以入暮尤重，烦扰不安，急宜救液存阴，拟方列后。

生地三钱，麦门冬三钱，阿胶二钱，炙甘草一钱，白芍药一钱，蔗浆一杯。水同煎服。（《南雅堂医案·卷六》）

风温，头目如蒙，清窍不爽，脉大，病在上焦，拟用升降法。

连翘二钱，浙贝母二钱，生石膏三钱，薄荷一钱，钩藤二钱，荷叶三叶。水同煎服。（《南雅堂医案·卷六》）

风温从上而入，热渐内郁，头胀痛，心烦，胸脘痞闷，咳嗽发疹，是肺气不通，邪欲结而成痹，夙有痰饮之症，故口渴不欲饮，拟用凉膈、栀豉合剂。

栀子一钱，炒豆豉一钱，瓜蒌皮二钱，杏仁二钱（去皮尖），霜桑叶二钱，郁金一钱五分。（《南雅堂医案·卷六》）

风温干肺化燥，喉间作痒，咳而不爽，脉右浮数，用辛甘凉润之品，于法为合。

霜桑叶一钱，南沙参一钱，杏仁二钱（去皮尖），生甘草五分，玉竹一钱，薏苡仁二钱。水同煎服。（《南雅堂医案·卷一》）

风温毒邪，壅于阳明气分，络道阻遏不通，身热口渴，目赤咽痛，手足厥冷，起卧不安，脉伏，热邪尚在气分，急宜辛散泄毒为主。

犀角八分（磨冲），金银花三钱，淡黄芩二钱，生甘草一钱，升麻三分，大豆卷二钱。水同煎服。（《南雅堂医案·卷六》）

风温挟痰，郁于上焦，辛凉解散，是乃一定成法。

豆豉二钱，桔梗一钱五分，川贝母一钱五分，薄荷一钱，连翘二钱，杏仁二钱，牛蒡子一钱，葱白五分。（《南雅堂医案·卷六》）

风温上受，肺被热灼，音哑，寸口脉独大，先用辛凉以清上焦。

冬桑叶三钱，南沙参二钱，象贝母二钱，杏仁二钱（去皮尖），牛蒡子二钱，天花粉一钱，山栀一钱（炒黑），薄荷八分。（《南雅堂医案·卷六》）

风温上受化热，燥及气分，拟清其上焦。

霜桑叶三钱，连翘二钱，杏仁二钱（去皮尖），生甘草一钱，石膏三钱，瓜蒌皮二钱，黑山栀一钱，薄荷八分。（《南雅堂医

案·卷六》）

感受时疫之气，头痛憎寒，壮热不已，腮肿喉痹，拟用人参败毒散，为扶正托邪法。

人参一钱，白茯苓一钱，枳壳一钱，生甘草五分，桔梗一钱，前胡一钱，羌活一钱，独活一钱，柴胡一钱，川芎一钱，生姜两片。（《南雅堂医案·卷七》）

脉数，口干咳嗽，胸满痰多，胁下痛，风温郁于肺胃故也。

杏仁三钱（去皮尖），瓜蒌皮二钱，川贝母二钱，枳壳五分，薏苡仁三钱，牛蒡子钱半，连翘一钱五分，淡黄芩、水芦根三钱。水同煎服。（《南雅堂医案·卷六》）

《内经》云：冬不藏精，春必病温。又云：冬伤于寒，春必病温。今病发热口渴而不恶寒，脉右大，寸部尤盛，风从热化，最易伤阴，宜用辛凉解表之法。

连翘二钱，金银花二钱，竹叶一钱，生甘草五分，荆芥穗八分，牛蒡子一钱，苦桔梗一钱，薄荷一钱，淡豆豉八分，鲜苇根三钱。

上药煎数沸，即取服。日进三剂，夜进一剂。（《南雅堂医案·卷六》）

热病经旬未解，舌绛口干，胸满，气微促，气血两燔，若不急行清热存阴，恐神识渐将昏冒矣。

竹叶三钱，石膏二钱，麦门冬二钱，甘草一钱，鲜生地三钱，知母二钱。水同煎服。（《南雅堂医案·卷六》）

热多口渴，右脉不和，倘再耗劫胃阴，病防增剧，宜清热生津，并以理痰者佐之，挨稍平再议。

石膏四钱（生用），竹叶二十片，知母一钱五分，陈粳米一盏，制半夏二钱，麦门冬三钱。水同煎服。（《南雅堂医

案·卷七》）

身热微呕，头胀，胸腰重着而痛，脉形濡缓，湿阻气分故也。

杏仁二钱（去皮尖），川朴八分，茯苓皮三钱，木通一钱，大腹皮二钱，飞滑石三钱，竹叶二钱，白蔻仁八分。（《南雅堂医案·卷六》）

身痛经旬，呕逆，神识不甚清楚，热蒸头胀，小水不通，乃吸受温邪，由募原分布营卫，上中下三焦俱病，先以芳香逐秽，淡渗利湿为法。

淡竹叶二钱，生苡仁三钱，茯苓皮三钱，猪苓二钱，通草一钱，大腹皮二钱。

另吞牛黄丸两粒。（《南雅堂医案·卷六》）

湿热交混，神昏嗜卧，呼之则清，语言了了，舌苔白腻，脉形软数，乃湿热弥漫上焦，肺气不宣，非热陷膻中之象，兼中虚阴弱之体，而患温邪挟湿之证，过用辛燥，反恐涸及真阴，过施消克，又虑伤其中气，若回护其虚，亦有助浊增病之虑，治法最为棘手，兹从肺胃立法，勉拟一方列后。

枇杷叶三钱（去毛），杏仁一钱五分，川贝母钱，半郁金一钱，淡竹茹二钱，冬瓜子一钱，桔梗一钱，橘红八分，沙参二钱，通草八分，旋覆花一钱，代赭石二钱，射干五分，茅根二钱。水同煎服。（《南雅堂医案·卷六》）

湿热内伏，上蒙清阳，发热汗出，口渴仍不引饮，胸痞不知饥，舌苔滑白，脉洪，病在上焦，拟用辛香以开泄气分。

藿梗三钱，桔梗二钱，白蔻仁一钱，枳壳一钱，郁金一钱五分，佩兰叶二钱，石菖蒲二钱，六一散三钱（包煎）。（《南雅堂医案·卷六》）

湿热停滞于内，木火上逆，身热口苦，时呕痰涎，是素有停饮挟湿为患，阳明少阳合而为病，拟用蠲饮降逆一法。

姜半夏二钱，白茯苓三钱，淡竹茹三钱，陈皮一钱（去白），枳实一钱（麸炒），甘草一钱，川连一钱五分，飞滑石三钱，青黛三分。水同煎服。（《南雅堂医案·卷六》）

经云：诸呕喘满皆属于肺。今湿郁温邪，阻遏肺气，是以呕咳脘痞，若疏导太甚，是谓药过病所，治非其法，今酌立一方于后。

杏仁二钱（去皮尖），浙贝母二钱，枇杷叶三钱（去毛），马兜铃一钱，黑山栀二钱，马勃一钱。（《南雅堂医案·卷一》）

湿温初起，发热口渴，胸痞汗出，舌白而根微黄，乃湿邪停阻，兼挟有食积，拟先开中焦气分。

苍术二钱（米泔浸炒），川朴一钱五分，杏仁二钱（去皮尖），枳壳八分（炒），藿香梗二钱，桔梗八分，郁金一钱，草果仁八分，白蔻仁八分，制半夏一钱，石菖蒲一钱，六一散二钱，佩兰叶一钱。水同煎服。（《南雅堂医案·卷六》）

湿温上阻，肺气不宣，咽痛，足跗微肿，当清理上焦气分，湿行气和，其恙自平。

连翘二钱，飞滑石三钱，竹叶心二钱，射干八分，桔梗二钱，水芦根三钱。水同煎服。（《南雅堂医案·卷六》）

湿邪初犯阳明之表，阳为湿郁，外卫不固，是以汗出恶寒发热，胸痞身重，关节疼，小便不利，邪在肌表，宜用清热渗利之法。

大豆卷二钱，苍术二钱（水泔浸洗），茯苓皮三钱，陈皮一钱。（《南雅堂医案·卷六》）

湿邪内伏，郁久化热，面赤口渴，身热胸痞，时有谵语如梦，舌苔黄燥，是太阴之湿，与阳明之热合而为病，邪在中焦，当运脾去湿，清热泄邪为主，方列后。

大豆卷二钱，连翘二钱，神曲二钱，陈皮一钱，川萆薢二钱，飞滑石三钱。水同煎服。（《南雅堂医案·卷六》）

湿邪伤表，卫阳被遏，头痛身重，恶寒无汗，胸痞腰疼，病在表分，宜以去湿泄邪为主。

苍术三钱（米泔浸），羌活一钱五分，葛根二钱，陈皮一钱，神曲二钱，枳壳八分。（《南雅堂医案·卷六》）

时令湿热之气，上自口鼻而入，阻及上焦，不饥不纳，机窍被阻，肺气清肃无权，与有形滞浊不同，宜清热开郁，并以芳香去秽为佐。

桔梗二钱，郁金一钱，黑山栀二钱，枳壳八分，瓜蒌皮三钱，香豉一钱，降香末四分（研冲）。（《南雅堂医案·卷六》）

时邪秽浊之气，发而为毒，面赤喉肿微痛，耳前后俱肿，即俗所谓大头瘟是也。由时令发泄太过，少阳升腾莫制，上壅清窍为患，用轻以去实法。

连翘二钱，金银花二钱，玄参二钱，马勃八分，苦桔梗二钱，牛蒡子一钱五分，荆芥穗七分，白僵蚕一钱，板蓝根一钱，薄荷五分，甘草一钱，水芦根三钱。（《南雅堂医案·卷七》）

时邪已入心营，神烦欲昏，素属阴亏体质，最怕真液内涸，斑疹尚不足虑，窍通神清，邪自外泄矣。

鲜生地三钱，连翘心三钱，石菖蒲一钱五分，玄参二钱，金银花三钱，天竺黄一钱。

另吞至宝丹一丸（《南雅堂医案·卷七》）

时疫发热，恶心脘闷，斑发未透，神烦无寐，舌绛，热邪欲入营分，滋腻辛燥之剂，均在禁例。

连翘心三钱，竹叶心二钱，金银花二钱，川贝母一钱，鲜菖

蒲一钱，玄参一钱五分，麦门冬一钱五分（不去心）。（《南雅堂医案·卷七》）

时疫来势甚基，目赤口渴，壮热无汗，斑疹隐约未透，烦躁不已，脘腹按之作痛，大小便闭涩，热毒内炽，邪势不能外达，防有内陷昏喘之变，考诸《内经》病机，暴注下迫，皆属于热。长沙方论急下一法，亦正为存阴而设，兹拟仿凉膈法，并加味酌治，俾热从外出，火从下泄，冀其邪去正复，得有转机。

连翘三钱，大黄一钱（酒浸），芒硝一钱五分，牛蒡子一钱五分，枳实一钱，栀子八分（炒黑），甘草一钱五分，淡黄芩八分，薄荷八分，竹叶一钱，生白蜜半盏。（《南雅堂医案·卷七》）

时疫五日未解，舌绛烦渴，头痛发热，少腹痛甚，邪欲传入心包，防有痉厥之虞。

犀角一钱五分，金银花三钱，麦门冬二钱，川贝母二钱，连翘心二钱，鲜生地三钱。（《南雅堂医案·卷七》）

素属阴亏之体，近复感受湿热，正气已虚，邪势益炽，是以口中大渴，胸脘烦闷，干呕不止，脉形细数，舌光如镜，是湿阻热郁，胃液被劫，胆火上逆为患也。救胃阴，泄胆邪，是为正治。

鲜生地三钱，郁金一钱五分，乌药一钱，木香五分，香附一钱，西瓜皮三钱。（《南雅堂医案·卷六》）

头痛，身热畏风，咳嗽口渴，脉象浮数，舌苔白，温邪尚在表，先用凉解之剂。

杏仁二钱（去皮尖），前胡一钱五分，象川贝二钱，薄荷八分，霜桑叶二钱，桔梗一钱，连翘二钱。（《南雅堂医案·卷六》）

头痛发热不止，周身掣痛，脉缓，舌苔灰黄，时疫兼挟湿温，最忌辛温重剂，拟用渗利一法。

连翘心三钱，竹叶心三钱，飞滑石三钱，猪苓二钱，川朴

一钱五分，木通一钱五分，绵茵陈二钱，杏仁二钱。（《南雅堂医案·卷七》）

头胀身痛，胸闷不食，肢疼，小便不利，舌白，湿阻上焦，当开提气分为主。

杏仁二钱（去皮尖），竹叶二钱，飞滑石三钱，通草二钱，炒半夏一钱，白蔻仁一钱。（《南雅堂医案·卷六》）

温病，气血两燔，心烦口渴，舌绛，脉数右大，拟用玉女煎加减。

石膏八钱（生用），知母三钱，玄参三钱，麦门冬四钱，细生地四钱，粉丹皮二钱，生甘草一钱。（《南雅堂医案·卷七》）

温病久而未痊，口渴唇肿，咳嗽自汗，胸闷不知饥，身发白疹，脉数，乃风热之邪，与太阴湿热相合，病尚流连气分，由肌肉而外达皮毛，须用凉解为宜。

连翘三钱，荆芥二钱，防风二钱，陈皮一钱，牛蒡子一钱，甘草五分。水同煎服。（《南雅堂医案·卷六》）

温为天之气，湿乃地之气，两气相并，其势自张，今病已两旬，身热未解，口渴胸痞，自利不已，小便短涩，湿邪滞于下焦，应用分利一法。

川草薢三钱，白茯苓三钱，猪苓二钱，飞滑石四钱，神曲二钱，广皮一钱。水同煎服。（《南雅堂医案·卷六》）

温邪触自口鼻，上焦先受，热与气血交混，致清窍不利，头面咽喉结邪，脉右搏数、左小，热毒壅结上焦。今仿东垣法，主以辛凉轻剂。

连翘二钱，滑石三钱，牛蒡子一钱五分，马勃一钱五分，夏枯草二钱，射干八分，金银花三钱，象贝母一钱。（《南雅堂医案·卷七》）

温邪挟湿，七日已得汗解，次日又复发热，舌苔色灰，唇焦口渴，欲得热饮。脉形右洪大而数、左弦，脘间仍痛，月事适来，且夙有肝胃之症。细揣病情，如果木来侮土，气郁而痛，若非挟有外邪，亦何致速发壮热，且大便坚硬而黑，知肠胃必有实热，所谓燥屎是也。考胃气痛，本无燥屎之症，惟瘀血痛门，载有便血一条，但此证又无发狂妄言之状，则又非蓄血可知。至渴而喜热饮，或疑其中有寒，说亦近似，岂知湿与热两相混合，热处湿中，湿居热外，必用热汤饮之，其湿乃开，而胸膈始觉稍畅，实与真寒不同。今合脉色而观，证属湿温挟积无疑，爰准此施治。

淡豆豉一钱五分，连翘二钱，赤茯苓三钱，淡竹茹三钱，黑山栀一钱五分，延胡索一钱五分，制香附八分，郁金一钱，瓜蒌皮二钱。

上药水同煎服，另取葱头十余枚，盐两撮，炒热，用薄布裹熨痛处，冷再炒熨，候痊乃止。（《南雅堂医案·卷六》）

温邪内炽，身热，口大渴，津液被劫，真阴虑将耗涸，清热存阴，是为正治，拟用白虎汤主之。

石膏八钱，知母三钱，生甘草一钱五分，白粳米四钱。（《南雅堂医案·卷六》）

温邪内迫，身热咳嗽，口渴，胸脘痞满，下痢，时作谵语，舌苔黄，脉数，是无形之热蕴蓄于中，逼而下注大肠，法以升泄为宜，方列后。

大豆卷二钱，黄芩一钱五分，桔梗一钱五分，陈皮一钱，葛根二钱，甘草八分。（《南雅堂医案·卷六》）

温邪热伤津液，脉细口干，速宜存阴泄热，免致增剧。

川石斛三钱，细生地二钱，知母二钱，生甘草八分，麦门冬

二钱，蔗浆一杯，梨汁一杯，苇根二钱。(《南雅堂医案·卷六》)

温邪上受，入于手太阴肺，气遏而不通，是以气短胸闷。病在上焦，用辛凉轻剂主之。

淡豆豉一钱五分，连翘两钱，杏仁二钱（去皮尖），薄荷八分，桔梗一钱，橘红八分，枳壳八分，白茯苓二钱。(《南雅堂医案·卷七》)

温邪上受，先由口鼻吸入，鼻通于肺，口通于胃，上焦不治，势必传入中焦，是以面赤恶热，午后尤甚，语音重浊，鼻鼾，大小便闭涩，舌苔深黄，脉形浮洪而躁，非主以辛凉重剂，安能冀其有效，拟用白虎汤。

生石膏二两（研），知母五钱，生甘草三钱，白粳米一合。

上药用水一碗，煎取三杯，分三次服，病退急止。(《南雅堂医案·卷七》)

温邪深伏阴分，夜间发热，天明始止，热退而汗不出，邪无外达之机，仍留伏于内，久与气血混处，法宜先清络中热邪，并泻血分伏火，使少阳领邪外出，冀可病解。

青蒿二钱，细生地四钱，粉丹皮三钱，知母二钱，鳖甲五钱。水同煎服。(《南雅堂医案·卷七》)

温邪袭于肺胃之络，劫烁阴津，身热咳嗽，干呕时作，口渴甚，谵语如梦，此风火内旋，热灼肺胃，急宜泄热和阴一法。

羚羊角二钱，连翘一钱五分，麦门冬三钱，知母一钱五分，川贝母一钱五分，川石斛一钱五分，天花粉一钱五分，青蒿梗一钱五分。(《南雅堂医案·卷六》)

温邪由口鼻吸入，先干于肺，误补则邪必内阻，气机更窒滞不宣，致胸膈常闷，食纳减少，口渴不喜热饮，夜不能寐，但素属虚损体质，不宜过事开泄。拟用清扬肃上之法，并淡以和气者治之。俟上焦得行，再与养阴扶中。

霜桑叶二钱，大沙参二钱，薏苡仁三钱，郁金八分，天花粉一钱五分。

另吞威喜丸一钱。（《南雅堂医案·卷七》）

险症猝发，两手脉已沉伏，牙关紧闭，手足瘛疭，神识已昏，此为闷疫，乃热毒炽盛，通乱神明，势欲内闭，应急事转关法。必俟神清脉回，庶望转机。

犀角尖八分（磨冲），鲜生地五钱，金银花三钱，石菖蒲一钱，黄郁金二钱，香豉三钱，炒益元散三钱（荷叶包），金汁一杯（冲），粉丹皮二钱。地浆水煎服。

并灌紫雪丹八分。（《南雅堂医案·卷七》）

疫病恶浊之气，上从口鼻吸入，直走中道，势易弥漫三焦，宜用清解之剂，佐以芳香之品，藉此宣窍逐秽，解毒泄邪，是为正治。

犀角八分，生地三钱，连翘二钱，玄参一钱，金银花三钱，石菖蒲一钱五分，郁金一钱五分，金汁一杯（冲）。（《南雅堂医案·卷七》）

疫毒上壅喉哑，口糜舌赤，丹疹隐约未透，急以芳香逐秽消毒，免有窍闭神昏之虞。

犀角一钱，金银花三钱，连翘二钱，玄参二钱，鲜生地三钱，石菖蒲一钱五分，金杯（疑为"汁"，编者注）一盏。

另吞至宝丹三分。（《南雅堂医案·卷七》）

阴津稍回，气火未平，仍以养阴滋液，冀可徐图全功，尤须薄味调养，免致反覆为妥，方拟列于后。

生地三钱，大沙参二钱，麦门冬二钱，玄参一钱，鲜石斛二钱，白茯苓一钱，泽泻一钱，石决明二钱，天竺黄八分，苇根三

钱。水同煎服。(《南雅堂医案·卷六》)

阴虚挟湿之体，感受时令外邪，初起头觉胀痛，背微恶寒，发热不扬，舌苔白腻，大便溏，此症固其常候，乃因误投香燥消散之剂，胃津暗受耗劫，以致神昏嗜卧，斑疹隐约可辨，舌苔白滑，胸不满而反知饥，乃无形湿热，已有中虚之象，毋令液涸增变乃吉。

连翘二钱，桔梗一钱五分，淡竹茹三钱，甘草五分，牛蒡子二钱，前胡一钱，石菖蒲一钱，橘红八分，天竺黄一钱，神曲一钱，枇杷叶三钱，薄荷七分，郁金一钱。水同煎服。(《南雅堂医案·卷六》)

长夏湿热正盛，病初起，即壮热不止，口渴，胃脘烦闷，眼常欲合，时作谵语，乃浊邪蒙闭上焦，肺气不舒，邪将逼入心包之象。经云：高者越之。引邪外出，要非涌泄不为功，徒恃轻清之剂，焉能望其却病，今仿仲景栀豉汤法。

栀子十枚(生用)，淡豆豉一钱，桔梗八分，枳壳五分。(《南雅堂医案·卷六》)

长夏暑湿交蒸，中气受伤，身热心烦，口渴胸满，自汗身重，四肢困倦，精神减少，口渴自汗，小便赤涩，脉形虚濡，乃热湿内淫，太阴脾土致伤，今仿东垣法，用清暑益气汤。

黄芪三钱(炙)，人参二钱，炒白术三钱，炙甘草八分，苍术二钱(制)，麦门冬二钱，葛根一钱，当归身二钱，黄柏一钱五分(酒炒)，泽泻一钱五分，神曲一钱，青皮八分，炒陈皮八分，五味子五分，升麻三分。(《南雅堂医案·卷六》)

长夏阴雨潮湿之气，留着经络，发热身痛自利，脉小而缓，湿邪阻遏阳气，是名湿温，热邪潜侵心包，致神识昏蒙，四肢不温。长沙心法，谓湿家大忌发散，汗之则变痉厥，甚有至理，今病虽有手厥阴之见症，不得同伤寒例治。

犀角八分（磨冲），金银花二钱，连翘三钱，玄参二钱，石菖蒲一钱五分，通草二钱。

另吞至宝丸五分。（《南雅堂医案·卷六》）

中焦阳气不振，湿痰内阻，脘闷舌干，肌肉不仁，大便溏，乃湿伤气痹故也，方列后。

半夏一钱五分，白蒺藜二钱，金石斛二钱，钩藤一钱，白茯苓三钱，陈皮一钱。水同煎服。（《南雅堂医案·卷六》）

壮热不退，口渴胸痞，心烦神昏，舌绛而焦，斑疹隐约，下复挟热自利，湿热之邪充斥表里三焦，阴阳俱困之候，急清阳明之热，滋液存阴，勉希转机而已。

羚羊角一钱（磨冲），犀角一钱（磨冲），玄参二钱，紫草一钱，生地三钱，连翘二钱，粉丹皮一钱五分，鲜菖蒲二钱。（《南雅堂医案·卷六》）

◆ 暑证

烦渴，咳呕时作，大小便不爽，伏暑阻及气分，无形无质之病，不必过事深求。

杏仁一钱五分，川朴八分，石膏一钱，淡竹茹三钱，黑山栀二钱，炒半夏一钱。（《南雅堂医案·卷七》）

暑郁上焦，咳嗽痰多，医者施以沉降之剂，不明病机，安望有效。

香豉一钱五分，杏仁二钱，石膏二钱，郁金一钱，黑山栀二钱，炒半夏一钱五分。（《南雅堂医案·卷七》）

伏暑内发，三焦俱受其病，潮热烦渴，胸脘痞闷，呕恶时作，汗出自利，舌白苔灰，宜清理上中两焦，勿犯其下。

川连八分，杏仁二钱，飞滑石三钱，橘红一钱，淡黄芩一钱，制半夏一钱五分，郁金一钱，川朴八分，通草八分。水同煎服。（《南雅堂医案·卷七》）

暑为熏蒸之气，湿乃重浊之邪，暑必挟湿，二者皆伤气分，其邪从上吸受，肺经必先受伤，肺主一身周行之气，其位最高，故长沙于伤寒分为六经，河间于温热究及三焦。据述病起之初，面赤足冷，上脘痞塞不爽，是显然上焦为病也。今病已两旬，舌红赤，不甚渴饮，又无汗出，是气分壅窒日久，热邪已侵入营中，湿热相搏于内，上则咳痰带血，下则挟热下利，上焦不解，遂至蔓延中下，此固一定之理，急宜清理三焦，勿再拖延增剧。

生石膏三钱（生用），杏仁二钱，寒水石二钱，飞滑石三钱，淡竹茹二钱，金银花露两盏（冲），通草一钱。（《南雅堂医案·卷七》）

当夏湿热熏蒸，身热口渴，自汗心烦，四肢疲倦乏力，脉虚，火盛肺金必受其克，乃暑伤元气之证，拟用清暑益气汤。

人参一钱五分，黄芪一钱五分，白术二钱（土炒），苍术一钱（制），麦门冬二钱，当归身一钱（酒炒），神曲一钱，炒青皮八分，陈皮八分，五味子八分，泽泻一钱，升麻四分，葛根一钱，黄柏八分（酒制），生姜两片，大枣二枚。（《南雅堂医案·卷七》）

脉形洪大而虚，身热无汗，口渴心烦，小便赤涩，乃暑热闭郁所致，拟主以香芳辛温之剂，俾阳气发越，表邪得以自解。

香薷二钱，川朴一钱，黄连八分，白茯苓三钱，生甘草七分，陈皮八分，白扁豆一钱。（《南雅堂医案·卷七》）

脉虚，右大左小，身热自汗，腹中胀痛，暑热内闭为患，用和解表里之法。

滑石二钱（飞），竹叶二十片，生白芍一钱，甘草八分，黑山

栀一钱五分，黄芩一钱五分，枳实八分，通草八分。(《南雅堂医案·卷七》)

咳呕头胀，胸脘痞闷，泄泻不爽，舌白，喜冷饮，系中暑之症，拟先清其气分。

川朴一钱，制半夏二钱，杏仁三钱（去皮尖），橘红一钱，黄芩一钱五分，石膏二钱。水同煎服。(《南雅堂医案·卷四》)

口干心热，痰中有血点散漫，病属手少阴一经，由时令酷热，为暑气所伤，暑喜归心，是以热而上溢，宜清润之。

生地三钱，白茯神二钱，淡竹茹二钱，白扁豆一钱，粉丹皮一钱，麦门冬二钱，甘草八分，藕汁一盏。(《南雅堂医案·卷三》)

暑热炎蒸之气，外袭肺卫，游行三焦，气分被阻，午后恶寒微热，腹胀而不知饥，小便赤涩，脉弦，拟用和法。

香薷二钱，淡竹叶二钱，杏仁二钱，木通一钱，川朴一钱，茯苓三钱，滑石三钱，白蔻仁八分。(《南雅堂医案·卷七》)

暑邪袭于肺卫，身热头胀，胸脘烦闷，以清肃上焦为主。

连翘二钱，杏仁一钱五分，川贝母一钱五分，飞滑石三钱，郁金八分，竹叶一钱。水同煎服。(《南雅堂医案·卷七》)

暑由上受，先入肺，久则由气分，逆传营分，通入心包络中，致烦躁神昏，舌短语謇，手足牵掣，乃邪势内陷已深，防有内闭外脱之变，症极危急，速宜清络泄热，并以芳香通窍，倘转顺候，始可冀其转机，勉拟一方列后。

犀角八分（磨冲），羚羊角五分（磨冲），鲜生地三钱，玄参二钱，金银花二钱，石菖蒲一钱。

另吞至宝丹三分。(《南雅堂医案·卷七》)

脘闷腹痛，便泄不爽，吸受秽暑之气，邪已伏于募原，用芳香去秽之品，以疏中正气为治。

制香附八分，藿香二钱，杏仁一钱，茯苓皮二钱，麦芽二钱，炒半夏一钱，川朴一钱，陈皮八分。（《南雅堂医案·卷七》）

在天为暑，在地为热，邪由口鼻吸入，必先伤及气分，不饥不食，大便阻，皆气分闭郁故也，宜治其上。

杏仁二钱，象贝母一钱五分，白蔻仁八分，通草一钱，瓜蒌皮一钱，郁金八分。（《南雅堂医案·卷七》）

◆ 燥证

诊得脉沉弦，是内有饮象也，加以秋燥，上咳气逆，中焦常苦痞满，拟用辛凉之剂，以清解之。

北沙参二钱，广郁金一钱，杏仁一钱（去皮尖），炒广皮八分，薏苡仁二钱，栀子二钱（炒黑），香豉一钱，瓜蒌皮一钱。（《南雅堂医案·卷一》）

深秋风热过胜，偏亢之邪，伤及气分，法以辛凉甘润为主，方列后。

枇杷叶二钱，玉竹二钱，麦门冬三钱，薄荷八分，冬桑叶一钱五分，生甘草一钱，沙参二钱。（《南雅堂医案·卷七》）

当秋燥金司令，肺卫为病，手太阴气分致伤，右寸脉大搏指，以清燥滋液为主。

霜桑叶一钱，沙参二钱，杏仁一钱五分，香橼一钱，象贝母一钱，山栀皮一钱（炒），梨皮一钱。（《南雅堂医案·卷七》）

气分燥热，脉形右大兼数，拟用辛凉清上。

冬桑叶二钱，象贝母三钱，杏仁二钱，香豉一钱，沙参一钱五分，山栀皮一钱五分（炒黑）。（《南雅堂医案·卷七》）

◆ 发热（寒热往来）

外染寒邪，发热头痛，宜先散表邪为主，方列后。

淡豆豉二钱，杏仁一钱五分（去皮尖），苏梗一钱五分，茯苓皮二钱，川朴一钱，木防己一钱。（《南雅堂医案·卷六》）

病已五六日，汗出，热仍未解，头痛不止，手足忽然牵掣，此乃湿热伤营，津液内耗，厥阴风木上升，血不营经故也，拟用息风和营之法。

羚羊角八分，玄参二钱，白芍药二钱，钩藤二钱，生地三钱，蔓荆子一钱。（《南雅堂医案·卷六》）

病已五日未解，身热，骨节酸痛，舌色绛，热邪内陷劫阴，拟用甘寒清息之法。

连翘三钱，竹叶心三钱，麦门冬二钱，知母二钱，金石斛三钱，天花粉二钱。水同煎服。（《南雅堂医案·卷七》）

病由湿阻气郁而成，汗出则热解，既而复热，身痛脉缓，系水谷之气不运，病在气分，故用宣通一法。

猪苓二钱，茯苓二钱，飞滑石三钱，通草一钱，白蔻仁一钱，黄芩一钱，大腹皮二钱。（《南雅堂医案·卷六》）

发热口燥，头胀而痛，脉数，温邪上入于肺，从上焦治。

桔梗一钱，连翘二钱，杏仁二钱（去皮尖），淡豆豉二钱，淡黄芩一钱五分，黑山栀一钱五分。（《南雅堂医案·卷七》）

脉数，身热面赤，自汗不止，神气昏沉，多睡息鼾，语难出，身重难以转侧，是热邪内灼，胃液枯涸，不足以供灌输，致筋骨懈弛，神机不运，宜急用甘凉之品，泄热濡津，或克有济，否则防有痉厥之变。

竹叶三钱，石膏四钱，麦门冬二钱，知母二钱，制半夏一钱，

甘草一钱五分。水同煎服。(《南雅堂医案·卷六》)

诊得脉洪大而长，发热口渴，胸痞，自汗不止，肢体沉重，难以转侧，乃太阴之湿，与阳明之热，合而为病也。

生石膏四钱，知母一钱五分，生甘草八分，白粳米二钱，苍术三钱（米泔浸炒）。水同煎服。(《南雅堂医案·卷六》)

脉数而实，口渴面赤，身热便秘，心痛时作时止，是火盛之故，兹用清降法。

黄连一钱，黑山栀二钱，川楝子一钱（去核），泽泻一钱，香附一钱五分，高良姜一钱，丹参一钱。水同煎。(《南雅堂医案·卷二》)

病已逾旬，身热不扬，神昏，呼唤稍清，语塞，音仍不出，是邪欲达而未达也。胸胁红点隐约，疏稀而不显明，是斑欲透而未透也。口臭便秘矢气，乃阳明燥实之故。舌短，边绛心焦，为膻中邪火内灼之象。病情如是，治最棘手，急急芳香开泄，并存阴津以涤实邪，勉望无变为幸。

犀角一钱（磨冲），鲜生地三钱，连翘二钱，玄参二钱，沙参二钱，牛蒡子一钱，枳壳八分，郁金一钱五分，石菖蒲一钱五分，鲜薄荷一钱，大黄二钱，元明粉一钱，鲜石斛二钱，苇根（剂量缺，编者注）。(《南雅堂医案·卷七》)

大病初解，身热，口常渴饮，息粗神倦无力，昏昏不欲言，舌绛无苔，脉促。系病后金燥土裂，气不归元之故，治法最为棘手。姑遵《金匮》法，用人参白虎汤主治。

人参三钱，生石膏五钱，知母二钱，生甘草八分，陈粳米三钱。水同煎服。(《南雅堂医案·卷七》)

大病经旬，元气多伤，余邪未清，近以偶加劳动，又复发热，舌黄口渴，心中痞满，时作恶呕，是尚有余火余邪，停结于内，若误认为虚，而妄行投补，必有闭邪增病之虑，拟用清热泄邪法。

枳实二钱，栀子五分，豆豉五分，淡竹茹二钱，半夏一钱五分（姜制），淡黄芩一钱五分，连翘一钱五分。（《南雅堂医案·卷六》）

额为阳明之部位，热退而额间尚有微热，目光呆钝无神，是胃有余滞未清，法以清疏为主，用二陈加味。

制半夏二钱，白茯苓一钱，陈皮一钱，炙甘草五分，连翘一钱，黄芩一钱，山楂肉一钱，炒神曲一钱。（《南雅堂医案·卷六》）

发热头痛，口中大渴，身痛，吐泻不止，是外感表邪，内因暑湿挟而为病也。今宗仲景法，主以五苓散。

猪苓二钱，白茯苓二钱，泽泻三钱，桂枝一钱，炒白术二钱。水同煎服。（《南雅堂医案·卷七》）

发热自利，神识有时不清，是温邪未解，误表致劫津液，邪伏厥阴，恐有痉厥之虑。

大生地三钱（炒），生白芍二钱，阿胶二钱，麦门冬三钱，粉丹皮一钱五分，女贞子一钱。（《南雅堂医案·卷四》）

脉虚，少腹有形攻触，身热，腰髀皆痛，脏阴被伤，不宜作外感治，议方列后。

桂枝木八分，白茯苓三钱，当归身三钱，炒白芍二钱，煨姜五分，炙甘草八分，大枣三枚。（《南雅堂医案·卷二》）

热病已将旬日，心烦口渴，时作谵语，邪已窜入胞络之中，高年五液多涸，易至神昏，急宜滋津去热，利窍泄邪，莫令变端为幸。

犀角一钱（磨冲），鲜生地三钱，竹叶心二钱，连翘二钱，玄参二钱，石菖蒲一钱。

另化牛黄丸一粒吞服。(《南雅堂医案·卷七》)

热病已三日,已汗而尚未解,脉寸部独大,舌微黄,心烦,欲呕不得,邪在下焦肠中。拟用酸苦涌泄之法。

栀子五枚(捣研),香豉六钱。

上药二味,以水四杯,煮至两杯,先温服一杯,不吐再服。(《南雅堂医案·卷七》)

热发经旬未解,入夜神识不清,唇焦口干,热邪内伏,防有痉厥之虑。

犀角五分(磨冲),大生地三钱,竹叶心三钱,玄参二钱,连翘二钱,鲜石菖蒲二钱。(《南雅堂医案·卷五》)

热甚烦躁,口大渴,气粗痰咳,目赤唇肿,舌绛,神昏不清,时作谵语,乃风温热毒内塞肺胃,深入营分,内外邪势充斥,症候极为险恶,迅以解毒透斑,勉冀挽回而已。

犀角尖二钱(磨冲),玄参二钱,麦门冬三钱,连翘二钱,川贝母二钱,葛根二钱,粉丹皮一钱五分,紫草一钱五分,赤芍二钱,人中黄二钱,金汁两杯。(《南雅堂医案·卷六》)

身热,少腹疼痛,小溲淋漓,间有血丝如缕,此肝经郁热,兼挟瘀积为患,先与泄肝和营化瘀法。

鲜生地三钱,龙胆草一钱,丹参二钱,赤茯苓三钱,当归须二钱,黑山栀二钱,甘草梢八分,生姜渣八分,金铃子一钱,猩绛八分,青葱管三条,延胡索一钱。(《南雅堂医案·卷八》)

身热,汗常出,脉象弦大,乃劳伤营卫也,拟用温补法。

桂枝木八分,生黄芪三钱,当归身一钱五分,炒白芍一钱五分,煨姜八分,炙甘草五分,大枣三枚。(《南雅堂医案·卷四》)

身热咳嗽,燥伤肺胃之阴,津液以受耗伤,主以甘寒法。

麦门冬三钱,沙参三钱,冬桑叶一钱五分,生扁豆一钱五分,

玉竹二钱，生甘草一钱，花粉一钱五分，地骨皮一钱。（《南雅堂医案·卷七》）

身热咽痛，头痛不止，紫斑色如锦纹，表里邪势俱盛，治之不易。

鲜生地三钱，赤芍二钱，玄参二钱，生甘草一钱，牛蒡子一钱五分，桔梗八分，粉丹皮一钱，淡黄芩二钱。（《南雅堂医案·卷七》）

热势减邪势不退，咽喉反腐，虚火又从而附之，总由阴虚火亢，热焰将有复炽之势，今若专事消导，难免脾胃受伐，若遽进滋补，又虑余邪留恋，拟先以甘凉调和肺胃，冀得上焦清肃，余恙自平。

羚羊角五分，川贝母一钱五分，玄参二钱，生甘草五分，鲜石斛二钱，粉丹皮一钱五分，沙参一钱五分，白扁豆二钱，绿豆皮二钱，梨汁两盏。（《南雅堂医案·卷七》）

素有内火，猝为风邪所中，热势飞腾，烦躁如焚，二便闭而不通，防有热邪内闭之虞，亟用表里两解法。

连翘一钱五分，大黄一钱（酒浸），芒硝一钱，甘草一钱，黑山栀七分，黄芩七分，薄荷七分，石菖蒲七分，远志七分，丹参一钱，加淡竹叶七片，生白蜜一匙，煎七分服。（《南雅堂医案·卷一》）

药后势略松解，神识稍清，惟壮热不退，烦躁尤甚，口中大渴引饮，四肢仍未温和，冷汗时出，舌苔腻滞而黄，脉形沉细。乃转关后热邪外泄，燥火用事，致有种种见症。拟仿河间法，主以甘露饮。

生石膏八钱，飞滑石四钱，白茯苓三钱，猪苓二钱，晚蚕砂五钱，桂枝七分。水同煎服。（《南雅堂医案·卷七》）

阴分素虚，病后余热未尽，是以口渴舌干，大小便艰涩，拟用甘露饮加减主治。

生地黄三钱，天门冬二钱，麦门冬二钱，炙甘草二钱，白茯苓一钱，淡黄芩一钱，川石斛二钱，枳壳五分，枇杷叶二钱，寒水石一钱。(《南雅堂医案·卷六》)

余邪已尽，因正气大虚，因又劳复，微热恶寒，肢倦无力，脉虚右大，舌红润无苔，胸膈尚舒，显系正虚劳复之象。今宗东垣法，以甘温补中。

黄芪二钱(蜜炙)，人参一钱五分，当归身钱半，炙甘草一钱，白术一钱(土炒)，陈皮八分，升麻三分(蜜炙)，柴胡三分(蜜制)，生姜三片，大枣两枚。(《南雅堂医案·卷六》)

寒热往来，脉弦，腹痛便溏，时邪下陷，用和解法。

柴胡一钱，炒白芍二钱，白茯苓二钱，泽泻一钱，制半夏二钱，黄芩二钱，广木香五分，陈皮八分，生姜三片，大枣五枚。水同煎服。(《南雅堂医案·卷四》)

寒热往来如疟，口渴，脉右手独大，时邪干袭膜原，用吴氏达原饮法。

草果仁五分，川朴一钱，淡黄苏一钱，生甘草五分，槟榔二钱，白芍药一钱，知母一钱。(《南雅堂医案·卷七》)

寒热往来如疟，舌赤心烦口渴，脘中痞闷，不饥不纳不便，此产后阴分已亏，暑热之邪，最易深入营分，清热存阴，固是第一要法。

鳖甲二钱(生用)，丹参二钱，细生地三钱，白茯神三钱，天门冬二钱。水同煎服。(《南雅堂医案·卷八》)

湿热阻于募原，寒热往来如疟，舌苔滑白，口淡无味，乃邪势流连未解，症虽如疟，岂得同例以治。

草果仁五分，川朴一钱，槟榔二钱，白芍一钱，黄芩一钱，知母一钱，生甘草五分。（《南雅堂医案·卷六》）

夙有痰饮咳嗽，近复外感寒凉，内停食积，寒热往来如疟，胸脘痞胀，大便闭，脉象弦数，拟用疏里解表之剂。

柴胡八分，制半夏二钱，淡黄芩一钱，橘红一钱，川朴一钱，枳实八分，大腹皮二钱，淡竹茹三钱。（《南雅堂医案·卷七》）

外有寒热往来，内有热结痞痛，上则懊憹呕恶，下则大便溏臭，此新邪伏邪，湿热阻滞，表里三焦同病，易至变端，兹用表里两解之法，并以芳香逐秽者佐之。

柴胡八分，制半夏二钱，赤芍一钱五分，郁金八分，枳实八分，瓜蒌仁二钱，川连八分，大黄一钱（酒炒），白蔻仁八分，石菖蒲一钱，淡黄芩一钱五分。（《南雅堂医案·湿热门·卷七》）

◆ 咳嗽

脘闷噫嗳，咳嗽不已，是气郁不解之故，但胃纳日渐减少，不宜破泄耗气，兹从胸痹例治，宜通上焦阳分。

桂枝木八分，瓜蒌仁二钱，制半夏二钱，白茯苓三钱，薤白七分，姜汁七分。（《南雅堂医案·卷四》）

外感风邪，内挟水饮，是以头痛，发热恶寒，咳嗽大作，面目兼带浮肿。宜用表散之法，逐邪外出，其患自平。

紫苏叶二钱，制香附一钱，炒陈皮一钱五分，防风二钱，桑白皮二钱，葶苈子八分（炒），杏仁二钱（去皮尖），半夏一钱五分，干姜一钱五分，北五味八分，细辛八分，加葱头二枚，煎。（《南雅堂医案·卷一》）

鼻塞，咳嗽频作，系风袭肺卫，用辛凉解散之法。

紫苏叶二钱，杏仁二钱，霜桑叶二钱，桔梗一钱，浙贝母一

钱，连翘八分。同煎服。(《南雅堂医案·卷一》)

病由伏暑而起，口渴欲饮，咳嗽不已，舌白，发则寒从背起，此属肺疟之证，主以苦辛寒法。

杏仁三钱（去皮尖），霜桑叶一钱五分，黄芩一钱五分，白茯苓三钱，连翘一钱五分，白葱皮八分，滑石三钱，梨皮二钱。(《南雅堂医案·卷七》)

冲气咳逆，劳动血复来，宜用摄纳之法。

大熟地四钱，左牡蛎六钱，白茯神三钱，川石斛三钱，怀牛膝一钱，炒三七一钱。水同煎服。(《南雅堂医案·卷三》)

胸脘痹阻，肺气不降，宜清理上焦为是。

苏子二钱，杏仁二钱（去皮尖），白蔻仁一钱，橘红一钱，枇杷叶三钱，降香末四分（冲）。水同煎服。(《南雅堂医案·卷六》)

腠理不固，外为风寒所感，咳嗽日久，嗽时两胁牵痛，间有寒热往来，脉浮，左关弦。用逍遥散加味，方列于后。

柴胡二钱，当归身一钱，炒白芍一钱，焦白术一钱，白茯苓一钱，制半夏一钱五分，五味子一钱，干姜一钱，炙甘草五分，薄荷五分。水同煎服。(《南雅堂医案·卷一》)

恶寒，头微痛，鼻塞咽阻，咳嗽，并吐痰沫，脉弦而不汗出。肺为燥气所搏故也，治以苦温，佐以甘辛乃合。

苏叶二钱，杏仁一钱五分，半夏一钱五分（制），白茯苓二钱，苦桔梗一钱，前胡八分，枳壳八分，陈皮八分，甘草五分，生姜两片，大枣两枚。(《南雅堂医案·卷七》)

肺失清肃，咳嗽不已，胸膈间气壅不降，胃纳减少，大便涩而不爽。外受风温郁遏，因而木火内升，津液已乏上供，腑中之气，亦不宜扬，宜养胃阴以制阳逆，不得用寻常治咳泛施之术。列方于后。

北沙参二钱，麦门冬二钱，生白芍一钱五分，白扁豆一钱五分，白茯苓二钱，玉竹一钱。上药同煎服。（《南雅堂医案·卷一》）

身热口渴，咳嗽烦闷，自汗不止，脉数，舌苔微黄，温邪内袭，热在肺胃，以清热泄邪为主。

竹叶三钱，川贝母二钱（去心），连翘二钱，橘红一钱，牛蒡子一钱五分，桑叶二钱。水同煎服。（《南雅堂医案·卷六》）

身热口渴，咳嗽时作，胸痞，头面肿，风热壅遏于上，阳络不宣，以清热散邪为主。

连翘三钱，玄参二钱，银花三钱，牛蒡子二钱，荆芥穗二钱，薄荷一钱，马勃二钱，青黛八分。（《南雅堂医案·卷六》）

风寒之邪，郁于肺胃，久必伤营，亦必化热，故咳嗽不止，咽中干痛，曾呕紫血，近更咳甚多呕，气息短促，脉见紧数。是肺胃两经，皆失其清降，此症宜急治之，慎弗玩视，致有成劳之患。

金沸草二钱，荆芥一钱五分（炒），麦门冬一钱五分，紫菀一钱，杏仁一钱五分（去皮尖），桑白皮一钱，苏子八分，玉竹一钱，前胡一钱，甘草八分。水同煎服（《南雅堂医案·卷一》）

高年阳虚，咳嗽经年未愈，痰作黄色，结成顽块，常阻滞胸膈间，尽力始得吐出，此虚阳上冲，煎熬津液，故结为黄浊老痰。今索阅诸方，前医徒用消痰清肺之品，安能奏效？岂知年老孤阳用事，元气多虚，气虚则痰盛，痰盛则气愈闭，若治痰而不兼理其气，非法也。宜补阳调气，佐以化痰之剂，庶合方法，用六君加减治之。

人参五分，炒白术三钱，白茯苓二钱，炙甘草八分，陈皮八分，柴胡五分，炒白芍三钱，川贝母八分。（《南雅堂医

案·卷一》）

经谓：燥金之下，火气承之。火盛，金必受克，气化不行，失其治节，是以咳嗽痰多，大小便阻。今师喻氏法，用清燥救肺汤加味。

霜桑叶三钱，石膏二钱五分，胡麻仁一钱（炒研），麦冬二钱（不去心），杏仁七分，阿胶八分，枇杷叶一钱（去毛），人参七分，川贝母一钱（去心），瓜蒌皮一钱，生甘草一钱。（《南雅堂医案·卷七》）

久嗽不止，时见喘促，是肺肾两虚，天水不交之症，但咳嗽之作，虽为肺病，然肺为标，肾为本，故咳嗽者必挟有饮邪，宜先利其水道，则上焦之水饮亦必下行，源流俱清，咳嗽自平，惟肾具有水火两脏，水虚者宜滋，火虚者宜温，今诊得右尺细濡，真火不足之象，先用真武汤加减治法。

炒白术三钱，炮附子五分，白茯苓二钱，炒白芍二钱，五味子八分，细辛五分，干姜八分。水同煎。（《南雅堂医案·卷一》）

久嗽经年，汗多色白，背寒，足胕常冷，嗽甚不得眠，此系阳微，卫气不固，易为外寒感触，浊阴挟饮上犯，宜扶阳和胃为主。

桂枝一钱，白芍药三钱，炙甘草五分，炙黄芪一钱五分，白茯苓二钱，炮附子五分，生姜两片，大枣三枚。（《南雅堂医案·卷一》）

久嗽之人，其气必浮，是以食减溏泻，显系真元损耗之故，若徒降火消疾，恐元气愈被克伐，拟培养中土，温暖水脏，以资运纳而固藏摄，拟方列后。

大熟地五钱，白茯神三钱，枸杞子二钱，五味子一钱，炒远志一钱，怀山药三钱，建莲肉二钱。同煎服。(《南雅堂医案·卷一》)

据称失眠则咳甚，口不作渴，而周身染染汗出，此系积劳内伤，木反乘金，不饥不纳，若投以滋腻之品，恐非所宜，拟从内伤治法，培土生金，使木气自平。

桂枝木八分，白茯苓二钱，干姜五分，五味子八分，生甘草八分，加大枣五枚。同煎服。(《南雅堂医案·卷一》)

咳嗽火升，暮夜尤甚，阴虚于下，阳浮于上，治肺无益，法宜补肾为先。

大熟地五钱，枸杞子二钱，天门冬二钱，炒白芍二钱，白茯苓三钱，怀山药三钱，粉丹皮二钱，胡桃肉二钱。(《南雅堂医案·卷一》)

咳嗽连连不已，昼轻夜重，不得眠，食入即吐逆，用圣济法。

杏仁一钱（去皮尖），制半夏八分，桑白皮八分，麻黄五分（去皮节），白蒺藜五分，百合五分，白石脂五分，旋覆花五分，枳壳五分，柴胡五分，款冬花五分，肉桂五分（去皮），川贝母五分，紫菀五分，粳米三钱，生姜两片。同煎服。(《南雅堂医案·卷一》)

咳嗽日久，痰色带青，午后潮热往来，盗汗淋漓，腹鸣作泄。此乃脾邪传肾之候，亟宜滋肾平肝，以杀其再传之势，庶可徐图补救，拟方列下。

炒白芍三钱，麦门冬二钱，元参二钱，大熟地三钱，山萸肉二钱，五味子一钱，白茯苓二钱，车前子一钱，粉丹皮二钱，怀牛膝一钱，川贝母八分，地骨皮一钱，破故纸八分。水同煎服。(《南雅堂医案·卷一》)

咳嗽日久未痊，前医历用补肾滋阴之品，反觉饮食少思，吐痰不已，诊得两关沉细，是脾胃虚寒，土不能生金，其邪留于中脘，因而作嗽。盖脾胃为肺之母，母气既衰，子何以生？今不补母以益金，反泻子以损土，邪虽外散，恐肺气亦难免受耗，况邪尚留于中脘而未散乎，久嗽不愈者，邪留故也，治法不可仅散其邪，必当先补肺气，尤当先补脾胃之土，然土生于火，益其母而子自生，生生之机，化源不绝，自然正可胜邪，不治嗽而嗽自平，此即君子道长，小人道消之理也，质诸高明，以为然否？拟立一方如下。

白术五钱（黄土微炒），白茯苓三钱，麦门冬三钱（不去心），陈皮一钱，人参五分，肉桂五分，紫苏子八分，法半夏一钱，桔梗一钱，紫菀一钱，炙甘草八分。水同煎服。（《南雅堂医案·卷一》）

咳嗽失音，咽痛，是风温上受之症。

连翘一钱五分，杏仁一钱五分（去皮尖），薄荷八分，生甘草八分，浙贝母一钱，射干五分。水同煎服。（《南雅堂医案·卷一》）

咳嗽痰多，渐至失音，不饥不食，入夜烦躁不安，此上焦热邪未清，肺金被刑，久而阴分愈亏，阳气独亢，防有惊厥之虑。

生地三钱，炒粉丹皮二钱，地骨皮二钱，甘草一钱，川贝母二钱，绿豆皮二钱，川石斛三钱。（《南雅堂医案·卷八》）

咳嗽为劳伤之渐，未可以寻常视之，诊得脉象微细，形瘦肌削，食少痰多，音低，懒于言语，症属气虚，拟用补中益气汤加味治之，方列于下。

炙黄芪一钱五分，炒白术一钱，人参一钱，炙甘草一钱，陈皮五分，当归身五分，制半夏一钱，麦门冬一钱，紫菀五分，升

麻三分，柴胡三分，加生姜两片，大枣三枚。同煎服。(《南雅堂医案·卷一》)

咳则心间作痛，喉中介介如梗，是谓心咳，今列主治之方如下，服当有效。

人参五分，桔梗二钱，白茯苓一钱五分，牛蒡子一钱五分（炒），炙甘草七分。

上药共研为细末，用姜汤送下二钱，日三次。(《南雅堂医案·卷一》)

六旬之年，肾元必亏，今咳嗽气升，食少倦怠，偶食油腻，大便即溏。若论此证形，原属于肺脾两经，自宜从肺脾求治。然探本求之，其气之所以升者，由肾水虚而不能藏纳肺气也；食油腻即大便见溏者，由肾阳衰而不能上连脾土也，宜先补其肾，则肺脾不治而自治矣。方列于下。

人参一钱，五味子八分，怀山药三钱，补骨脂二钱，白茯苓三钱，陈萸肉一钱，紫石英一钱，胡桃肉二钱。水煎服。

另服金匮肾气丸三钱，淡盐汤下。(《南雅堂医案·卷一》)

脉沉弦，形盛面亮，此系痰饮内聚，夜属阴分，阳不用事，浊阴邪势益张，是以咳甚不得卧。《金匮》谓：饮家病咳，当治饮，不当治咳。今胸腹胀满，溺不通利，宜开太阳，以导饮逆，拟方列后。

桂枝木八分，法半夏二钱，杏仁二钱（去皮尖），五味子八分，白茯苓二钱，石膏一钱，炒白芍二钱，干姜八分。(《南雅堂医案·卷一》)

脉浮而涩，咳声时作，每咳腰背相引而痛，是即《内经》所谓：肾咳也。今对症用药，冀可取效，不必以汤剂进之。

补骨脂一两（炙），杏仁一两（去皮尖），牵牛子一两（半生半炒），郁李仁五钱。

上药四味，共研细末，清茶送下二钱。（《南雅堂医案·卷一》）

脉浮滑，痰盛可知，日夜咳嗽不止，身躯不能转动，动则咳嗽愈剧，且咳时右胁下作痛，隐隐掣引肩背，推此病源，属于太阴一经，兹从脾土着手治之。

制半夏一钱，杏仁一钱（去皮尖），陈皮一钱，赤茯苓一钱，柴胡一钱，麻黄一钱（去根节），甘草五分，生姜一片。同煎。（《南雅堂医案·卷一》）

脉滑，咳嗽，痛连胁下，游行无定，系素有痰饮，邪盛则上干，用二陈加味。

制半夏二钱，白茯苓三钱，炙甘草八分，陈皮一钱，瓜蒌三钱，白芥子一钱五分，皂角五分（炒透），加生姜两片。同煎服。（《南雅堂医案·卷二》）

脉浮虚，咳嗽吐痰，气逆作喘，卧倒益剧，口鼻干燥，偶闻香味，常呕恶欲吐，肌肉枯槁，皮干如麸片，察此症状，乃心劳传肺之候。盖肺为华盖，娇嫩之腑，最畏火刑，金被火刑，则必失其化源，于是津液耗伤于内，诸症乃显形于外，其理甚明。但治法先宜培土生金，方为握要之图，列方于后。

白术五钱（黄土微炒），干地黄五钱，怀山药三钱，陈萸肉一钱，麦门冬一钱，川贝母一钱，生枣仁一钱，远志一钱。（《南雅堂医案·卷一》）

脉象沉数，知为阴亏内热，病延日久，咳嗽痰多，脘腹时痛，且苦胀满，得矢气则稍宽，似由肝郁所致。但自述咳已两年有余，初无身热，是其根又属于痰饮也，治病必究其源，今从痰饮气郁例治之。列方于后。

川桂枝八分，法半夏二钱，白茯苓三钱，粉丹皮一钱，炒白芍二钱，制香附八分，当归身二钱，白术三钱，陈皮一钱，炙甘草八分，神曲一钱。同煎服。（《南雅堂医案·卷一》）

脉象弦数，舌红苔黄，胸痞闷，咳逆不爽，系瘀血内阻，郁而为热，肺胃被伤，最易致损，慎弗视为寻常小恙而忽诸。

旋覆花二钱，枇杷叶三钱（去毛），桑白皮一钱，知母一钱，芦根二钱，猩绛一钱，地骨皮一钱，忍冬藤三钱，苏子一钱五分，川贝母一钱五分，参三七一钱（磨冲），竹油半盏，广郁金八分，葱管一条。水同煎服。（《南雅堂医案·卷三》）

脉左数，五心烦热，知饥纳谷，由体气先虚，时序冷热不匀，烦劳阳升，咳呛震动，络血上溢，拟用育阴和阳法，方列后。

生地三钱，白茯神三钱，天门冬一钱五分，麦门冬一钱五分，阿胶二钱（炒珠），川石斛二钱，怀牛膝一钱，青铅一钱，童便三盏。水同煎服。（《南雅堂医案·卷三》）

咳嗽不得卧，痰中吐见血丝，是肾火上冲，沸而外溢，火旺金必受克，刑及肺经，法宜手足少阴兼治。

大熟地四钱，麦门冬四钱，玄参二钱，白茯苓二钱，沙参一钱，地骨皮一钱，川贝母一钱，荆芥五分，苏子五分。水同煎服。（《南雅堂医案·卷三》）

偶感风寒，致咳嗽时作，鼻塞，痰先清后浊，畏风恶寒，乃风寒初入，肺先受病，是以上干清道，阻隔肺窍而鼻塞，病在皮毛，非关要疾，用和解之法，不难驱邪外出也。

紫苏叶二钱，麦门冬二钱，白茯苓三钱，元参二钱，天门冬二钱，生甘草八分，黄芩八分，川贝母一钱，款冬花八分。（《南雅堂医案·卷一》）

脾肾为生痰之源，肺胃为贮痰之器。今痰饮咳嗽已久，由于脾肾两亏，近复气急不得右卧，右卧则咳益剧，肺亦受损矣。幸胃纳如故，议从手足太阴两经合肾经同治。

白术三钱（黄土微炒），当归身二钱，法半夏二钱，阿胶二钱（炒成珠），陈皮一钱，白茯苓三钱，五味子八分，款冬花一钱，炮姜八分，川贝母一钱（去心）。同煎服。（《南雅堂医案·卷一》）

秋间燥金司令，咳嗽头胀，胸膈不舒，脉见弦象，是燥气上侵，肺气不宣之故，用轻清之品以清上焦可矣。方列下。

霜桑叶三钱，枇杷叶二钱（去净毛），杏仁二钱（去皮尖），桔梗一钱，冬瓜仁二钱，川贝母一钱（去心），玉竹一钱。水同煎。（《南雅堂医案·卷一》）

秋金燥气上受，先干于肺，是以咳热不已，法忌表汗，恐重伤津液也，宜以辛凉清润治之。

连翘二钱，淡竹叶一钱五分，杏仁二钱（去皮尖），天花粉一钱，浙贝母一钱五分，滑石一钱，生甘草八分。同煎服。（《南雅堂医案·卷一》）

秋令吸受秽浊，寒热似疟，小便短赤，上咳痰涎，下复洞泄，势将蔓延三焦，宜用芳香正气之属，并分利渗湿治之。

川朴一钱，炒藿香二钱，白茯苓三钱，陈皮八分，猪苓二钱，宣木瓜二钱，滑石三钱（飞），生甘草八分，泽泻一钱，降香五分（末冲）。水同煎服。（《南雅堂医案·卷四》）

热病伤阴，此是一定之理。今热已早退，而咳嗽未止，是上焦尚有余热，宜滋养肺胃之阴，使津液渐充，热清而恙自平，拟方列后。

大生地三钱，南沙参二钱，麦门冬二钱，知母一钱，象贝母二钱，川石斛二钱，天花粉一钱，白茯苓一钱，杏仁一钱五分（去皮尖），地骨皮一钱，玉竹一钱，梨汁一盏（冲）。（《南雅堂医

案·卷六》）

痧疹退后，咳呛未止，喉痛，暮晚尤甚，宜从上焦治。

犀角一钱，玄参二钱，连翘二钱，鲜生地三钱，天花粉一钱五分，粉丹皮一钱五分。（《南雅堂医案·卷八》）

失血后，咳嗽音嘶少寐，左脉弦数，阴亏阳升之候，宜滋养为是。

生地黄三钱，阿胶一钱五分，麦冬一钱五分，白茯苓三钱，左牡蛎四钱，川石斛三钱。水同煎服。（《南雅堂医案·卷三》）

素有失血之证，脉数，肌瘦，咳嗽吐痰，自觉有气左升，乃烦劳阳气扰动太过，阴虚乏制，近复小便见浊，宜用清热理阴之法。

大生地三钱，粉丹皮二钱，黑山栀二钱，泽泻一钱五分，黑豆皮二钱，甘草梢一钱。（《南雅堂医案·卷五》）

太阴肺病，以中气渐旺，胃纳增，大便实，为转机之望。今咳嗽日久，大便溏泄如故，虽能食而难于运化，诊得脉象与前无异，病机未转可知，他脏虽有病，宜先治肺。

北沙参二钱，杏仁二钱（去皮尖），白茯苓二钱，炙甘草一钱，川贝母一钱，薏苡仁二钱，炒广皮八分，枇杷叶二钱（去毛）。（《南雅堂医案·卷一》）

外感秋燥之气，咳嗽不已，病在肺卫，拟取辛凉轻清之品，以理上焦气分。

桑叶二钱五分，连翘一钱五分，杏仁一钱，菊花一钱，苦桔梗二钱，薄荷八分，甘草八分，苇根（剂量缺，编者注）。（《南雅堂医案·卷七》）

卫气不固，风邪上受，致痰阻清窍，鼻塞音低，咳嗽剧作，病在手太阴一经，用辛散逐邪，以微苦泄气佐之。

杏仁二钱（去皮尖），桔梗八分，枳壳八分，薏苡仁二钱，紫苏梗一钱，牛蒡子一钱，橘皮八分，辛夷五分。（《南雅堂医案·卷一》）

下元不主纳气，厥阳上冒所致，非由肺咳之故，现值暑令，气升血溢，姑用镇纳法。

大熟地四钱，青铅一枚，怀牛膝一钱，白茯苓二钱，怀山药三钱，陈萸肉一钱五分，粉丹皮一钱五分，泽泻一钱，炒白芍二钱。水同煎服。（《南雅堂医案·卷三》）

血为营，气为卫，血去过多，气必上逆，肺被其冲，是以作咳，非肺自病也。观其冲气盛而咳愈剧，冲气缓而咳稍平，其故自明，兹用摄纳之法。

熟地黄四钱，山萸肉二钱，怀山药二钱，白茯苓二钱，粉丹皮一钱，泽泻一钱，附子五分，车前子一钱，牛膝一钱，牡蛎二钱。（《南雅堂医案·卷三》）

阳浮上亢，咳嗽兼以失血，经言三焦皆伤，喉痛失音，亦阴液无以上承之故。拟制肝镇胃，以冀和阳熄风，乃据理治。

沙参二钱，阿胶二钱，白茯苓三钱，怀小麦三钱，天门冬一钱（去心），左牡蛎三钱，南枣三枚。水同煎服。（《南雅堂医案·卷三》）

阴分素亏，而雨湿秽浊之气，由口鼻吸受，无形无质之为病，原非发散消攻所能去，兼体弱正气多虚，秽浊内受，势遂蔓延，充斥三焦。上则咳痰不饥，下则二便短涩，暮晚口渴喜饮，真液消乏可知。总由上焦清肃不行，气分被阻所致，拟先宜通上焦为主。

桑叶二钱，生苡仁三钱，白茯苓三钱，通草一钱，鲜枇杷叶二钱，芦根五寸，白蔻仁七分（末冲）。（《南雅堂医案·卷七》）

郁热内蒸，风寒外搏，致痰饮留伏于脉络之间，遇寒冷劳役，心志烦动，宿饮上泛，气逆咳嗽，喉中时觉气塞，胸膈痞闷，不思食物，卧倒咳喘益甚，吐痰不止，气降自愈。经年夙疾，非一时遽可除根，姑以小青龙去细辛主之。

麻黄八分（去根节），白芍药一钱五分，川桂枝八分，制半夏一钱五分，五味子八分，甘草八分，干姜八分。水同煎。（《南雅堂医案·卷一》）

燥气化火，火刑肺金，作咳，气逆上升，清窍不利，致目赤微肿，咽喉作疼，须从上焦气分治。

连翘一钱五分，桔梗二钱，绿豆皮二钱，生甘草一钱，山栀皮钱半（炒），薄荷一钱五分，夏枯草一钱，牛蒡子八分，黄芩一钱，苦丁茶一钱，鲜菊叶一钱五分。（《南雅堂医案·卷七》）

诊得脉细而数，细为阴虚，数为有火，火旺刑金，则金不能生水，真阴愈涸，是以诸症叠出，未可以寻常咳病例之。所恃者气尚未喘，脉未见促，挽回中和，当静养以缓图之。

大生地三钱，北沙参二钱，地骨皮一钱，石决明一钱，麦门冬二钱，阿胶二钱（炒成珠），桑白皮一钱，枇杷叶三钱（去净毛）。（《南雅堂医案·卷一》）

诊得脉左细右虚，咳嗽日久，吸短如喘，肌表微热，形容渐至憔悴，虑成内损怯症。奈胃纳渐见减少，便亦带溏，若投以寒凉滋润之品，恐嗽疾未必能治，而脾胃先受损伤，岂云妥全？昔贤谓上损过脾，下损及胃，均称难治。自述近来背寒忽热，似应先理营卫为主，宗仲师元气受损，甘药调之之例，用建中加减法。

桂枝一钱，白芍药三钱，炙甘草八分，炙黄芪一钱，饴糖二钱，加大枣三枚。同煎服。（《南雅堂医案·卷一》）

中年春季嗽痰失血，由情志郁勃致伤，脉左坚右弱，木火易燃，营液受耗，且纳少尪瘠，真阴久已伤戕，瘦人之病，虑虚其阴，姑用甘润法。

生地三钱，麦门冬二钱，白茯神二钱，川石斛二钱，北沙参一钱，阿胶一钱（炒珠）。水同煎服。（《南雅堂医案·卷三》）

◆ **喘证**

面色青晦，头汗淋漓，痰喘不止，齿垢唇焦，脉形洪大，系少阴真津不足，阳明邪火有余，气火上逆而为喘，证候已属危险，防有厥脱之变，宜急救少阴以清阳明，必候汗止喘定方佳，拟用玉女煎、生脉散合剂。

大生地三钱，炒人参二钱，石膏二钱，五味子五钱，麦门冬二钱，桑白皮一钱五分，川贝母一钱五分，炙甘草八分，牛膝一钱。

上药用陈粳米一撮，煮汤代水煎服。（《南雅堂医案·卷六》）

气粗痰喘，舌干色绛，齿燥唇干，脉形细数，无形邪热，熏蒸于膻中，有形浊痰，阻塞于肺胃，兼之正气内虚，津液枯涸，恐有闭厥之变，亟宜清热化痰，以治其标，扶正存阴，以救其本，倘能喘平神清，庶有转机。

羚羊角五分，杏仁二钱，玄参二钱，代赭石三钱，鲜生地二钱，川贝母二钱，竹沥一杯，葶苈子五分，枇杷叶二钱，茅根三钱，沉香五分，姜汁两匙。

上药水同煎服，另服滚痰丸二钱。（《南雅堂医案·卷六》）

湿邪袭肺，清肃无权，湿挟热而生痰，火载气而上逆，此喘息痰嘶所由作也，脉小而涩数，舌干口腻，阴津暗伤，元气益虚，防作喘汗。

枇杷叶二钱，川石斛二钱，沙参二钱，苏子八分，象贝母二钱，冬瓜子一钱五分，桑皮一钱五分，杏仁二钱，沉香五分，射干五分，竹沥两杯，姜汁半匙，芦根三钱。水同煎服。（《南雅堂医案·卷六》）

食少恶心，动则多喘，吐沫，咳嗽不已，系胃虚伤及中气，若清肺金，曷克有济，忝用《金匮》大半夏、麦门冬两汤法。

人参二钱，制半夏二钱，麦门冬二钱，炙甘草一钱，白茯苓三钱，粳米半合，大枣三枚。水同煎服。（《南雅堂医案·卷二》）

背寒喘咳，饮浊上泛，缘体中阳气不振之故，宜真武法。

白茯苓三钱，白芍三钱，白术二钱，炮附子二钱。水同煎。（《南雅堂医案·卷一》）

病后常有内热，行动喘促，少腹牵痛，此肾气虚而不纳，拟用都气法加味治之。

干地黄六钱，山茱萸三钱，粉丹皮二钱，白茯苓二钱，怀山药三钱，麦门冬一钱，五味子一钱五分，泽泻二钱，川贝母一钱，沉香五分（研细末冲）。水同煎八分服。（《南雅堂医案·卷二》）

病已月余，舌心红边白，气上逆作喘，系阴虚痰滞，上盛下虚之候，养阴恐增其邪，消痰又恐重劫其阴，拟降气化痰为治，并以益阴佐之。

紫苏子二钱（炒），制半夏一钱，怀山药一钱，泽泻一钱，川厚朴一钱（炒），当归身一钱，炙甘草五分，五味子五分，白茯苓二钱，粉丹皮一钱，陈皮一钱，山萸肉一钱，前胡一钱，干地黄三钱，加生姜两片，大枣两枚。同煎服。（《南雅堂医案·卷二》）

产后亡血过多，气无所附，孤阳无主，是以常患喘促，此系血海空虚之故，与元气奔脱者不同，宜补血滋阴，使气有所依归，其患自平，拟用景岳贞元饮，列方于后。

熟地黄八钱，当归身四钱，炙甘草二钱。水同煎。（《南雅堂

医案·卷二》)

喘病之因，在肺为实，在肾为虚，今察诊色脉，系上实下虚之证，以致耳声作响，喘不得息。然积年宿病，非旦夕可收全功，缓以图之，庶克有济，方列后。

熟地黄八两，山茱萸四两，阿胶四两，龟板四两（炙），怀牛膝三两，白茯苓四两，远志二两（去心用），五味子二两，左牡蛎四两，制秋石二两。

上药蜜丸，如梧桐子大，早服盐汤送下三钱，临卧服威喜丸二钱，淡姜汤下。(《南雅堂医案·卷二》)

喘促，呼气短，胸胁支满，心肺之阳，阻而不通，师《金匮》法。

白茯苓三钱，桂枝木二钱，白术三钱（微炒），炙甘草一钱。(《南雅堂医案·卷二》)

喘促不得眠，肿势渐大，脾肾两虚，宜治其本。

熟地黄四钱，白茯苓三钱，牛膝一钱，山萸肉一钱，肉桂一钱，粉丹皮一钱，怀山药一钱，泽泻一钱，车前子一钱，附子八分（炮）。(《南雅堂医案·卷二》)

喘哮气急，脉细数，系寒入肺俞，痰凝胃络而起，发之日久，则肺虚必及于肾，胃虚必及于脾。脾肾两虚，寒痰凝滞不化，气机被阻，一触风寒，病即复发，治法在上宜责之肺胃，在下宜责之脾肾。然此症治病非难，除根实难，宜分临时、平时两种治法，临时以肺胃为主，平时以脾肾为主，一标一本，先后并治，庶可冀收全效，兹列二方于后。

紫菀二钱，款冬花二钱，苏子一钱，橘红一钱，白茯苓三钱，桑白皮二钱，杏仁二钱（去皮尖），制半夏二钱，淡条芩一钱，沉香五分（研细末冲）。临发时用此方煎服。

熟地黄五钱，五味子一钱，陈皮一钱，薏苡仁三钱，白茯苓三钱，紫石英二钱（煅），牡蛎三钱，胡桃肉二钱，川杜仲二钱（炒），制半夏二钱。平时用此方常服。（《南雅堂医案·卷二》）

肺为华盖，位居最高，其体恶寒恶热，为出气之脏，气出太过，有泄无收，则散越多喘，证属虚候，故益肺之药，多取甘品，所谓补土生金，母子相益也。今上气散越已久，耳目诸窍被阻，皆清阳不司转旋之机，用建中法加减。

人参二钱，桂枝木八分（炙），炒白芍二钱，甘草一钱，五味子八分，饴糖三钱。水同煎服。（《南雅堂医案·卷二》）

肺为贮痰之器，脾为生痰之源，肺虚则痰不易化，脾虚则湿不能运，是以痰上逆而喘作，湿下注而足肿，皆升降失司，运行乏权所致，拟合手足太阴并治。

人参一钱五分，杏仁二钱（去皮尖），葶苈子五分，泽泻一钱，制半夏二钱，冬瓜子一钱，赤茯苓二钱，大腹皮一钱，陈皮一钱，通草八分，枇杷叶三片（去净毛），大枣二枚。（《南雅堂医案·卷二》）

咳喘有年，遇寒劳辄发，汗多气升，肺伤及肾，法当补肾以纳气。

熟地黄五钱，法半夏二钱，怀牛膝二钱，白茯苓三钱，麦门冬一钱，北沙参一钱，左牡蛎三钱，五味子一钱，紫石英二钱，陈皮八分，沉香五分（研细末冲）。（《南雅堂医案·卷二》）

老年下元虚惫，不主固纳，饮从下泛，发为喘咳。仲景云：饮家而咳，当治饮不当治咳，宜温养脾肾为主。

桂枝八分，白茯苓三钱，五味子一钱（姜汁捣），炙甘草五分。（《南雅堂医案·卷一》）

面色青黯，口燥舌干，气喘干咳，痰稀，腰膝酸痛，昼轻夜重，诊得脉浮数而虚，右尺弱，系肾虚火衰之候，宜用标本兼治法，以八味忝加，庶臻完妥。方列后。

熟地黄四钱，山萸肉一钱五分，怀山药一钱五分，白茯苓一钱，粉丹皮一钱，泽泻一钱，麦门冬一钱，五味子八分，胡桃肉二钱，炮附子五分，肉桂五分。水煎服。（《南雅堂医案·卷一》）

胸背为阳之分，湿邪郁遏，阳不外行，是以内热而外反寒，胸痞溺赤便闭，喘急不得偃卧，拟用泄降之法。

大黄二钱，杏仁三钱（去皮尖），厚朴二钱，枳壳一钱，槟榔一钱五分，紫菀一钱。（《南雅堂医案·卷五》）

面微肿，目下隐隐隆起，动则气促微喘，身觉重滞，小便涩，势恐渐成肿胀，不可不慎。

紫苏叶二钱，炒香附一钱五分，陈皮一钱五分，防风三钱，杏仁三钱（去皮尖），炙甘草一钱，生姜两片，葱头一枚。（《南雅堂医案·卷四》）

气喘痰鸣，脾肾两败，阴火逆冲，真阳虑有暴脱之变，势已垂危，事将奈何？急进黑锡丹三钱，姜汤送下，方容再议。

附录黑锡丹方（此丹宜预制随带，凡遇中风及痘症倒塌逆候，均可救急）：

炮附子五钱，沉香五钱，肉桂五钱，金铃子一两（去核），小茴香一两，广木香一两，补骨脂一两，肉豆蔻一两，硫黄三两（炒透），黑铅三两（炒成砂），胡芦巴五钱。

上药十一味，酒煮面糊为丸，如梧桐子大，阴干以布袋擦令光莹，宜用小囊随身佩带，倘遇急证不及取药，可以此为临时济急之用。藉吾身元气温养其药，功效尤捷，危急之证，舍此别无治法，医者宜珍之宝之。（《南雅堂医案·卷二》）

气急短促，身倦，懒言语，饮食无味，脉见细濡，系阳虚下陷之症。盖人身元气藏于关元之中，上通肺而下通肾。元气不伤，则肾中真阳，自下而上升于肺，肺气始旺，清肃之令行，乃得分布于各脏腑。若元气一伤，不但真阳不能上升，且下陷至阴之地，以生其热。然此乃实热，而非虚热也，实热宜泻，虚热宜补，必投以甘温之味以退之，但不用升提之法，则阳下陷者，其气仍不能举，虽补无益，故仿东垣法，用补中益气汤主之。

人参五钱，白术五钱，当归身三钱，炙黄芪三钱，陈皮五分，甘草五分，柴胡三分，升麻三分。水煎服。（《南雅堂医案·卷一》）

人身胸为太空，清阳不足，则阴邪窃踞其间，故胸前常觉一团冷气结滞，背亦恶寒，入夜气喘，烦闷不得安眠，皆痰饮阻遏上焦，阳微阴盛之故，天明则阳气张，故喘始平。治法当先振元阳，则阴邪自去，所谓离照当空，阴霾退伏，师《金匮》法，拟方如下。

川桂枝八分，炒白术二钱，炙甘草八分，炮姜八分，法半夏二钱，麻黄五分（去根节），细辛五分，白茯苓二钱，五味子八分。水煎八分服。（《南雅堂医案·卷一》）

肾阳不足，腹大喘急，行动气觉下坠，着枕上拥，不得安眠，两跗亦肿，头胀，入夜尤甚，若不益火生土，焉望有效。

大熟地四钱，陈萸肉二钱，怀山药二钱，白茯苓三钱，粉丹皮一钱五分，泽泻一钱五分，牛膝一钱，车前子一钱，肉桂一钱，淡附子五分。水同煎服。（《南雅堂医案·卷四》）

素有痰饮，脾肺肾三经受伤已久，上则肺虚不能降气，中则脾虚不能运气，下则肾虚不能纳气，是以喘促不得卧，肢肿腹胀，虚惫极矣。证候已属非轻，治上恐无济于事，宜急就中下图之，姑拟方列下。

干地黄三钱，牛膝一钱，怀山药二钱，白茯苓二钱，五味子八分，沙苑蒺藜一钱，补骨脂一钱，麦门冬一钱（不去心），左牡蛎三钱（槌碎），胡桃肉二钱，紫石英一钱。

上方同煎至八分服，早时另服黑锡丹一钱，盐汤送下。(《南雅堂医案·卷二》)

痰盛壅而作喘，鼻衄，系虚阳上攻，有升无降，是上盛下虚之候，主以苏子降气汤。

紫苏子二钱（微炒），前胡一钱，制半夏一钱，厚朴一钱（炒），陈皮一钱，当归身一钱，沉香五分，炙甘草五分，加生姜三片，大枣两枚。煎八分服。(《南雅堂医案·卷二》)

望七之年，下元衰弱。晨起喉舌干燥，夜则溲溺如淋，身动即喘，此肾液已枯，气散失纳，治喘鲜效，当实下焦，用收摄固真之法。

熟地黄三钱，怀牛膝一钱，枸杞子二钱，胡桃肉二钱，巴戟天一钱，补骨脂一钱，杜仲二钱（盐水炒）。同煎服。(《南雅堂医案·卷二》)

胃阴不足，常有呕逆之患，复多用辛散耗气诸品，重劫胃中津液，致阳明胃腑益虚，下病失治，势必槁及乎上，喘咳之作，实由于斯。须知六腑以通为补，不但专恃理燥已也，宜进以甘寒法。

麦门冬二钱，鲜生地三钱，人参一钱五分，梨皮二钱，白蜜两匙（生用）。水同煎服。(《南雅堂医案·卷七》)

形瘦食减，脉细，身动即气喘。由阴弱失纳，吸气入而为喘，非客感外因之症，当治肾不必治肺，兹以收摄固纳为主，用肾气方。

熟地黄五钱，白茯苓三钱，怀山药三钱，山茱萸三钱，五味

子一钱，怀牛膝二钱，补骨脂二钱，胡桃肉二钱，车前子一钱。水同煎八分服。（《南雅堂医案·卷二》）

虚喘面肿，天水不交，急宜培养坤土，为补母救子法。

人参二钱，炒白术二钱，白茯苓二钱，炙甘草一钱，陈皮一钱，法半夏二钱，五味子八分，干姜八分，杏仁二钱（去皮尖），细辛八分，加大枣二枚。同煎八分服。（《南雅堂医案·卷二》）

诊得寸脉浮大，关尺沉细，吸气短，足冷胸满，气上而不下，喘盛痰多，是肝肾之气，上冲于肺，病在根本，仿肾气法，以固纳为主。

干地黄六钱，怀山药三钱，白茯苓三钱，陈萸肉三钱，粉丹皮三钱，泽泻三钱，炮附子五分，桂枝一钱。（《南雅堂医案·卷二》）

诊得脉浮大，目如脱，气急而喘，是肺胀之实症，幸下元未虚，可施以发散，拟用小青龙汤主之。

麻黄二钱（去根节，先煎，去沫），白芍药二钱，炙桂枝二钱，干姜二钱，法半夏三钱，五味子一钱，细辛八分。水同煎。（《南雅堂医案·卷二》）

诊得脉浮紧，气喘促，舌白，不思饮，遍体俱肿，肤色鲜明，小便闭，始有身热，为外风所搏，未经汗泄，系水湿之邪，与风气挟而走窜经隧，是以势来迅速，倘喘促增剧，恐为难治，先以开鬼门洁净府为法。

麻黄五分，杏仁三钱（去皮尖），赤茯苓三钱，大腹皮一钱五分，苏子二钱，薏苡仁三钱，紫背浮萍一钱五分，紫菀八分，桂枝木五分，椒目五分（炒研）。水同煎服。（《南雅堂医案·卷四》）

诊得脉象见弦，目如脱，动则气逆上冲，喘急不得卧息，两足逆冷，晚间尤剧，此系肝升太过，肺降失司所致，用长沙越婢一法。

麻黄一钱五分（先蒸，去沫），石膏二钱，生姜八分，甘草五分，大枣五枚。水同煎服。（《南雅堂医案·卷二》）

诊得虚脉细无力，气促而喘，呼气短不能接济，是为虚候，师长沙法，拟用苓桂术甘汤治之。

白茯苓四钱，白术二钱，川桂枝二钱，炙甘草一钱五分。（《南雅堂医案·卷二》）

深秋感受寒邪，气机被痰所阻，发为哮喘，气粗不能卧，宜从实证治。

桂枝木一钱（炙），白茯苓三钱，五味子一钱，白芍一钱（炒），干姜一钱，杏仁一钱五分（去皮尖），炙甘草五分，麻黄五分（去根节）。（《南雅堂医案·卷二》）

痰气素盛，外为风寒所搏，阳气并于膈中，不得泄越，是以气逆声粗，发为哮喘，宜表里兼施，以定喘汤主之。

炒白果二十一枚，制麻黄三钱，法半夏三钱，苏子二钱，桑白皮二钱（炙），款冬花三钱，黄芩一钱五分，杏仁一钱五分（去皮尖），甘草一钱，加生姜两片。水同煎服。（《南雅堂医案·卷二》）

◆ **哮证**

病哮十余年之久，气泄，汗出必多，脾胃阳微，浊饮伏而时动，是以食入常作泛呕。盛夏热伤正气，中宫愈虚，宜先扶正益气，不必用祛痰攻劫之品。

人参二钱，白茯苓二钱，炒白术二钱，炙甘草一钱，加生姜三片，大枣二枚。同煎服。（《南雅堂医案·卷二》）

宿哮痰喘，发则不能着枕，病起于惊忧受寒，失于表散，邪伏于内，留于肺俞，故频发频止，成为痼疾。然久发必虚，当以温通摄纳为主，凡辛散苦寒、劫痰破气之剂，均非所宜。病发治标，病去治本，始为合法。兹列两方于后，按方服之，渐当有效。

干地黄六钱，山茱萸三钱，怀山药三钱，粉丹皮二钱，白茯苓二钱，泽泻二钱，炮附子五分，肉桂五分，车前子一钱，牛膝一钱。此方平时常服。

又方：葶苈子二钱五分（隔纸炒透，另研细末），大枣十二枚。遇病发时，须服此方。用水一杯半，先入枣，煎至七分，倾出，加葶苈末冲入服之。（《南雅堂医案·卷二》）

宿哮痰喘，遇劳频发，阳虚恶寒，姑用镇摄法。

炮附子五分，炒白术三钱，白茯苓三钱，炒白芍三钱，细辛五分，五味子五分，生姜三片。水同煎。（《南雅堂医案·卷二》）

◆ 心悸

伏邪热入膻中，心悸怔忡，夜不成寐，舌绛而干，宜清营分之热。

鲜生地三钱，玄参二钱，连翘二钱（不去心），远志一钱（去心），石菖蒲一钱，犀角八分（磨冲）。水同煎服。（《南雅堂医案·卷七》）

膈间有水停阻，致阳气不得上升，水气上凌君主，是以怔忡不安，心胸胀闷，宜以辛温开上焦之痞，以淡渗通决渎之壅。宗《金匮》法，用小半夏加茯苓汤，方列后。

制半夏三钱，白茯苓四钱，生姜二钱。同煎服。（《南雅堂医案·卷二》）

惊悸易泄，兼患腰痛足软，症虽似乎虚象，实乃痰火所致，因脉象未形虚弱，外状亦未见枯瘁，不得遽以补剂投之。

远志一钱（去心），制半夏二钱，陈皮一钱（去白），粳米三钱，淡竹茹三钱，白茯苓二钱，石菖蒲八分，炙甘草五分。(《南雅堂医案·卷二》)

口苦呕涎，惊悸不寐，是胆虚气郁所致，用加味温胆法。

制半夏二钱，白茯苓三钱，淡竹茹三钱，陈皮一钱，酸枣仁二钱钱（炒研），麦门冬二钱（不去心），枳实五分（炒），人参五分，金石斛一钱五分，加生姜两片。水同煎服。(《南雅堂医案·卷二》)

脉见洪大，左弦，面无华色，肌肉瘦削，怔忡健忘，不思饮食，夜间发热无汗，大肠枯燥，系肾水亏损，不能滋养肝木，木无水润，则木燥而生火，非失血于外，即耗血于内，此诸症所由起也。治法宜先补益肾水为主。

元参三钱，粉丹皮一钱五分，北沙参一钱五分，甘菊花一钱，麦门冬一钱五分，白茯苓一钱，炒白芍三钱，当归身一钱五分。(《南雅堂医案·卷一》)

气血皆虚，兼有瘀滞，是以烦倦乏力，心中作跳不已，胸脘痞满，少腹结块，且多淋带，宜先以清补之剂进之。

人参一钱五分，当归身二钱，炒白芍二钱，白茯苓三钱，制香附八分，川芎八分，川续断一钱，广木香五分，缩砂仁五分（研冲），陈皮八分，玫瑰花三朵。(《南雅堂医案·卷四》)

伤寒病已解，心常动悸，由发汗过多，血虚气馁所致，气血两虚，是以经隧不通，阴阳不交，脉形乃见结代，邪尽正虚之候。法以补养为宜，今用炙甘草主治。

炙甘草二钱，阿胶二钱，人参一钱，地黄八钱，桂枝一钱五分，生姜一钱五分，麦门冬二钱五分，大麻仁二钱五分，大枣两枚。

上药用水两杯，酒一杯，煎至八分，去滓，入胶烊化，温服。（《南雅堂医案·卷六》）

神魂不安，闻声心中常怦怦而动，系心肝两经血虚之故，血虚则神无所归，魂无所主，是以惊悸不已，宜少阴厥阴同治。

人参三钱，当归身二钱，炒白术三钱，远志一钱五分（去心），生枣仁一钱五分，大熟地五钱，白茯苓三钱，柏子仁一钱，陈皮八分，麦门冬二钱（不去心），龙骨二钱，陈萸肉一钱（《南雅堂医案·卷二》）

素有饮症，水气上凌致患怔忡，仿《金匮》法。

白茯苓五钱，制半夏二钱，生姜三片。水同煎服。（《南雅堂医案·卷二》）

心悸汗出，畏风怯冷，阳气已伤，卫虚不主拥护，用真武汤一法。

炮附子五分，炒白术二钱，白茯苓二钱，炒白芍一钱，生姜一钱。水同煎服。（《南雅堂医案·卷四》）

心悸善忘，初由受惊而起，经年未愈，脉芤兼滑，不耐操劳，系心血本虚，痰涎袭人，用补心丹合十味温胆法治之，方拟于后。

人参二钱，酸枣仁二钱（炒研），天门冬一钱五分，麦门冬一钱五分（不去心），丹参一钱，元参一钱，白茯神一钱五分，白茯苓一钱五分，远志八分（去心），当归身一钱，石菖蒲五分，炙甘草五分，制半夏二钱，生地三钱，淡竹茹二钱，陈皮八分，五味子五分，枳实五分，柏子仁一钱，桔梗五分。水同煎服。（《南雅堂医案·卷二》）

心血不足，肾水又亏，火不下降，水不上升，水火无既济之功，是以常患怔忡，症属虚候，拟用归脾汤加减，方列于后。

白术二钱（黄土微炒），炙黄芪二钱，白茯神二钱，人参二钱，酸枣仁二钱（炒），远志五分（去心），炙甘草一钱，当归身二钱，龙眼肉五枚、麦门冬一钱（不去心），五味子一钱，枸杞子二钱。水同煎服。

另吞都气丸三钱。(《南雅堂医案·卷二》)

用心过度，阴血必受损耗，怔忡健忘，皆心血不足之故，生血者心，统血者脾，当握要以图之。

炙黄芪二钱，炒白术二钱，人参二钱，白茯神二钱，当归身二钱，酸枣仁二钱（炒研），炙甘草一钱，远志五分（去心），广木香五分，龙眼肉五枚。水同煎服。(《南雅堂医案·卷二》)

有触而动曰惊，不触而动曰悸，惊从外起，悸从内生，皆不外心虚之故，虚者补之，兹以补养心神为主。

人参三钱，巴戟天二钱，生枣仁三钱（研），菖蒲五分，远志一钱（去心），辰砂三分（飞净冲）。水同煎服。(《南雅堂医案·卷二》)

怔忡，日轻夜重，不得酣睡，由肾气耗亏，不能上交于心，宜责诸少阴一经，使水火既济，坎离交孚，其患自平。

大熟地八钱，山萸肉六钱，人参四钱，当归身四钱，酸枣仁六钱（炒），麦门冬四钱（不去心），肉桂三分，黄连三分。(《南雅堂医案·卷二》)

左寸脉浮而洪，舌绛，是包络之火有余，兼痰气挟而为患，致成怔忡之症，宜清火化痰，并补养心神为主。

炙黄芪二钱，白术二钱（土炒），人参二钱，白茯神二钱，川贝母一钱，酸枣仁二钱，炒远志五分（去心），黄连五分（去心），当归身三钱，制半夏一钱，陈皮八分，炙甘草一钱，生地三钱，龙眼肉五枚。(《南雅堂医案·卷二》)

◆ **胸痹（心痛）**

脉细，胸痹脘痛，兼有痰饮，甚则呕酸，胃阳式微，先宜宣通中焦阳气。

桂枝木八分，吴茱萸一钱五分，白茯苓二钱，陈皮一钱，瓜蒌仁二钱，枳实一钱，干姜八分，薤白一钱，制半夏二钱，白蔻仁一钱，炙甘草八分。（《南雅堂医案·卷五》）

脉形细小，心痛彻背，是名胸痹，久而不化，适值燥气司令，复增咳嗽咽干，痰中见红，病属非轻，拟方列下。

南沙参二钱，橘红二钱，麦门冬二钱，薤白七分，杏仁一钱五分（去皮尖），桑白皮一钱，枳壳一钱，瓜蒌仁二钱，霜桑叶二钱，枇杷叶三片（去毛）。水同煎服。（《南雅堂医案·卷二》）

心脉之上，是为胸膈，上焦失司，不能如雾之溉，则痹痛乃作，兹用加味百合汤治之。

百合一两，乌药三钱，川贝母三钱（去心），薤白八钱，瓜蒌皮三钱，白蔻仁一钱五分。水同煎服。（《南雅堂医案·卷二》）

心痛彻背，是名胸痹，乃阳气不宣，痰浊与瘀血交阻于中，是以得食则梗痛，口燥不欲饮，大便坚黑，脉形细涩，曾吐紫血，恐非顺境，姑拟一方列后。

制半夏二钱，白茯苓二钱，炙甘草一钱，薤白一钱五分，陈皮一钱，全瓜蒌二钱，桃仁一钱五分（去皮尖），玄明粉一钱五分，旋覆花一钱，红花一钱五分，参三七五分（研末，冲），左牡蛎三钱。（《南雅堂医案·卷二》）

心窝痛甚如割，势刻不可忍，面目现青红色，手足如冰，水浆不能入口，虑是真心痛之证，极属危险，法在不治。然此症原分寒热两种，寒邪直中阴经，猝不及防，决难施以挽救，今幸舌苔见燥，知为热邪所犯，势虽急而尚缓，何忍坐视不救，姑拟一剂速进之，或可希冀万一，拟方请裁。

炒白芍八钱，栀子三钱（炒黑用），广木香二钱（研末，冲），炙甘草一钱，石菖蒲一钱。水同煎服。（《南雅堂医案·卷二》）

胸痹腹痛，夜甚昼安，清阳不振，浊阴僭逆，拟先宣通阳气为主。

桂枝木八分，人参二钱，白术土炒三钱，炙甘草八分，制半夏二钱，白茯苓三钱，炮附子五分，干姜五分，川椒五分，陈皮八分。（《南雅堂医案·卷五》）

胸膺乃阳之部位，清阳失旷，则胸痹而痛，午后阴气主事，故痛尤甚，拟用苓桂术甘汤加味治之。

桂枝木一钱五分，白茯苓二钱，白术一钱，炙甘草一钱，瓜蒌仁二钱，制半夏一钱，白蔻仁一钱，薤白八分，干姜八分，陈皮一钱。（《南雅堂医案·卷五》）

脉沉而短涩，心痛时作，轻重相间，喜用摩按，得食痛势稍减，饥则更痛，系虚候也，用归脾加味主之。

人参二钱，白术二钱，白茯神二钱，炒枣仁二钱（研），黄芪一钱五分，当归身一钱（酒洗），远志一钱（去心），龙眼肉二钱，木香五分，炙甘草五分，石菖蒲一钱，加生姜两片，大枣三枚。水同煎服。（《南雅堂医案·卷二》）

脉迟而微细，心痛绵绵不休，手足俱冷，是寒证无疑，用加味理中汤治之。

人参三钱，白术二钱，炙甘草二钱，干姜一钱五分，当归身二钱，木通一钱，吴茱萸二钱，肉桂一钱五分。（《南雅堂医案·卷二》）

脉伏，头汗淋漓，当心而痛，肢冷，系肝气挟瘀之证，防厥。

金铃子二钱，延胡索一钱五分，旋覆花一钱五分，五灵脂二钱（醋炒），没药一钱五分，白蔻仁一钱，丁香一钱，代赭石二钱，制乳香一钱五分，制香附一钱。（《南雅堂医案·卷二》）

脉紧数，胸间作痛甚剧，呕不能食，气上冲，似有头足不可触近，系寒气痼疾致，拟用大建中法。

人参三钱，干姜四钱，川椒二钱（炒，去汗），饴糖四钱。

上药三味，先煎去滓，再入饴糖同煎服，服后啜粥半碗许。（《南雅堂医案·卷二》）

脉数而实，心痛时作时止，身热口渴面赤，大便秘，是火淫于内也，散以散之可矣。

金铃子五钱，延胡索五钱。上药研末，酒调服三钱。（《南雅堂医案·卷二》）

情怀抑郁，气不得舒，心胸时作疼痛，脉见沉涩，系气郁而上逆，拟方列后。

制半夏三钱，白茯苓三钱，川朴三钱（制），紫苏叶一钱，加生姜三片。水煎八分服。（《南雅堂医案·卷二》）

素有心痛之证，年久饮食无碍，虽当盛暑，身亦无汗，非寒证可知，脉迟兼弦涩，大便时秘时溏，又苦吞酸，用二陈加味治之。

制半夏二钱，陈皮一钱，炙甘草一钱，白茯苓三钱，黄芩一钱，川连一钱（炒），炒白术二钱，桃仁一钱（去皮尖），郁李仁一钱，泽泻一钱。水同煎服。（《南雅堂医案·卷二》）

痛在当心部位，实为心胞之络，不能旁达所致，心为君主，若邪气直犯，势将不治。今虽刺痛不止，断非真心痛之证，幸毋惊惶自扰，拟方列后。

炒香附二钱，紫苏二钱，橘红一钱，甘草七分，当归身三钱，

延胡索一钱，木通一钱，桂枝一钱五分，加葱头二枚，姜两片。用水酒各半，煎服。(《南雅堂医案·卷二》)

心痛背胀，引及腰间，督阳不能用事，寒袭于肾而气上逆，是为肾厥。用温通以泄浊阴，宗许学士法。

鹿茸五钱，枸杞子一两，沙苑蒺藜一两，大茴香八钱，麝香三分。

上药研细，姜汁糊丸，如梧桐子大，饭前服二钱。(《南雅堂医案·卷二》)

心痛忽来忽止，按摩稍安，痛则时呕酸水，手足厥冷，系蛔厥之症，议方列后。

桂枝木八分，川连一钱五分(炒)，当归二钱，延胡索一钱五分，乌梅肉两枚、川椒一钱，白茯苓二钱，吴茱萸一钱。(《南雅堂医案·卷二》)

心痛如刺，按之作痛愈剧，脉涩，兼有寒热往来，大便黑，显系瘀血为患，后药作散服。

蒲黄三钱，五灵脂三钱，共研为末，酒煮服。(《南雅堂医案·卷二》)

心头急痛，重按痛势略减，心营受伤，攻劫难施，已属危候，姑宗《金匮》以辛甘化阳法。

人参二钱，桂枝木一钱五分(用尖)，川椒一钱五分，炙甘草一钱，白蜜一匙。水同煎服。(《南雅堂医案·卷二》)

心胸为阳之部位，阳气不布，则阳不外行而郁于中，是以内热而外反寒，宜用温通法。

桂枝木八分，白茯苓三钱，干姜八分，益智仁二钱，紫菀一钱，杏仁一钱(去皮尖)，橘红一钱，炙甘草八分。(《南雅堂医案·卷二》)

诊得脉沉而微，沉为寒水阴凝，微乃阳气不足，心痛怔忡，渐及两胁下坠，系阳衰不主运行，致痰饮阻聚，上干清空，议先用通阳法。

白术二钱，白茯苓三钱，法半夏二钱，枳实八分（炒），桂枝木一钱，生姜汁（半盏）。水同煎服。（《南雅堂医案·卷一》）

诊得脉细小，右寸涩，心下悸，痛甚喜按，得食少愈，大小便俱见清利，系虚痛之候，用归脾汤加味治之。

人参二钱，炒白术二钱，炙黄芪二钱，白茯苓二钱，酸枣仁二钱（炒研），炙甘草一钱，远志五分，广木香五分，当归身二钱，龙眼肉五枚，石菖蒲一钱。水同煎。（《南雅堂医案·卷二》）

诊得脉形弦数，舌绛苔黄，口苦，小便赤，一派火热之象，显然无疑。气从少腹上冲，乃厥阴肝木之火，发越上升，是以当心而痛，方列后。

炒白芍二钱，青皮二钱，栀子一钱五分（炒黑），泽泻一钱五分，粉丹皮一钱五分，浙贝母二钱，陈皮二钱。同煎服。（《南雅堂医案·卷二》）

自述素患心痛，发则痛不欲生，服姜汤少安，手按之略减，日轻夜重，脉见浮革，是肾气不交于心，寒邪犯之，君主势自不安。若徒祛寒而不补肾，治法未中窍要，水火既济，坎离始奠，庶有效焉，方列于后。

熟地黄六钱，山茱萸三钱，怀山药三钱，炒白术三钱，巴戟天三钱，肉桂八分，五味子五分。同煎服。（《南雅堂医案·卷二》）

◆ **胸满**

病在少阳，固以和解为主。今乃日晡潮热，胸胁满而作呕，是少阳之邪已入于阳明之腑，总由误下之后，胃气受伤，阳明热结已成，于法固应攻下，而又须扶养胃气，乃为合法。

柴胡一钱二分，芒硝一钱，人参一钱，炙甘草一钱，黄芩一钱，半夏七分，生姜一钱，大枣二枚。(《南雅堂医案·卷六》)

脾阳虚则完谷不化，胃阳虚则水饮停阻。今胸胁胀满，纳入辄呕酸水清涎，或嗳腐气，腹中漉漉有声，宜培土利水，参用治中二陈成法。

制半夏二钱，陈皮一钱，白茯苓三钱，人参一钱，炮姜五分，熟附子五分，泽泻一钱，枳实八分，豆蔻仁八分，炒白术三钱，炒谷芽三钱。(《南雅堂医案·卷三》)

胸膈胀满而痛，时有寒热，由劳郁致伤，营卫不和，与六淫外感不同，宜和养气血为主。

柴胡一钱，当归身二钱，炒白芍二钱，白茯苓三钱，炒白术三钱，川朴八分，炒橘红八分，炙甘草五分，煨姜三分，薄荷三分。(《南雅堂医案·卷四》)

胸满心烦善惊，时作谵语，小便不利，一身沉重，不得转折，是正气已虚，邪入于里，而复外扰三阳，致有种种见症，拟用柴胡加龙骨牡蛎汤。

柴胡一钱五分，人参一钱五分，黄芩一钱五分，法半夏一钱五分，牡蛎一钱五分，龙骨一钱五分，白茯苓一钱五分，桂枝一钱五分，铅丹一钱五分，生姜一钱五分，大枣二枚。(《南雅堂医案·卷六》)

◆ 胸痛

肝血虚耗，期门之气不充，则冲任之血，从膺胸而散，是以胸膺作痛殊剧。

丹参五钱，缩砂仁五分（研冲），白檀香五分（研细末），红花一钱，当归身五钱，炒白芍三钱，金银花三钱，川续断一钱。（《南雅堂医案·卷二》）

脉沉弦而紧，舌苔白腻，渴不欲饮，大便似通非通，素有肝胃气痛，中焦兼有寒积，是以胸脘胀满作痛，势不可忍，恐系脏结之症，岂寻常小恙视之，非温不能通其阳，非下不能破其结。宗许学士法，方拟于后。

炮附子八分，肉桂一钱，干姜八分，姜炒川朴二钱，枳实二钱，大黄三钱。水同煎服。（《南雅堂医案·卷二》）

脉弦，主胃有寒饮，胸脘作痛，呕吐酸水，乃木强侮土，得食则痛稍缓，系中虚之故，治宜泄木扶土，和中祛寒，用建中加味法。

桂枝木八分，炒白芍一钱五分，干姜八分，炙甘草八分，制半夏一钱五分，川椒八分，人参一钱，白术二钱（微炒），制香附五分。水同煎服。（《南雅堂医案·卷二》）

脉象滞涩，胸膈常隐隐作痛，忽吐血块，状如猪肝，吐后略觉宽爽，是内有瘀血之明征，拟用加味四物汤治之。

生地黄三钱，当归身二钱（酒洗），白芍药二钱，川芎一钱五分，桃仁一钱五分，醋炒大黄一钱，粉丹皮一钱，制香附一钱。（《南雅堂医案·卷三》）

气逆胸痛，血频吐，由饥饱劳役，液耗阳升，宜降气通调为主，逆止而患自平。

降香八分（研冲），苏子一钱五分，丹参一钱五分，黑山栀二钱，白茯苓二钱，桃仁八分（去皮尖），韭白汁两匙。（《南雅堂医案·卷三》）

心胸素有寒积，时作痛呕，不能食，腹中亦常有一段寒气上冲，皮间突起，似有头足状，发则上下俱痛，不能触近。拟以辛甘化阳法，用大建中汤加减治之。

人参二钱，桂心八分，归身二钱，白茯苓二钱，炒白芍一钱，炙甘草一钱，川椒五分（炒，去汗），饴糖一钱，干姜五分，大枣三枚。（《南雅堂医案·卷一》）

胸前隐隐作痛，得食则噎，脉象细涩，瘀血内阻，胃络因此不通，延久恐成膈症，宜慎。

白芍三钱，当归须三钱，人参一钱，桃仁一钱（去皮尖），瓦楞子三钱（醋煅），芦根二钱，白蜜两匙，韭汁一杯。（《南雅堂医案·卷三》）

阳气不宣，里热外寒，胸胀满作痛，溺赤，系湿邪郁遏所致，先宜开达上焦。

桔梗二钱，紫菀一钱五分，广郁金一钱，枳壳八分，白蔻仁一钱，杏仁一钱五分（去皮尖），川贝母一钱，炙甘草八分。（《南雅堂医案·卷二》）

◆ **胸痞**

秽浊扰中，头痛烦渴，胸脘痞闷，恶心，形寒内热，邪不在表，发散忌投。

连翘三钱，杏仁二钱，飞滑石三钱，通草一钱，瓜蒌皮二钱，白蔻仁一钱五分，郁金一钱五分，天花粉一钱。（《南雅堂医案·卷七》）

病机已转，邪势未退，是以身常恶热，口渴喜饮，胸腹痞胀，四肢冷而不和，急宜清热泄邪，以杜反极之变。

川连六分（吴茱萸拌炒），石菖蒲八分，仙半夏一钱，枳实一钱（炒焦），淡竹茹一两，淡黄芩八分（煨炒），苏叶四分，枇杷

叶二钱，鲜水芦根五钱。（《南雅堂医案·卷七》）

水谷湿热内蒸，气道被阻，上热下冷，是以胸脘痞闷，腹部窒痛，下利不爽，宜祛湿清热以为治。

川连八分，黄芩二钱，淡竹叶三钱，陈皮一钱，白芍二钱，川朴一钱五分，槟榔一钱。（《南雅堂医案·卷四》）

脉弦右涩，面色光亮，舌白口干，不欲饮，头重，胸脘痞痛，得嗳气稍舒，由中气虚馁，痰饮停蓄，当夏令地气发升尤甚，饮邪挟而上阻清空，致有种种见症。《金匮》谓：脉弦为饮，色鲜明者为留饮，口干不喜饮者，为饮邪未去故也。况又漐漐汗出，岂是外感风寒，春夏温邪，最忌辛温发散，议用此剂进之。

法半夏二钱，川黄连一钱五分，吴茱萸一钱五分，白茯苓三钱，炒枳实八分，竹沥一杯，姜汁半盏。水同煎服。（《南雅堂医案·卷一》）

思虑太过，气郁而不舒，胸间痞闷作痛，脉沉而涩，是气滞之故，通则不痛，用二陈加味法。

制半夏二钱，白茯苓二钱，陈皮一钱，百合五钱，乌药二钱，炙甘草七分，紫苏叶一钱，生姜三片。（《南雅堂医案·卷二》）

胸痞下利不爽，热渐入里，拟用酸苦泄热之法。

川连一钱，淡黄芩二钱，生白芍二钱，枳实一钱，生谷芽二钱，飞清石三钱，生甘草一钱，陈皮八分。（《南雅堂医案·卷四》）

◆ 不寐

湿郁，脾阳气机未能灵转，夜难安寐，口不渴饮，拟先健运坤阳，以去秽浊。

白术四钱（生用），生苡仁三钱，猪苓一钱，泽泻一钱，寒水

石二钱，陈皮一钱五分，草果仁七分。(《南雅堂医案·卷六》)

风阳上僭，神识忽清忽昧，心悸，彻夜不寐，攻痰疏气之剂，奚能济事，拟主以苦寒，乃潜降亢阳一法。

龙胆草三钱，丹参二钱，黑山栀二钱，青黛八分（水飞），芦荟一钱，木通二钱，薄荷八分，生地三钱。(《南雅堂医案·卷五》)

操劳过度，肝阳上升，致夜不成寐，拟用酸枣仁汤主之。

酸枣仁五钱，白茯苓二钱，肥知母二钱，炙甘草五分。(《南雅堂医案·卷二》)

烦不成寐，苔舌绛燥，系痛多则阳升，阴液无以上注，当益水以制火，用清润法。

鲜生地四钱，麦门冬一钱五分（不去心），竹叶二钱，玄参一钱五分，银花一钱，绿豆皮一钱，生甘草八分。水同煎服。(《南雅堂医案·卷二》)

精神恍惚，卧则梦魂颠倒，神若远离，闻声倏然惊醒，通宵不能成寐，左关脉实，是肝经受邪，非属心虚之症。盖魂藏于肝，肝血不足，则神魂无主，势将飞越，是以梦寐不安，神而明之，存乎其人，方拟列于后。

龙齿二钱（微煅），炒白芍三钱，当归身一钱，柏子仁一钱，白茯神三钱，麦门冬一钱（不去心），巴戟天一钱，菟丝子一钱，酸枣仁二钱，炒远志一钱（去心）。水同煎服。(《南雅堂医案·卷二》)

脉细数涩，寐不成寤，饮食无味，日就羸瘠，系阴液内耗，阳气外越化为风火，遂有煽动之势，阴亏之症，颇难施治，姑宗长沙法，拟方如后。

酸枣仁三钱，炒白茯神三钱，肥知母一钱，川芎五分，生甘

草五分。水同煎服。(《南雅堂医案·卷二》)

面黄脉涩，寤不成寐，烦劳嗔怒致伤，病在肝脾，用加味归脾汤治之。

人参二钱，炒白术二钱，白茯神二钱，酸枣仁二钱，炒炙黄芪一钱五分，当归身一钱，远志一钱（去心），龙眼肉二钱，黑山栀二钱，粉丹皮二钱，炙甘草五分。(《南雅堂医案·卷四》)

热已退尽，夜不欲寐，惊悸时作，乃胃气不和，心气又虚故也，拟用温胆加味治之。

半夏二钱（姜制），白茯苓一钱，陈皮一钱（去白），炙甘草五分，淡竹茹二钱，枳实八分，炒枣仁一钱五分，远志一钱五分。(《南雅堂医案·卷六》)

四年前因劳怒而得病，血去胃伤，木火动而愈炽，中土频受戕克，索阅前方，率用温补之剂，伤久则虚不受补，是以气壅作胀，食物不思，夜咽干不能成寐，时作呕咳，皆胃阳升逆，浊气胶痰有形之物，从而纠结扰动，何一非阳不潜降之象。法宜制肝扶胃，调气清膈，拟先从中焦治之。

人参一钱五分，制半夏二钱，枳实一钱，炒淡竹茹三钱，杏仁二钱（去皮尖），甘草八分，生姜两片，大枣三枚。(《南雅堂医案·卷三》)

望六之年，阳气式微，浊饮上泛，脉见弦大，寤不成寐，依长沙法以温药和之。

桂枝木一钱，杏仁三钱（去皮尖），白茯苓三钱，薏苡仁三钱，炙甘草五分，生姜八分，加大枣三枚。水同煎。(《南雅堂医案·卷一》)

夏郁过甚，夜不成寐，由木气不舒，阴血亦因而耗损，既不能上润于心，势必下而取给于肾，久则肾水亦穷于供给，更难上交于心，是以终夜转辗，不能成寐。治宜调养肝血，并滋补肾水，始克有效，拟方列后。

大熟地五钱，炒白芍三钱，当归身三钱，玄参二钱，生枣仁二钱，柴胡三分，菖蒲三分。水同煎服。（《南雅堂医案·卷二》）

夜不能寐，少卧则惊醒，惴惴恐怖，反侧不安，乃胆气怯弱之故。盖胆属少阳，在半表半里之间，为心肾交接之会，心气由少阳而下交于肾，肾气亦由少阳而上交于心。胆气既虚，则心肾二气交接愈难，是以惊怖易起，不能成寐，治宜责诸少阳。然少阳胆经与厥阴肝经互相表里，法须肝胆同治，庶克有济，兹拟方于后。

炒白芍五钱，酸枣仁三钱，炒远志二钱（去心）。水同煎服。（《南雅堂医案·卷二》）

◆ **烦躁**

烦乃阳极之象，躁为阴涸之状，今暮夜尤甚，自应从阴分治，但育阴之中，仍兼和阳为法。

干地黄三钱，人参二钱，白茯苓三钱，远志一钱，怀山药三钱，炒芡实二钱，建莲肉二钱，五味子七分。（《南雅堂医案·卷八》）

热邪伤阴，风阳内炽，入暮烦躁，胃未纳谷，防有痉厥之变。

生地三钱，白芍药二钱，阿胶二钱，左牡蛎三钱，麦门冬二钱，金银花露两盏，金汁一杯。（《南雅堂医案·卷五》）

◆ **惊恐**

猝然惊怖，神不守舍，痰气乘隙而入，阻塞灵窍，致有恍惚瞀乱等症，法当祛痰安神为主。

半夏三钱，白茯神三钱，淡竹茹三钱，橘红一钱，黑山栀三钱，枳实一钱五分，胆星一钱五分，钩藤一钱。(《南雅堂医案·卷五》)

神识不安，易惊汗出，口渴不欲引饮，阴气无由上乘，宜以敛补为主。

大熟地三钱，炒陈萸肉二钱，炒白茯神三钱，人参二钱，远志一钱，五味子八分。水同煎服。(《南雅堂医案·卷五》)

◆ **神昏**（神倦）

热邪内结，阳明实热显然，实则神明被逼，是以神昏妄语，并有撮空撩乱之象，大便闭结不通，舌苔干黄起刺，胃热极盛，津液耗竭。真阴立有消亡之虑，徒事清热泄邪，奚克有济，援实热宜下例，拟用白虎汤。

生石膏八钱，知母三钱，甘草一钱五分（生用），粳米四钱。

先投石膏煮数十沸，再加粳米同煎，温服。(《南雅堂医案·卷六》)

病痓已半月有余，神形渐见昏沉，寒热往来如疟，时作时止，缘发汗未尽，余邪尚留心胞之次，拟用清解一法。

连翘二钱，栀子一钱，麦门冬一钱，豆豉一钱，淡竹叶二钱，菖蒲一钱，钩藤一钱，丹参二钱。(《南雅堂医案·卷六》)

病邪逆走膻中，神昏舌绛，喉痛丹疹，此非风寒客邪之症，徒事发散消导，恐未免耗劫真津，兹以清血络解秽毒，并芳香宣窍，方拟后。

犀角一钱（五分磨冲），连翘三钱，玄参二钱，郁金一钱，生地三钱，石菖蒲一钱五分，金银花二钱，金汁一杯。(《南雅堂医案·卷七》)

患痫两旬有余，猝然昏仆，目瞪手撒，小便自遗，汗大出不止，喉间痰声漉漉，极似中风之状，不知此系下多亡阴，阴虚极而阳暴绝，法本不治，幸灸气海穴数壮，阳气复回，尚有生机可望，宜急急补助，回元气于无何有之乡，或克有济，用独参汤。

人参三两，加附子三分为引，煎汤灌之。（《南雅堂医案·卷一》）

脉法痛呕之余，以和缓为顺，今反搏大，病势虑有反复，神昏倦欲卧，头晕作呕，胸满不思饮食，恐土溃木张，防有痉厥之虞，宜先安胃清肝，为预事慎防法。

枇杷叶三钱（去毛），制半夏二钱，白茯苓三钱，陈皮一钱，炒白芍二钱，宣木瓜一钱，淡竹茹三钱，钩藤一钱。（《南雅堂医案·卷三》）

脉数，昏迷不语，状如尸厥，系热邪内炽，与三焦相火相煽，内窜心包，易致逼乱神明，闭塞络脉，症属险恶之候，急宜辛香透络，免成内闭。

犀角二钱（磨汁冲），连翘二钱，麦门冬二钱，川贝母一钱，远志一钱，石菖蒲三钱，鲜竹叶三钱。

上药水同煎服，另吞安宫牛黄丸一钱。

附录安宫牛黄丸方：

牛黄一两，犀角一两，麝香一钱，半真珠五钱，雄黄一两，梅片二钱五分，黄芩一两，山栀一两，黄连一两，郁金一两，朱砂一两。

上药共研末极细，炼蜜为丸，以金箔为衣，每丸一钱，外用蜡护，每服一丸。脉虚者人参汤下，实者银花薄荷汤下，小儿减半。（《南雅堂医案·卷六》）

平素积劳内虚，秋暑客邪内侵，致心热神迷，烦躁不安，腰痛，寒热麻痹，冷汗时出，而病仍未解，右脉空大左小苁，暑邪深入劫阴，防有痉厥之虑，拟清阴分之邪，并扶养正气为主。

小生地三钱，人参一钱，阿胶二钱，麦门冬二钱，川连一钱五分（炒），乌梅两个。（《南雅堂医案·卷七》）

情怀郁勃有年，近复骤遭惊恐，致神昏语乱，口吐紫血，脘腹胀闷，不饥不食，脉象模糊，难以捉摸。此乃惊气动肝，神魂无主，血随气逆，状似尸厥薄之症，兼之两足常冷，是阳升于上也。拟用介类潜阳，重以镇怯，候厥止再议。

阿胶二钱，左牡蛎三钱，石决明三钱，龙骨二钱，紫石英二钱，代赭石二钱，白茯神三钱，酸枣仁二钱，羚羊角七分，川连八分（吴茱萸炒），茜草一钱，生白芍二钱，金箔两片。（《南雅堂医案·卷五》）

神昏仆厥，病来口涌血沫，逾时汗出而苏，脐上心下热炽，咽喉常有陈腐，乃热郁膻中，上蒙心窍，拟用芳香通络一法。病久宜主以丸剂，方列于后。

生犀角一两，天竺黄一两，丹参一两，云茯苓一两，郁金一两，石菖蒲五钱，麝香一钱，冰片五分。

上药各生研为末，先用野赤豆皮煎汤，泛前药为丸，饭后用竹叶汤送下二钱。（《南雅堂医案·卷五》）

湿（疑为"温"，编者注）邪劫液，阳气浮越，内风鸱张，脉象细促，神昏舌缩，言謇耳聋，四肢牵掣，变成痉厥危症。议用育阴熄风一法，得能神清痉止始佳。

人参一钱（秋石拌烘），阿胶二钱，细生地二钱，天门冬一钱，鸡子黄一枚，生白芍一钱五分。（《南雅堂医案·卷五》）

温邪由口鼻吸受，其病先入手太阴肺，非属足太阳之表证，乃被误用发表之剂，故汗出过多，真液受劫，心阳独亢，是以神明昏乱，时作谵语。热邪将欲内陷，势必传入厥阴心包，深为可虑，倘液涸内闭，事将奈何？宜急用清宫汤加味主治，必俟神识渐清方妥。

犀角二钱（磨冲），玄参三钱，竹叶心二钱，连翘心二钱，麦门冬三钱（不去心），莲子心五分，银花二钱，石菖蒲一钱。（《南雅堂医案·卷七》）

温邪自口鼻吸受，始则入肺而为咳，继乃传至膻中，故见呛血，是肺卫心营，俱已受邪。上焦气分壅遏，必聚而为热，咳吐痰秽臭浊，乃医者不遵河间刘氏三焦立法，或泄其气血，或称为肺痈，或又谓伤寒主六经，皆不明病机之所在，漫然任意施治，无怪乎着手便错。于是热邪无路可出，胸腹突高，病渐增剧，须知温热秽蚀之邪，原无形质可言，其势弥漫不已，最易阻蔽内窍，神识昏迷不清，胸脘胀闷欲绝，变端至危至速。此时即欲对症用药，奈气逆沸腾之际，恐药饵投入，势必上涌倾吐以出，安望其能顺受？

兹故以芳香祛秽通窍，并稍以清心重镇之品为佐，冀图挽救于万一而已。

拟先进紫雪丹三分，另用牛黄四厘，金箔三张煎汤，将丹送服，俟神势稍定，再议。

附录紫雪丹原方：

滑石一斤（先煎），石膏一斤（先煎），寒水石一斤（先煎），磁石一斤（先煎），犀角五两，沉香五两，羚羊角五两，木香五两，丁香一两，升麻一两，元参一斤、炙甘草半斤。

上药共十二味，先将方首滑石等四味，捣碎，煎汁去渣；再将犀角等八味，各捣挫，入前药汁中，煎去渣，将汁顷出，候用。后加朴硝、硝石各二斤，先须提净，入前药汁中共煎。用柳木为条，不住手搅，待汁煎浓欲凝，再加辰砂三两（飞研细末），麝香一两二钱（研细），合成丹，候冷退去火气，即用瓷瓶收藏，用时开水候冷调服。（《南雅堂医案·卷七》）

邪毒自口鼻而入，原非风寒客邪可比，岂与伤寒六经同例？倘误以发表消导见施，即犯劫津伤阴之戒，是医者误之也。今病已三日，汗出而势未稍却，反致神昏谵语者，盖不知此病之起，其邪本在于手太阴，而不在于足太阳也。乃以误汗伤太阳之表，致发汗过多，汗为心液，汗出液亡，是以神明昏乱无主。阴液既伤，阳亦失于依附，于是心阳独亢，谵语喃喃不休，种种见症，实由于斯。兹姑用清宫法，勉冀挽补而已。

犀角二钱（磨冲），连翘心二钱，麦门冬三钱（不去心），玄参心三钱，竹叶心二钱，莲子心五分。（《南雅堂医案·卷七》）

阳脏之人，素有内火，火借风威，风乘火势，勃然触发，遂致卒倒不省人事。两手握固，牙关紧闭，喉间虽有痰声，惟无漉漉涌起之势，此系闭证。势已垂危，生死关头，在于顷刻，切勿误认用药，急急破关直入，以开其闭，或有挽回之望。

橘皮一两，半夏一两，加生姜汁半盏，同煎服。

俟上药服后探吐，始有转机可庆，再以涤痰汤为主方，并加味酌治。

人参、白茯苓、生甘草、制半夏、陈皮、枳实、制南星、淡竹茹、石菖蒲、天麻、丹参、姜汁。（《南雅堂医案·卷一》）

温热最易伤阴，今病已汗下，而口燥咽干，神思昏倦欲睡，舌苔赤是真阴早受耗劫，少阴之液无以上承，少阴但欲寐，故有昏昏欲睡之象，拟与甘润存津法。

炙甘草五钱，干地黄五钱，生白芍五钱，麦门冬四钱，阿胶二钱，麻仁二钱。（《南雅堂医案·卷七》）

肝风不息，阴液受伤，神识不甚清爽，时作烦躁，拟用育阴和阳一法，方列后。

生地三钱，阿胶二钱，生白芍一钱五分，宣木瓜一钱五分，麦门冬二钱，左牡蛎四钱。（《南雅堂医案·卷五》）

◆ **厥证**

劳动阳气弛张，真阴不主内守，夏令阳气泄越尤甚，风动火生，五志阳越莫制，令人煎厥，法宜清心益肾，使肝胆相火内风得以清熄静养，庶可冀其平复。

细生地三钱，连翘二钱，玄参二钱，知母一钱，卷心竹叶三钱，生白芍二钱。水同煎服。（《南雅堂医案·卷五》）

内伤肝肾为厥，病由惊恐而起，初起遍体麻木，近觉冷气上贯心脘，盖冲脉隶于肝肾，今二脏失于藏司，冲气怫逆，由至阴上干，拟用镇纳一法。

大熟地三钱，肉苁蓉三钱，紫石英三钱，牛膝一钱，白茯苓二钱，五味子八分。（《南雅堂医案·卷五》）

疟后阴伤邪陷，热甚而厥，其邪必在阴分，发表断非所宜，攻里又为不合，惟和正托邪，庶为正治。

草果仁三钱，乌梅两枚，人参一钱五分，知母二钱，制半夏三钱，生姜汁半盏。（《南雅堂医案·卷五》）

情怀郁勃，肝胆阳气直上无制，厥阴肝脉贯膈入胃，循绕咽喉，今病发由脘至咽，四肢逆冷，所谓上升之气，自肝而出，中挟相火，其病为甚。宜先苦降辛宣酸泄之法治之，拟方列后。

小川连一钱五分，吴茱萸八分，橘红二钱，生白芍二钱，乌梅肉二枚，杏仁三钱（去皮尖）。水同煎服。（《南雅堂医案·卷五》）

神躁舌干，痰多咳嗽，膻中热炽，火刑肺金受伤，气火挟痰上蒙清神致厥，先令开通关窍，再商治法。

乌梅一个，先擦牙关令开，随吞紫雪丹一钱。（《南雅堂医案·卷五》）

心营热盛，脉数，厥尚未止。

犀角一钱五分，玄参二钱，丹参二钱，橘红一钱，连翘三钱，胆星二钱。水同煎服。（《南雅堂医案·卷五》）

阳明之脉环于唇，今唇见有红筋突起，即发掣动而厥，醒后乃复鼻衄咳血，呕吐涎沫，大小便不调，脉弦滑数。此胃中有积热内蕴，动血生痰，而厥阴木火之气，又逆而上冲，延久防成痫癫，治之宜慎。

干地黄四钱，川贝母三钱（去心），怀山药三钱，白茯苓三钱，粉丹皮二钱，陈萸肉一钱，石决明四钱，泽泻二钱。

上药水同煎服，另吞虎睛丸二十一粒，开水送下。（《南雅堂医案·卷五》）

浊气上攻，胃阳受伤，致成痛厥，法宜责诸阳明一经，方列于后。

制半夏二钱，吴茱萸一钱，白茯苓三钱，姜汁半盏，陈皮八分，陈粳米两合。水同煎服。（《南雅堂医案·卷五》）

浊阴自下上犯，发时觉有气自背脊而升，手足逆冷，喉痛如刺，口吐涎沫不已，是名肾厥。盖足少阴之脉，上循喉咙，挟舌本，病发必循经而至，拟用通阳泄浊一法。

淡附子五钱（炮），干姜五钱，白茯苓二两，川椒五分，制半夏二两，胡芦巴一两。

上药共研末，捣生姜自然汁，泛为丸，每服二钱，淡盐汤送下。（《南雅堂医案·卷五》）

诊得脉寸沉尺微，口燥多唾，四肢厥逆，气从少腹上冲胸咽，面如醉状，小便难，时复作胃，宜用敛降之法。

桂枝三钱（炙），白茯苓三钱，北五味二钱，炙甘草一钱五分。（《南雅堂医案·卷一》）

◆ **神呆**

伏暑为病，先伤气分，初起微热，口渴欲饮，是邪在肺经也。失治则逆传而入腹中，致神呆耳聋，鼻干唇燥舌绛，小便不通，邪势蔓延，已由气分而入于血分，倘真阴耗劫太过，便难图治。

犀角七分（磨冲），鲜生地三钱，连翘二钱，玄参二钱，金银花三钱，石菖蒲一钱五分。（《南雅堂医案·卷七》）

暑湿热气内郁，心营肺卫，悉受邪势蒸迫，致胃中津液消灼，痰嗽不爽，清窍为邪所蒙，是以神呆耳聋，吸吸不利。法当滋养胃阴，并清理肺气，使无形之邪，得以安然平复。

枇杷叶二钱（去净毛），川贝母一钱五分，炒橘红八分，生苡仁三钱，郁金一钱，白茯苓三钱。（《南雅堂医案·卷七》）

诊得脉数，舌白，神呆，病由郁怒而得，兹以解郁清热为主。

羚羊角五分（磨冲），犀角五分（磨冲），石菖蒲二钱，白茯神三钱，远志一钱（去心），郁金一钱，黑山栀二钱，粉丹皮二钱。（《南雅堂医案·卷四》）

◆ **健忘**

心火亢则不能下交于肾，肾水竭则不能上交于心，心肾不交，是以遇事健忘，兹从少阴一经施治。

人参五钱，麦门冬三钱（不去心），怀山药三钱，菟丝子三钱，白茯神三钱，巴戟天二钱，柏子仁一钱（研），芡实一钱，元

参一钱，丹参一钱。水同煎服。（《南雅堂医案·卷二》）

自述前岁曾患伤寒，病愈后遇事健忘。大病之后，元气必伤，兼之调养不慎，内脏受伤尤易，此症本实先拔，未可以寻常轻恙视之，宜先补益心肾，并扶养胃土为主。

人参二钱，炒白术二钱，白茯苓三钱，远志八分，生枣仁一钱，熟地四钱，山萸肉一钱，炙甘草五分，麦门冬一钱（不去心），芡实二钱，广木香五分，制半夏五分，菖蒲五分，肉桂三分。水同煎服（《南雅堂医案·卷二》）

◆ 癫病

肝火挟痰，上逆为厥颠疾，仿温胆法加味。

姜半夏三钱，白茯苓三钱，淡竹茹三钱，枳实一钱五分，郁金一钱五分，钩藤二钱，陈皮一钱，羚羊角八分。（《南雅堂医案·卷五》）

病由惊恐而得，痰火阻窍，言语不甚明了，神呆脉沉，总宜怡悦静养，免致纷扰增剧，徒恃药石无益。

川连二钱，黑山栀三钱，淡黄芩三钱，橘红一钱五分，枳实一钱五分，石菖蒲二钱，远志二钱，胆星二钱。（《南雅堂医案·卷五》）

痰火阻迷心窍，神呆，脉浮小弱，舌苔白，心红，言语错乱，哭笑不常，由风阳上逆，心经蕴热痰蒸所致，仿独活汤法。

独活二钱，防风二钱，淡黄芩二钱，黑山栀二钱，竹叶二钱，白茯苓二钱，胆星一钱五分，橘红一钱五分，鲜生地二钱，石菖蒲一钱，甘草一钱，玄参二钱。（《南雅堂医案·卷五》）

神呆，忽啼忽笑，言语无序，脉洪兼滑，系顽痰实火，胶结为患，症非虚寒可比。治法不嫌其峻，兹用滚痰法主之。

青礞石三两，焰硝一两，大黄八两（酒蒸），淡黄芩八两（酒洗），沉香一两（研）。

上药照方配作一剂，先将上两味同入瓦罐内，以盐和泥封固，入火煅至石如黄金色为度，用清水飞净，和后药三味水泛为丸，每服二钱，姜汤送下。（《南雅堂医案·卷五》）

神呆不寐，时作喊叫，惊怖后阳气上逆，主以苦寒之剂，法莫嫌峻，拟用当归龙荟丸主之。

当归身一两（酒洗），龙胆草一两，黑山栀一两，黄连一两（炒），黄柏炒一两，淡黄芩炒一两，芦荟五钱，青黛五钱（水飞），大黄五钱（酒浸），木香二钱，麝香五分。

上药共杵研为末，炼蜜为丸，如梧桐子大，每服三钱，姜汤下。（《南雅堂医案·卷五》）

素有痫疾，近受惊触，夙恙复发，风阳上越莫制，吐痰，呕逆，不言不语，清灵之窍为痰火所阻故也。

羚羊角七分，连翘二钱，天麻一钱五分，橘红一钱五分，远志二钱，石菖蒲二钱，胆星一钱，钩藤一钱。（《南雅堂医案·卷五》）

诊得脉形小滑，舌苔白腻，神识不清，自言自语，起坐无常，寤寐失度，系痰热内郁心包，邪无可出之路，延久防成癫痫，治之宜慎。

制半夏三钱，淡黄芩二钱，枳实一钱，橘红一钱，乌梅肉两个，胆星一钱五分，石菖蒲一钱五分，远志一钱，左牡蛎三钱，甘草八分，生姜两片。（《南雅堂医案·卷五》）

◆ 痫病

肝火挟痰，内蒙心窍，外窜经络，痫疾时发时止，但治久病，非丸药不为功。

制首乌四两，沙参三两，粉丹皮二两，陈皮二两（炒），天竺黄一两，白茯神三两，姜半夏一两，川贝母二两（去心），石决明四两（煅），川郁金一两，制南星一两，明矾二两（煅），附子五钱（炮），辰砂五钱，雄黄五钱（飞）。

上药为末，先用钩藤三两，煎取浓汤，再入竹沥一杯，姜汁两匙和匀，加金箔、血珀、廉珠、獭肝、羚羊角各三分，研成细末，和前药泛为丸，每晨空心吞服二钱，橘红汤送下。（《南雅堂医案·卷五》）

夙有痫症，时发时止，病由胎中受惊，是以病机深伏，一触即发，但脉来无神，病属于虚，燥烈攻劫之剂，断非所宜，拟用磁砂丸方法。

灵磁石二两，辰砂一两（飞净），神曲三两。

上药三味共研细末，另以神曲一两，水调匀作饼，煮透，加入前药，炼蜜为丸，每服二钱，早晚用开水送下。（《南雅堂医案·卷五》）

童年痫厥，势起迅速，醒后大小便自通，系阳气上逆，热邪阻窍所致，拟以通络清火为治。

犀角五分（磨冲），连翘二钱，玄参二钱，远志一钱五分，胆星一钱五分，黑山栀二钱，竹叶心二钱，石菖蒲一钱。（《南雅堂医案·卷五》）

痫症时发，湿热痰火素盛，龙雷之火挟而上升，《内经》所谓重阴者癫，拟以六味为主，并加味施治，方列后。

大熟地四钱，陈萸肉二钱，怀山药三钱，泽泻一钱五分，粉丹皮一钱五分，白茯苓三钱，龙齿二钱，石决明三钱，黑山栀二钱，川贝母一钱（去心），淡竹茹二钱，川连一钱，橘红一钱。水

同煎服。(《南雅堂医案·卷五》)

◆ **瘛疭**（**抽搐**）

病由惊恐而得，经年未痊，脉芤兼滑，手足抽掣，不耐烦劳，由心营不足，痰涎乘虚袭入，拟以补心温胆两法参治。

人参一钱五分，玄参一钱五分，丹参一钱五分，五味子七分，天门冬一钱，麦门冬一钱，白茯苓二钱，白茯神二钱，酸枣仁一钱五分，远志一钱五分，当归身二钱，淡竹茹三钱，制半夏三钱，桔梗一钱，生地三钱，枳壳八分，柏子仁一钱，炙甘草八分，橘红八分，石菖蒲一钱。(《南雅堂医案·卷五》)

搐搦厥逆，合目则发，系痰火之邪，因惊恐而直犯肝胆，名为痫厥，盖卧则阳入于阴，合目则发者，是阳气扰动阴藏，致痰火猝然而发，用温胆加味法。

制半夏三钱，陈皮一钱（去白），淡竹茹三钱，胆星一钱五分，炙甘草一钱，白茯苓三钱，枳实一钱五分，石菖蒲一钱。(《南雅堂医案·卷二》)

春令阳气升泄，内热郁蒸，机窍不利，木火化风焮然鼓动，致有瘛疭搐搦之状，刚剂重劫真阴，断非所宜，姑用通络宣窍，为清热泄浊之计。

犀角一钱（磨冲），丹参二钱，生白芍二钱，郁金一钱，细生地三钱，石菖蒲八分，淡竹茹一钱（冲）。(《南雅堂医案·卷五》)

手足瘛疭，大便秘结，邪热暴甚，宜用防风通圣散治之。

大黄五分（酒蒸），防风五分，荆芥五分，麻黄五分，黑山栀五分，白芍五分，连翘五分，芒硝五分，薄荷五分，川芎五分，当归五分，白术五分，石膏一钱，桔梗一钱，黄芩一钱，滑石三钱，生甘草二钱，加姜、枣煎。(《南雅堂医案·卷一》)

痰火之邪，因惊怒而直犯肝胆，搐搦厥逆，合目则发，是阳气扰动阴藏，病名为痫厥，今从少阳经施治。

制半夏三钱，淡竹茹三钱，白茯苓三钱，枳壳二钱，橘红二钱，胆星一钱五分，石菖蒲一钱五分，炙甘草五分。（《南雅堂医案·卷五》）

真阴虚极，肾水不能上滋，痰气侵凌君主，致一时昏瞀猝倒，手足牵搐，口目㖞斜，惟神思尚清，语言如故。由痰邪退后，灵明依然如常也。治法惟有直补肾中之阴，肾水一足，自能上交于心，津液流行，足以灌溉脏腑，诸症渐次告平，拟方列后。

大熟地一两，山萸肉三钱，麦门冬三钱，怀山药三钱，北五味一钱，怀牛膝一钱，白芥子一钱，破故纸一钱，附子一分。同煎服。（《南雅堂医案·卷一》）

自称数日前面部浮肿，口渴心烦，明是木火上亢之象。今忽然手足抽搐，口眼㖞斜，虽能发声，而言语不清，此症系风火所致。盖火生于木，而木又能生风，两相煽动，其势益张，然祛风以熄火，不如滋水以救火，况内本无风，若徒用风药以祛之，则毛窍尽开，适足以通火之门路，反引风入门，恐火逞风威，风借火势，将变成真中风矣。故治火之法，不必祛风，专重补水，较为安全。

大熟地一两，山萸肉五钱，麦门冬五钱，北沙参五钱，白茯苓三钱，元参五钱，白芥子一钱，北五味五分。（《南雅堂医案·卷一》）

◆ 狂病

情怀郁勃，心肝受病，神志不安，时狂时静。心传邪于肺，则烦悸不寐而咳嗽。肝传邪于胆，则目定神呆而振栗。皆由郁火为患也，拟清心安神壮胆为主，并以和脾平肝者佐之，方列后。

小川连一钱，白茯神三钱，酸枣仁二钱，远志二钱，川贝母一钱五分，北沙参一钱五分，龙骨三钱，石决明三钱，石菖蒲二钱，胆星二钱，铁落二钱。

上药加猪胆一枚，用川芎五分，研末纳入胆内，以线扎好，同煎服。(《南雅堂医案·卷五》)

温邪从阴，里热为病，必以存阴为务。盖冬令伏邪，入春，病自里发，与外感风寒不同，原无发散之理，奈医者徒以芩连枳朴等苦寒消导之剂，希图退热清火，而又误于绝禁水谷，胃阴愈被劫烁，肝风掀动内炽，致有痉厥之变。今病延一月有余，口唇干燥，舌绛，渴欲饮水，心中疼热，肌肤甲错，皆缘五内耗涸，风阳内烁，烦躁如狂，病情恐其有变。兹姑勉拟一方，列后备择。

大生地二钱，阿胶二钱，天门冬二钱，玄参二钱，川石斛三钱，鸡子黄一枚（生冲，搅匀）。(《南雅堂医案·卷五》)

◆ 胃脘痛

高年下元已虚，寒热邪气扰中，胃阳大伤，酸浊上涌作吐，脘痛如刺，系阳衰阴浊上僭，胃气不得下行。拟用仲景附子泻心汤，通阳之中并可泄热开导，使中土温和，气机藉以流通，可如法遵服。

附子一钱五分（炮），人参一钱五分，干姜一钱，枳实一钱，白茯苓三钱，制半夏一钱五分，川连六分。

上药前三味，先另煎取汁，后四味用冷水开水各一杯，煎三十沸为度，倾出去滓，将前三味药汁和服。(《南雅堂医案·卷三》)

春间曾下瘀血数次，迁延月余，脉左涩，心口痛甚，舌白，不能食谷，下咽辄患阻隔，痛极昏厥，系积劳伤阳所致。姑拟一方如下。

鹿角一钱（生用），肉桂八分，桃仁一钱五分（去皮尖），炒半夏二钱，当归须二钱，姜汁半盏（冲）。水同煎服。（《南雅堂医案·卷二》）

肝胃气逆上冲，胸脘作痛甚剧，久则气血瘀滞，曾经吐血，是阳明之血，因郁热蒸迫而上也。血止后痛势仍未减，每发必在午后，脉小而紧数，舌红无苔，乃血去阴亦受伤，气分之郁热仍阻于肝胃之络，不能透达。宜理气解郁，取辛通而不耗津液者为合，议方列下。

旋覆花二钱，广郁金一钱，川楝子一钱，延胡索一钱，制香附一钱五分，白茯苓二钱，炒栀子二钱，陈皮八分，石决明二钱。水同煎服，再吞左金丸二钱。（《南雅堂医案·卷二》）

高年气血已虚，呕恶吞酸，脘中隐隐作痛，舌苔微绛，脉细涩。系阳结于下，阴衰于下，恐成关格之症，宜通阳开痞为主。

人参一钱五分，法半夏二钱，川黄连一钱，枳实八分，竹沥一盏，姜汁半匙。水同煎。（《南雅堂医案·卷三》）

六旬有三，精气已衰，劳烦奔走，真阳愈伤，致气结，食入脘痛，痰涎涌逆，乃噎膈反胃之渐。宜节劳静摄，免反覆增剧，议方列后。

法半夏三钱，川连二钱，枳实八分，白茯苓三钱，陈皮一钱，黑山栀二钱，姜汁半盏（冲），竹沥一盏（冲）。（《南雅堂医案·卷三》）

年及花甲，平素积劳太过，阳气渐衰，浊瘀凝阻，脘中常隐隐作痛，恐成噎膈便闭之证。

法半夏二钱，瓜蒌皮三钱，桃仁一钱（去皮尖），红花二钱，

延胡索一钱五分，川楝子一钱五分，橘红一钱，广郁金一钱。水同煎服。（《南雅堂医案·卷三》）

脾土虚弱，湿郁难化，而木气更郁于内，不得舒伸之机，是以呕恶吞酸，虽有时稍减，而舌苔灰白，终不见化，脉小左弦，脘胁胀痛，见证更觉显然，若不急治，恐酿成臌胀之患。

附子八分，炒白术三钱，人参一钱，炮姜八分，炙甘草一钱，白茯苓三钱，制半夏二钱，陈皮一钱，制川朴一钱，炒香附一钱，川芎八分，神曲一钱，炒白芍一钱，柴胡八分。水同煎服。（《南雅堂医案·卷二》）

痞闷多属气分之郁，上焦不行，则下脘不通。今大便已见通润，而胸脘尚未甚舒爽，岂是有形之滞？乃热邪内闭，致气阻痰滞，久郁不解，故脘间隐隐作痛，觉有热气下注，兹以开郁化热为主，斯合治法。

杏仁二钱，郁金一钱五分，香豉一钱五分，桃仁八分，黑山栀二钱，瓜蒌皮二钱，降香五分。（《南雅堂医案·卷六》）

少腹气升，胃脘痛，呕吐酸苦痰涎，脉象弦数，系寒热错杂之邪，郁于中焦。肝属木，木乘土位，挟积饮冲逆而上，致有此见症，然病已年余，宜用温通和解之法。

附子八分，川连一钱五分（姜汁炒），川椒八分，炒黄柏一钱，炒白术二钱，人参一钱，炮姜八分，细辛八分，炙甘草八分，当归身二钱，制半夏二钱，乌梅肉一钱，炙桂枝五分。水同煎服。（《南雅堂医案·卷二》）

食入而痛，是必有积，脉形弦数，面黄苔白，小便热黄，干咳不爽，定有湿热食痰内阻为患，邪无从出之路，是以郁而为痛，兹用越鞠加味法。

苍术二钱（米泔浸炒），黑山栀二钱，赤茯苓二钱，川芎一钱，焦山楂二钱，神曲二钱，杏仁二钱，炒白芍一钱，枳实八分，川贝母一钱，枇杷叶露一盏（冲）。水同煎服。（《南雅堂医案·卷六》）

脘间作痛，少腹气升，常呕酸水，脉象弦数，显系寒热错杂之邪，郁而上逆。肝属木，其味酸，木气不舒，则冲逆作痛，病已半载，当用和解之法。

人参三钱，白术三钱，干姜三钱，炙甘草三钱，炮附子二钱，炒川连一钱五分，黄柏一钱，当归身二钱，细辛一钱，制半夏一钱，桂枝木一钱，乌梅肉三个，水同煎服。（《南雅堂医案·卷二》）

小产后奇经八脉交损，气冲，内有结瘕，病已逡巡半载，肌肉消瘦，食入脘腹觉痛，内热咳痰见血。明是产后阴分已虚，阴虚必生内热，经有明训，乃医者误以有形之故，多从瘀血例治，攻之、消之、清之，纯是一派苦辛。药既无中病情，反致伤及胃气，重犯虚虚之戒，渐至延成蓐劳，日来食渐减少，气逆，心烦尤甚，防其反复增剧，治属棘手之症。拟先两和肝胃为法，俟能加谷，庶几可图。

当归身一钱，紫石英五钱，枸杞子三钱，炒柏子仁三钱，白茯神一钱五分，沙苑蒺藜一钱，小茴香七分（炒）。（《南雅堂医案·卷八》）

心为君主，义不受邪，若真心痛，是邪直入少阴，手足青至节，法在不治。今痛虽在胸部，实为胃脘痛也，不必用汤剂，取散以散之之义可矣。

草果二钱，没药二钱（炒），五灵脂二钱（醋炒），延胡索二钱。

上药四味，共研末，用酒调服二钱，不盛再服。（《南雅堂医

案·卷二》）

胸脘痛甚则呕酸，脉细，胃阳不布，先用通阳法。

吴茱萸二钱，干姜一钱，白蔻仁一钱，炙甘草八分，桂枝木八分，瓜蒌皮二钱，薤白一钱五分，枳实八分，制半夏二钱，白茯苓二钱，陈皮一钱。水同煎服。（《南雅堂医案·卷二》）

胸脘作痛，呕吐酸水，肝气与饮邪合而为病，拟以辛温蠲饮，苦辛泄木，方列于后。

川连二钱（吴茱萸炒），陈皮一钱，广木香一钱，丁香一钱，白蔻仁一钱五分，干姜八分，川楝子一钱，延胡索一钱五分，制香附一钱，川椒八分。水同煎服。（《南雅堂医案·卷二》）

中脘为胃之部，两胁为肝之位，痛在于此，来去靡定，是肝胃气滞，显然可见。据病已十余年之久，久则愈虚，虚则愈痛，气分固滞，血分亦因此而耗。兹将拟方列后。

当归身二钱，土炒白术二钱，酒炒白芍二钱，肉桂五分，一钱，白茯苓二钱，炙甘草八分，延胡索一钱，枳壳八分，片姜黄八分。（《南雅堂医案·卷二》）

中脘之下，为阳明胃土之位，即《铜人图》所谓建里穴者是也。今痛时作时止，乃中土虚而胃气因之不和，检阅从前诸方，多用行血消导之剂，急宜加以温补。以手重按痛势稍减，是中土内虚，虚而且寒之明征。拟用香砂六君加味治之。

人参二钱，炒白术二钱，白茯苓二钱，炙甘草一钱，制半夏二钱，陈皮一钱，广木香八分，缩砂仁八分，干姜二钱，加大枣两枚。（《南雅堂医案·卷二》）

◆ **脘胀**

自述先有胃脘痛症，肠鸣泄气，渐致腹满膜胀，不能纳食，大便难，溺少，脉左弦右缓涩。由情志悒郁不疏肝，肝木乘侮胃土，清阳之气渐窒，致成胀满，显系气郁使然。由来者渐，非一时遽可奏效，拟用河间分消之法，方列后。

厚朴一钱五分，杏仁三钱（去皮尖），陈香橼二钱，木通一钱五分，黄郁金一钱五分，海金沙二钱，萝卜子二钱（炒）。(《南雅堂医案·卷四》)

高年阳衰脾虚，午后暮夜阴气用事，食入脘中不舒，肠鸣䐜胀，大便时泄，宜先以温剂进之，使浊阴不致僭逆，阳气渐复，病冀可安。

附子八分，淡干姜八分，人参一钱五分，白茯苓三钱，菟丝子三钱，炒胡芦巴一钱。(《南雅堂医案·卷四》)

脉弦色黄，食入不运，䐜胀呕恶，大便艰涩，系胃阳虚乏，升降失司，宜温通宣阳为主。

制半夏三钱，干姜八分，吴茱萸八分，陈皮一钱，荜茇一钱，生姜汁五分。(《南雅堂医案·卷四》)

脉弦，面色萎黄，䐜胀呕恶，食不运化，大便艰涩，系胃阳虚乏，致升降失司，拟以温通宣阳为主。

制半夏三钱，吴茱萸八分，干姜八分，陈皮一钱，荜茇一钱，生姜汁半匙。水同煎服。(《南雅堂医案·卷四》)

病由忧郁而起，经年不愈，脉小而涩，色黄形瘦，喜凉饮，恶热，食入不运，脘中䐜胀，大便不爽。所病皆在于胃，拟用分消之法。

川连八分，制半夏二钱，枳实一钱，陈皮八分，瓜蒌仁一钱五分，广郁金一钱五分，杏仁二钱（去皮尖），萝卜子一钱，鸡内金一钱，白桔梗一钱，生姜汁半匙。(《南雅堂医案·卷四》)

嗔怒怫郁，最易动肝，肝木侮土，脾胃先受其伤，久则气不转舒，聚而为热，壮火食气，致有减食膜胀之患，宜从木土之郁治之。

川连八分，炒粉丹皮二钱，青皮一钱，陈皮一钱，黑山栀二钱，川朴八分，钩藤一钱五分，莱菔子一钱五分，薄荷五分。水同煎服。（《南雅堂医案·卷四》）

气阻痰凝，食下则胀，脘间不舒。系胃阳衰惫，湿痰阻遏中宫，宜辛温之剂进之。

草果仁一钱五分，川朴一钱，白茯苓二钱，槟榔一钱，制半夏二钱，甘草五分。（《南雅堂医案·卷四》）

热邪内郁，气分被阻，心脘胀闷，舌白口渴，当从手太阴治。

郁金一钱，黄芩一钱五分，杏仁二钱，橘红八分，瓜蒌皮二钱，飞滑石三钱，炒半夏一钱五分。（《南雅堂医案·卷七》）

色黄肌瘦，脉形小涩，喜凉，饮食入不运，脘胀，大便不爽，病已经年，木强侮土，发为膜胀，拟以泄肝通胃为主。

川连一钱，制半夏二钱，枳实八分，炒陈皮八分，广郁金一钱，杏仁二钱（去皮尖），瓜蒌仁二钱，鸡内金二钱，白桔梗一钱五分，萝卜子一钱五分，生姜汁三钱。（《南雅堂医案·卷四·肿胀门》）

舌黄，食下膜胀，宜先理脾阳为是。

淡附子七分，生白术一钱五分，白茯苓三钱，陈皮一钱，川朴一钱，宣木瓜五分。水同煎服。（《南雅堂医案·卷四》）

头觉微痛，食入腹胀，且攻痛有形，大凡痞满多属于气，气滞则痛，今二便尚见通调，其病未必在乎肠胃。兹从足太阴经施治，姑用辛温理脾阳一法，方列后。

桂枝木七分，白芍药三钱，川朴一钱，干姜五分。（《南雅堂医案·卷四》）

肾阳不足，脾失温养，不司健运，是以食入辄胀，拟温补下元，为益火生土法。

熟地黄四钱，怀山药二钱，陈萸肉二钱，白茯苓三钱，车前子一钱，牛膝一钱，粉丹皮一钱五分，泽泻一钱五分，淡附子五分，沉香五分（磨冲），椒目五分。（《南雅堂医案·卷四》）

血虚则内热乃生，气郁则脘间作胀，拟以和营舒郁为主。

制香附一钱，丹参二钱，川贝一钱五分（去心），白茯苓三钱，当归身二钱，酸枣仁二钱，怀牛膝一钱，制首乌二钱，川续断一钱，缩砂仁五分（研冲），陈皮八分，红枣三枚。（《南雅堂医案·卷四》）

◆ 痞满

色青舌白，微呕渴饮，胸间按之作痛，此乃痞结，病由惊恐而得。热邪入于厥阴，故神色昏狂，厥后发热，是属在里之症，今仿长沙泻心汤法。

制半夏三钱，川连一钱五分，黄芩二钱，人参二钱，干姜一钱，枳实一钱。（《南雅堂医案·卷六》）

脾土为湿热所困，致成胀满，治法责诸足太阴。

草果仁一钱五分，炒白术三钱，川朴一钱，陈皮八分，大腹皮二钱，川黄柏一钱，木通一钱，泽泻一钱，桑白皮一钱。水同煎服。（《南雅堂医案·卷四》）

悒郁致伤，热蒸痰聚气阻，脘闷背胀，清阳欲结之象，亟宜开肺以晨其气化，若郁久成痹，恐属难治。

郁金一钱五分，杏仁二钱（去皮尖），白茯苓三钱，瓜蒌皮二钱，制半夏二钱，枇杷叶三钱，竹沥一盏、姜汁半匙。（《南雅堂医案·卷四》）

肝胃不和，兼有寒积，脘间胀满作痛，脉沉弦而紧，舌苔白腻，口渴不欲引饮，大便似利不利，恐为脏结之证，治法最为棘手。非温无以通其阳，非下无以破其结，拟用许氏温脾法主之。

附子一枚（炮），肉桂五分，干姜八分，川朴一钱，大黄二钱（酒蒸），枳实一钱。水同煎服。（《南雅堂医案·卷六》）

六旬有四，纳食脘胀，口不渴饮，大便秘结。清阳为痰气阻遏，恐成关格之渐，幸毋玩视。

制半夏三钱，川黄连二钱，杏仁三钱（去皮尖），枇杷叶三钱（去毛），枳壳一钱，生姜汁（半盏）。水同煎八分服（《南雅堂医案·卷三》）

脉象细小，舌白纳少，脘痞便溏，是中阳不足，寒湿有余之证，法宜温化。

茅术一钱五分，川附子一钱，干姜一钱，人参三钱，肉桂七分，防风二钱，白茯苓三钱，五加皮三钱，陈皮一钱。水同煎服。（《南雅堂医案·卷四》）

疟发百候，依然寒热有时，中气消索已极，致痞胀不纳不运，脉形沉细，阳气式微，浊阴僭踞，拟以温通泄泻宣阳为法。

炮附子一钱，淡干姜一钱五分，白茯苓三钱，川朴一钱，益智仁二钱，人参一钱。（《南雅堂医案·卷七》）

脾健失司，食入不能消化，致有胀满之患，脾土愈弱，肝木愈强，且时时攻逆，上下有声。病已半载，非旦夕所能奏效，兹从足太阴厥阴合治。

人参一钱，炒白芍二钱，吴茱萸一钱五分，白茯苓三钱，川楝子一钱五分，宣木瓜一钱五分，山楂肉八分，炒橘核一钱，甘草五分。（《南雅堂医案·卷四》）

情怀抑郁，津液日受蒸熬，痰结成块，如絮如核，喉间常苦壅塞，胸痞闷尤甚，上气喘急，系内伤外感之兼证。此时若专治内伤，恐外邪不能出。若仅治外感，又恐内伤不能愈。治法最难，拟先和解表里，为兼筹并顾之计，列方于后。

炒白芍四钱，当归身三钱，炒白术三钱，柴胡一钱，白茯苓三钱，制半夏一钱，苏叶八分，厚朴八分，陈皮八分，甘草一钱。水同煎服。（《南雅堂医案·卷二》）

热邪里结成痞，胃阴被劫，舌干，大便艰。拟用酸苦泄热，苦辛开气，方列于后。

乌梅肉两个，小川连二钱，人参一钱五分，橘红一钱，枳实一钱，生姜三片。（《南雅堂医案·卷六》）

素体阳虚，湿热内蕴，中焦痞结，自利不爽，神识时觉不清，势恐变为柔痓，治之宜慎。

人参一钱，川连一钱，炒干姜八分，炒半夏三钱，淡黄芩二钱，枳实一钱，生姜汁半盏。（《南雅堂医案·卷四》）

土虚湿聚，不主健运，痰食留滞中焦，致有痞满之患，拟用平胃散主之。

制苍术二钱，川朴一钱（姜汁炒），橘红一钱，炙甘草一钱，生姜两片，大枣三枚。水同煎服。（《南雅堂医案·卷六》）

脘腹胀满不运，便泄不爽，左脉弦，太阴脾阳受伤，宜用温通法。

草果一钱，川朴一钱五分，猪苓一钱五分，陈皮一钱五分，青皮一钱，大腹皮三钱，茯苓皮三钱，川椒五分。（《南雅堂医案·卷四》）

心下痞不能食，食则满闷，脾失健运之职，兹用泻心加味，于补泻升降之法，庶各适其宜。

川连一钱，白茯苓三钱，人参一钱，干姜八分，制半夏二钱，

枳实八分，陈皮八分，生姜两片。(《南雅堂医案·卷四》)

中满，脉弦，病在足厥阴太阴两经，法以肝脾合治。

人参一钱五分，吴茱萸二钱，制半夏二钱，陈皮一钱，川朴一钱，宣木瓜一钱。水同煎服。(《南雅堂医案·卷四》)

中痞恶心，脉不清，神烦倦，乃热邪里结也，方列后。

川连一钱五分，炒半夏二钱，干姜八分，杏仁二钱，枳实一钱，黄芩二钱。水同煎服。(《南雅堂医案·卷六》)

自述左胁下素有痞气，时起冲逆，近又中满，气攻作痛，呕吐吞酸，脘闷不爽，病由忧怒而起，厥阴郁勃之气侵入太阴之分，木旺土必被克，致酿成胀满之虑。但病已年余，气弱不任攻消，且气机被郁已久，亦难施以补养，姑用和解一法，以平调肝胃，冀可转机，方列后。

制半夏二钱，白茯苓三钱，宣木瓜三钱，橘核一钱五分，川楝子一钱五分，陈皮一钱，青皮一钱，炙甘草五分。(《南雅堂医案·卷四》)

◆ 恶心

病后虚羸乏气，气逆时欲呕吐，脉虚浮无力，宜滋养肺胃之阴，冀得津液渐复，兹以甘寒主之，方列后。

石膏八钱，半夏二钱(姜制)，人参一钱五分，麦门冬三钱，竹叶二钱，粳米四钱，炙甘草一钱。

上药用水三杯，先煎至半，去渣，再纳粳米，煮半熟为度，去米取汤温服。(《南雅堂医案·卷六》)

过表曾发大汗，胃阴多受耗伤，致气逆时作干呕，水浆不入，急当益阴以滋液，镇逆以纳气，冀可渐获平复。

人参二钱，麦门冬二钱，当归身二钱，五味子一钱，大熟地

151

四钱，白茯苓二钱，制半夏一钱，陈皮五分，丁香一钱，柿蒂七枚，代赭石三钱，胡桃肉二钱，炙甘草一钱，生姜三片。(《南雅堂医案·卷六》)

脉迟，恶心食减，气攻胸胁，腹胀满，泄泻，宜振脾胃之阳。

制半夏三钱，干姜八分，白茯苓三钱，川朴一钱，益智仁二钱，神曲一钱，槟榔一钱，川椒五分。(《南雅堂医案·卷四》)

面色不华，食入欲呕，大便溏，由忧虑太过，肝木怫郁，久乃伤及脾胃之阳，气陷故跗肿，气滞则脘闷，致有中满之虑。今仿治中法，方列后。

人参一钱五分，煨姜八分，白茯苓三钱，陈皮一钱，益智仁二钱，宣木瓜一钱。水同煎服。(《南雅堂医案·卷四》)

◆ 呕吐

病由动怒而起，食入呕吐，胃中不和，宜先调治肝经，拟用温胆左金和剂，并量为加减法治之。

黄连三钱（姜炒），吴茱萸一钱，制半夏二钱，橘红一钱，淡竹茹三钱，枳实八分（麸炒），姜汁半盏。水同煎服。(《南雅堂医案·卷三》)

朝食暮吐，完谷不化，中气已伤，不能健运。诊得脉虚，色黑，腰腿乏力，知病不独在胃，而肾亦俱病矣，法宜温养。

人参二钱，炮附子八分，白茯苓三钱，益智仁一钱，川连八分，肉桂八分。(《南雅堂医案·卷三》)

动则气冲，痰涌吐逆，四肢常冷，汗出时肢反热，系阳衰胃虚，阴浊上乘，致清气无由转舒。宗长沙法，客气上逆，为嗳气呕吐者，可与旋覆代赭汤，并以通阳降逆之品佐之。

旋覆花三钱，代赭石一钱，人参二钱，制半夏四钱，生白

苓三钱，附子一钱（炮），甘草一钱，生姜三片。（《南雅堂医案·卷三》）

风木乘土，当春势张，脉细小兼弦，食入不变，呕吐，小便得通则少缓，拟用温通宣阳法。

人参二钱，制半夏二钱，吴茱萸二钱，白茯苓三钱，附子八分（炮），淡干姜八分。水同煎服（《南雅堂医案·卷三》）

怫郁伤肝，肝木郁而不疏，致侵犯胃土，是以食入辄呕吐而出，拟用逍遥散主之。

柴胡一钱，当归身一钱，白茯苓一钱，炒白术一钱，白芍药一钱，炙甘草五分，煨姜三分，薄荷三分。（《南雅堂医案·卷三》）

老年胃汁干枯，肠液燥涸，所进饮食，尽化为痰，不生津血，是以纳食辄吐，而痰亦随之。膈症至此，恐非药饵所能奏效，宜静养以冀悠久而已，勉立一方于后。

当归身三钱（酒洗），淡苁蓉五钱，半夏二钱（盐炒），陈皮一钱，白茯苓三钱，枳壳八钱，沉香五分（研末冲）。（《南雅堂医案·卷三》）

脉左弦右弱，因惊肝气上犯冲逆，呕吐涎沫，阳升至巅为头痛，兹从厥阴阳明合治，方列后。

人参二钱，川连二钱，生白芍三钱，川椒八分，白茯苓三钱，乌梅肉三个，川楝子一钱，干姜八分。（《南雅堂医案·卷三》）

《内经》谓：肝病吐涎沫。朱丹溪云：上升之气，自肝而出，木火上凌，柔金受克。今病知饥能食，惟时觉有气逆冲，涎沫上涌，脘中格拒，不能容纳，此皆老年积劳致伤，岂得漫用攻剂？法宜壮水制火，使金脏得清化之权，平肝润腑，使中土无戕伐之虑，于治法方安。

枇杷叶三钱（去毛），麦门冬二钱，苏子二钱，粉丹皮一钱，杏仁三钱（去皮尖），霜桑叶三钱，北沙参二钱，竹沥半盏，降香五分。水同煎服。（《南雅堂医案·卷三》）

呕恶痰血，多是络热，耳目昏蒙，甚于午前，系少阳郁勃之升，若投以滋腻之品，恐非所宜，兹以开泄为主。

连翘三钱（去心），冬桑叶二钱，粉丹皮一钱，黄菊花二钱，黑山栀二钱，瓜蒌皮一钱五分，川贝母一钱五分，橘红八分。（《南雅堂医案·卷三》）

呕吐身热，得汗则解而气急，不寐不饥，病由劳倦嗔怒而得，仍属气分未清。肺主气化，治以上焦为主。

广郁金二钱，杏仁二钱（去皮尖），黑山栀三钱，橘红一钱，瓜蒌皮三钱，香豉一钱。水同煎服。（《南雅堂医案·卷三》）

呕吐时作时止，每吐必尽倾而出，症系肝郁所致，郁则肝木不舒，乘侮中土，土被木克，于是上越而发为呕吐。法宜开郁平肝，庶木气条达，则其患自平，仿逍遥散法。

柴胡一钱，白芍药三钱，白术三钱，当归身二钱，白茯苓三钱，陈皮八分，甘草五分，生姜两片。（《南雅堂医案·卷三》）

呕吐涎沫，饮食不能下膈，脉象弦迟。系阳结饮邪，阻塞气机。拟用辛热通阳，并以苦寒利膈反佐之，方列后。

人参二钱，附子八分，干姜八分，川连八分，黄芩一钱，制半夏二钱，枳实一钱。

上药七味，先以前药参附姜三味，用水两杯，煎至一杯，去滓取出，入生姜汁四分，再以后药芩连枳夏四味，用开水煎至八分，倾出，同前药和入服。（《南雅堂医案·卷三》）

气从少腹上冲，偏在于左，厥逆作呕，呕尽始觉舒爽。伏饮在于肝络，拟用辛通之剂。

制半夏三钱，干姜一钱，吴茱萸八分，旋覆花二钱，代赭石三钱，白茯苓三钱。(《南雅堂医案·卷三》)

上呕吐而下泄泻，胃有寒也，主以益黄散，当冀有效。

青皮二钱，陈皮二钱，诃子一钱，砂仁五分（研冲），丁香五分，木香五分。(《南雅堂医案·卷八》)

少腹厥气上冲，下有宿疝，食入不化，呕吐吞酸，是中阳不足，肝浊犯胃。拟泄厥阴以和阳明，方列后。

炮附子八分，淡干姜八分，吴茱萸一钱五分，川楝子二钱，猪胆汁半盏。(《南雅堂医案·卷五》)

食入呕吐，咽阻吞酸，胸腹痞胀，此厥阴木火乘犯胃土，拟用苦辛泄降之法。

吴茱萸一钱，川连二钱，杏仁二钱（去皮尖），白茯苓三钱，制半夏二钱，厚朴一钱，川楝子一钱。(《南雅堂医案·卷三》)

食已复吐，肢浮肿，小便茎觉微痛，系中焦阳气不运，下焦湿热阻滞之故。经云：三阳结为之膈，三阴结为之水。此证反胃而兼浮肿，是三阴三阳俱结，于治法最为棘手。盖太阴无阳明之阳，少阴无太阳之阳，厥阴无少阳之阳，阴盛于内，是以阳气不通，膀胱不化，而水成焉，脉见沉细，显然重阴之象，急宜温通理阳，或克有济。

人参二钱，干姜一钱，吴茱萸一钱，白茯苓三钱，制半夏二钱，杏仁二钱（去皮尖），茅术一钱，肉桂八分（去粗皮）。(《南雅堂医案·卷三》)

食则作痛，痛则呕吐，是瘀血挟痰，阻于胸膈，右脉涩数，左关独见弦大，是痰瘀之外，兼有厥阴之气火，挟而为患，此瘀血成膈，治殊棘手，勉拟方于后。

当归身三钱，白芍药三钱，红花二钱，芦根二钱，丝瓜络三

钱，瓦楞子三钱（醋煅），橘络三钱，竹油半盏，白蜜半盏。水同煎服。(《南雅堂医案·卷三》)

暑邪挟寒饮内停，致中气不调，得食则哕，不必深求诸里，姑仿许学士法。

川朴一钱，制半夏二钱，白茯苓二钱，丁香一钱，枇杷叶三片（去毛），茅根一钱，陈皮八分，甘草五分。(《南雅堂医案·卷三》)

素有湿邪，复因恼怒，引动肝胆之火，与胃中之痰气相搏，致食入便呕，心悸少寐，脉沉，乃气郁之明征，拟用温胆汤加味治之。

制半夏二钱，淡竹茹三钱，陈皮一钱，粉丹皮一钱，炒山栀二钱，枳实八分，酸枣仁二钱，白茯神三钱，石菖蒲八分，炙甘草五分。水同煎服。(《南雅堂医案·卷三》)

胃中有热，食入则两热相搏，势不得停留，是以食已即吐，大便秘结，是有火也，用二陈加味法。

姜炒半夏二钱，白茯苓三钱，陈皮一钱，炙甘草八分，大黄三钱（酒浸），生姜两片。水同煎服。(《南雅堂医案·卷三》)

阳气大虚，浊阴上泛，致呕吐时作，恐成噎膈之根，幸毋喘汗始佳。

吴茱萸三钱，当归身二钱，川附一钱，白茯苓三钱，人参二钱，制半夏三钱，木香一钱，陈皮一钱，炙甘草八分，饴糖二钱，生姜一钱。(《南雅堂医案·卷三》)

饮食下咽，少顷即涌吐而出，乃胃阳消乏，失于司纳，舌微红，口亦微渴，皆由胃脾气弱，不主散精，津液莫得转输，此症一投柔药，必致浊阴填塞，虑成胀满。长沙于阳明满实致慎攻下者，恐以太阴之胀误治故耳，况面带惨白，尚可不顾及阳气乎？

兹将拟方列后。

人参二钱，炒白术四钱，炮姜二钱，白茯苓三钱，炙甘草一钱，大枣五枚。水同煎服。(《南雅堂医案·卷三》)

诊得两脉微涩，呕吐发呃下利，是阳气欲尽，浊阴冲逆，已属至急之证。阅前方虽知用姜附理阳法，然杂以归芪，反牵制而缓其功效，后方又漫用表药，且加以代赭等重坠之品，更属费解。今势已危急，间不容发，除理阳驱阴外，别无妙法，姑拟一方以冀挽回万一，另请高明裁之。

炮附子一钱，干姜一钱，白茯苓二钱，丁香八分，人参二钱，吴茱萸二钱，柿蒂一钱。水同煎服。(《南雅堂医案·卷三》)

诊得脉缓，右关弦，肢浮，知饥恶食，食入即吐，便溏，溺短涩，口不渴饮，系胃阳衰微，开阖之机不利，此症老年最忌。

炮附子五分，干姜五分，人参二钱，白茯苓三钱，炒粳米三钱，姜汁两匙。水同煎服。(《南雅堂医案·卷三》)

症系肝郁不疏，于法宜进以苦辛。兹以酸味佐之，恐其剂过刚也，援食谷则呕逆，宜立斯方治之。

人参二钱，乌梅肉三个，白茯苓三钱，川连一钱，吴茱萸二钱，制半夏二钱。水同煎服。(《南雅堂医案·卷三》)

自述前曾从高堕下，肩胁时作隐痛，肺胃之络定有瘀伤凝滞，故呕出觉有臭气。近复纳食辄呕清水涎沫，兼杂以饭粒，病在胃也，拟和胃化瘀，降逆止呕以为治，方列后。

当归身三钱，广郁金一钱，制半夏二钱，白茯苓三钱，旋覆花二钱，杏仁二钱(去皮尖)，粉丹皮一钱，橘红一钱，山楂肉一钱(炒焦)，白蔻仁一钱。水同煎服。(《南雅堂医案·卷三》)

忧郁太过，痰气凝滞，胸膈不利，时患呕逆。病已半载有余，脾气大虚，宜降气化痰解郁，并培养中土，斯为标本兼治之法。

半夏三钱（姜汁炒），厚朴二钱（姜汁炒），白茯苓三钱，紫苏一钱，炒白术三钱，陈皮一钱，人参一钱，干姜八分，炙甘草八分，白蔻仁八分，丁香一钱。（《南雅堂医案·卷三》）

◆ 嘈杂

胸中嘈杂，得食则已，此阴虚挟痰所致。

大生地四钱，麦门冬二钱，制半夏二钱，白茯苓三钱，黑山栀二钱，川石斛一钱，粉丹皮一钱，淡竹茹三钱，陈皮八分，炙甘草八分。水同煎服。（《南雅堂医案·卷三》）

◆ 吞酸

脉迟，嗳腐吞酸，脘痛，由胃阳不振，食滞，致成飧泄，拟用附子理中加味治之。

炮附子七分，人参一钱，土炒白术三钱，炮姜一钱，川朴一钱，吴茱萸一钱五分，莱菔子一钱五分，防风一钱，白茯苓二钱，制半夏二钱，陈皮五分，炙甘草五分。（《南雅堂医案·卷四》）

呕恶吞酸，脘闷不舒，腹胀痛，泻下臭秽，系食积所致，方列后。

苍术二钱（米泔浸炒），姜炒川朴一钱，焦楂肉二钱，麦芽二钱，炒陈皮一钱，炙甘草八分，生姜两片。（《南雅堂医案·卷四》）

体虚，不耐阳气升泄，食入吞酸，肢觉痹麻，热伤气分为病，仿东垣清暑益气法。

黄芪一钱五分，人参一钱五分，炒白术二钱，苍术一钱，麦门冬二钱，当归身一钱（酒炒），黄柏八分（酒炒），泽泻一钱，神曲一钱，炒青皮八分，炒陈皮八分，升麻三分，葛根一钱，炙

甘草五分。(《南雅堂医案·卷七》)

◆ 嗳气

诊得脉右大不搏指，前两次探吐，脘痛已止，气虽宜畅，胃津难免无损，风木来乘，外寒里热，多噫多吐泄气，宜调和中焦，并少少纳谷，以养胃气斯佳。

姜半夏二钱，淡竹茹三钱，黑山栀二钱，橘红一钱，川石斛二钱，香豉一钱。水同煎服。(《南雅堂医案·卷三》)

噫气不舒，食入胸背痞闷而胀，系阳气不布，内着为痹，拟用辛通之法。

桂枝木一钱五分，制半夏二钱，白茯苓三钱，干姜一钱，草蔻仁二钱，炙甘草一钱。水同煎服。(《南雅堂医案·卷五》)

◆ 食少（不食）

病经数日，胃脘微闷，知饥而不纳食，病已欲解，尚有余邪蒙闭清阳，胃气因而未和，宜取轻清之品，以宣通上焦气分，须薄味调养，旬日可安。

藿香叶二钱，佩兰叶一钱，冬瓜仁一钱，薄荷叶八分，枇杷叶一钱，鲜竹叶一钱，荷叶一钱，水芦根五寸。

上药煎数沸，即倾出温服，勿过煎。(《南雅堂医案·卷六》)

病由情志而起，因郁成劳，知饥不能纳食，两胁刺痛，经先期作紫瘀色，自夏至冬未痊，调治未易。

肉桂五分（研末冲），人参一钱，当归身二钱，白茯苓三钱，炒白芍二钱，枸杞子一钱，炙甘草八分，大枣三枚。(《南雅堂医案·卷四》)

气郁于胸则为膈，气滞于腹则为臌，今饮食不纳，肌肉日形瘦削。阴气凝瘤，阳气汩没，脉细小如丝，病已造乎其极，将以何法施治之。兹勉拟一方，以扶正培元通阳化气为主，倘有转机，尚可勉图。

熟附子八分，肉桂八分，人参二钱，白茯苓三钱，焦白术三钱，大腹皮二钱，泽泻一钱。上药七味，同煎八分服，另吞来复丹一钱。（《南雅堂医案·卷四》）

胃虚少纳，土不生金，是以音低气馁，宜养胃阴为主。

麦门冬三钱，焦白术三钱，北沙参二钱，生扁豆二钱，玉竹一钱，甘草一钱，川石斛二钱，霜桑叶一钱。（《南雅堂医案·卷一》）

先天素弱，水亏木旺，脉右关独大，尺动数，当夏泄越太过，热伤元气，心烦，身倦，食减，拟先进甘酸，以养胃阴为法。

沙参三钱，乌梅两个，麦门冬二钱，宣木瓜一钱，生甘草八分，川石斛一钱。（《南雅堂医案·卷七》）

脉实而滑，气上冲心而痛，觉有一条扛起状，嗳腐吞酸，腹胀不思饮食，是食积所致耳。

制苍术二钱，厚朴一钱（姜汁炒），陈皮一钱，炙甘草一钱，炒麦芽二钱，炒山楂二钱，制半夏二钱，炒谷芽二钱，莱菔子二钱生研。水同煎服。（《南雅堂医案·卷二》）

脾胃为仓廪之官，胃虚不能容受，故饮食不思，脾虚不能运化，故积滞不化，皆由土虚气弱之故，法宜攻补兼施，为扶正却邪之计，方拟于后。

人参三两，白术二两（土炒），炒麦芽二两，陈皮二两，枳实三两，山楂肉一两五钱。

上药共研为末，用神曲四两，糊为丸，每服三钱，米汤送下。（《南雅堂医案·卷六》）

腑阳久伤，不司流行，脉沉缓，早食难化，晚食作胀，大便不爽，拟以温药宣通之。

附子五分，川朴一钱，生白术三钱，白茯苓三钱，草果一钱，陈皮一钱，槟榔八分。(《南雅堂医案·卷四》)

阳气大伤，阴浊僭踞，旦食不能暮食，周身掣痛，背胀，脉沉微。此症甚为棘手，恐难骤愈。

人参二钱，附子一钱(炮)，干姜一钱，泽泻二钱，白茯苓三钱。水同煎服。(《南雅堂医案·卷三》)

◆ 呃逆

病后痰气阻滞胃脘，清阳不舒，气升作呃，纳食辄呕，已经两旬之久，防成膈症，姑师长沙法，以镇逆化痰为治。

旋覆花三钱，代赭石四钱，制半夏三钱，干姜八分，赤茯苓三钱，制香附八分，丁香八分，柿蒂五枚。水同煎服。(《南雅堂医案·卷三》)

久病之后，忽然发呃连声，脉沉细，尺部尤弱，肾气虚惫已极，症属危笃之候，恐为难治，勉立一方备择。

人参三钱，附子一钱五分，干姜一钱五分，白茯苓三钱，制半夏二钱，陈皮一钱，巴戟天二钱，沉香五分(磨冲)，炙甘草八分。水煎八分服。(《南雅堂医案·膈症门》)

厥逆浊阴上干为呃，舌白苔厚腻，胃阳未醒，用安胃理阳法。

人参一钱，附子八分(炮)，干姜八分，白茯苓二钱，丁香柄一钱，柿蒂一钱，生姜汁半盏。水同煎服。(《南雅堂医案·卷三》)

气逆作呃，畏寒微战，脉小苔白，胃阳虚，肝木上犯，拟用理阳之法，并安胃镇肝，方列后。

炮附子八分，人参二钱，代赭石三钱，白茯苓三钱，制半夏二钱，干姜五分，丁香五分。（《南雅堂医案·卷三》）

先曾寒热下利，兼以劳倦伤阳，呃逆胁痛，自利，脉微弱，面亮戴阳，老年此为最忌，防有欲脱之象，三焦俱有见症，姑拟从中治之，勉立方于后。

人参三钱，附子三钱，干姜三钱，柿蒂二钱，丁香二钱，白茯苓三钱。水同煎服。（《南雅堂医案·卷三》）

咽间不爽，面冷，呃声连连，此系肺气膹郁，清阳不得舒展，宜开上焦之痹为是。

广郁金二钱，川贝母二钱，枇杷叶三钱（去毛），射干八分，通草一钱，香豉一钱。水同煎服。（《南雅堂医案·卷三》）

◆ 噎膈

膈噎不通，食物不能下咽，口中时吐白沫，病势已濒及危险，虽投药石，恐难奏效。幸脉象尚未大败，姑拟一方，以冀挽回万一，希高明裁酌。

黄芪二钱，人参一钱，白术三钱，当归身三钱，陈皮八分，桃仁五分（去皮尖），白蜜半盏（炼），姜汁二匙（冲），牛乳一盏（冲）。水同煎八分服。（《南雅堂医案·卷三》）

津液干涸，食物阻隔不下，宜开展胃阴为主。

大熟地四钱，大生地四钱，当归身三钱，陈萸肉二钱，怀山药三钱，粉丹皮二钱，白茯苓三钱，泽泻一钱。（《南雅堂医案·卷三》）

失偶悲哀过度，致郁结渐不能食，随食随吐，大小便闭，宜急下之。

大黄三钱（酒蒸），当归身三钱，缩砂仁一钱，陈皮一钱，桃

仁十枚（去皮尖）。水同煎服。(《南雅堂医案·卷三》)

胃为肾之关，肾中有水，精液足以供给，自能推送水谷。肾水不足，无以灌溉分济，是以上则不能容纳食物，下则两便艰涩，宜用滋养清润之剂。

大熟地六钱，怀山药五钱，当归身五钱，牛膝一钱，玄参三钱，车前子一钱。水同煎服。(《南雅堂医案·卷三》)

心为阳脏，背为阳位，心之下即胃之上也。今痰饮窃踞胃脘之地，心阳失其清旷，是以背常恶寒，纳食哽噎，又为膈证之根，阳衰阴僭，夫复奚拟。

桂枝木一钱，川附子八分，杏仁三钱（去皮尖），瓜蒌皮二钱，白蔻仁二钱，薤白八分，丁香八分，枇杷叶二钱，淡竹茹二钱，旋覆花一钱，神曲一钱，豆豉一钱。(《南雅堂医案·卷三》)

胸膈不舒，痰凝气郁，背寒脊痛，纳少哽噎，甚至呕吐而出，病系膈症之渐，毋忽。

桂枝木一钱，旋覆花三钱（包），代赭石三钱，瓜蒌皮二钱，杏仁二钱（去皮尖），白茯苓三钱，淡竹茹三钱，制半夏三钱，薤白一钱。水同煎服。(《南雅堂医案·卷三》)

咽膈之间，气不得降，系冲脉上行逆气所致，兹仿《金匮》法。

人参二钱，姜半夏四钱，白蜜二匙。用长流水煎服。(《南雅堂医案·卷三》)

噎膈之症，由胃中津液消乏，无以灌溉，宜先养胃阴为主。胃阴上济，则贲门宽展，而饮食自进；胃阴下达，则幽门阑门无所阻格，而二便自通。用六味加减法。

大熟地三钱，生地三钱，陈萸肉二钱，怀山药三钱，当归身二钱，枸杞子二钱，甘草八分。水同煎服。(《南雅堂医

案·卷三》）

赵氏有胃阴不足，致成噎膈之说。缘人身脏腑，以肾为胃之关，关门不利，升降乃息。关即气交之中，天之枢也，故肾水旺则胃阴足，胃阴足则食自能下，兹姑仍其法。

熟地黄六钱，陈萸肉二钱，怀山药三钱，粉丹皮二钱，白茯苓三钱，泽泻一钱。水同煎服。（《南雅堂医案·卷三》）

饮食哽噎有声，气火上逆，咽喉不利，胸脘作痛，平生操劳抑郁太过，致营虚火亢，胃液枯耗，膈证已成。病关情志，恐徒恃药石，遽难奏功，尤宜静养调摄，以冀悠久而已。

旋覆花三钱，枇杷叶三钱（去毛），北沙参二钱，黑山栀二钱，川贝母二钱，制半夏三钱，代赭石四钱，白茯苓三钱，麦门冬二钱，杏仁二钱（去皮尖），淡竹茹三钱。水同煎服。（《南雅堂医案·卷三》）

形体瘦削，阴血本亏，今阳气又结，阴浊与痰气交阻上焦，是以胃脘狭窄，食则噎痛，吐去浊痰始止，胸脘时苦痞闷，脉象弦滑，舌苔满白。拟于温通之中，兼以育阴泄浊为治，方列于后。

大熟地三钱（砂仁拌炒），当归身三钱，干姜一钱，薤白八分，白芍药三钱，丁香一钱，白蔻仁一钱，神曲一钱，杵头糠二钱，竹沥半盏，炙甘草八分，广木香五分，沉香五分（磨冲），牛黄三分（另研吞）。水同煎服。（《南雅堂医案·卷三》）

◆ 反胃

完谷不化，朝食暮吐，是为反胃之症。自述始由寒病，腹中结块，气从少腹上攻，胃脘作痛吐酸，此系中下两焦，阳气不振，肝木侵侮脾土，脾失运化，幽门不通，大便时苦艰涩，宜用温通扶阳法。

制半夏三钱，淡苁蓉三钱，柏子仁二钱，桂心一钱，怀牛膝二钱，陈皮一钱，枳壳一钱，吴茱萸二钱，沉香五分（研末冲），干姜五分。水同煎服。（《南雅堂医案·卷三》）

中焦虚寒，脾阳不能运化水谷，致成反胃之症。王太仆云：食不得食，是有火也；食入反出，是无火也。中土火衰，自无疑义，拟用吴萸饮主之，俾震坤合德，土木不害，是为正治之法。

吴茱萸二钱五分（泡），人参一钱五分，生姜五钱，大枣五枚。水煎八分，温服。（《南雅堂医案·卷三》）

◆ **腹痛**

病由嗔怒而起，腹痛有形，缓则气下鸣响，泯然无迹，木强侮土，是乃瘕疝之属，土虚兼挟积滞，若徒施以攻导，恐变中满之虑，近复腹痛泄泻，延久防成滞下，治之宜慎。

川朴一钱，炒白芍二钱，白茯苓三钱，陈皮一钱，益智仁一钱（炒），丁香一钱。水同煎服。（《南雅堂医案·卷六》）

潮热往来，腹痛自利，湿热内蒸。

生白芍二钱，淡黄芩二钱，广木香七分，枳实八分（炒），桔梗一钱，槟榔一钱五分。（《南雅堂医案·卷四》）

冲脉当脐之左右，寒气凝滞，则冲脉之血不能上行外达，是以当脐左右而痛，若徒用气分之药，何济于事？拟以血药主之，方列于后。

当归身三钱，炒白芍二钱，川芎一钱五分，生黄芪三钱，肉桂一钱，生姜三钱，红花一钱，炙甘草一钱。水酒各半同煎服。（《南雅堂医案·卷二》）

大腹为太阴脾土部位，脾之大络曰大包，从经隧而外出于络脉，今脾络滞而不行，是以内外皆痛，兹用转枢法，以小柴胡汤加减治之。

柴胡三钱，人参一钱五分，制半夏二钱，芍药一钱五分，炙甘草一钱，加生姜三片，大枣二枚。水同煎服。(《南雅堂医案·卷二》)

当脐而痛，连及腰部，脉迟，喜食甜味，身常恶寒，此乃阳弱中虚，寒积停滞所致，宜通阳以散其沉寒，益火以消其阴翳，方列于后。

人参一钱，炒白术二钱，白茯苓二钱，肉桂八分，广木香八分，乌药一钱五分，肉苁蓉一钱五分（研末冲），附子五分。水同煎服。(《南雅堂医案·卷二》)

浮肿，食入腹痛，系劳力伤气所致，拟以调中为主。

当归身二钱，炒白芍二钱，陈皮一钱，益智仁八分（研），甘草七分，炮姜七分，大枣五枚。水同煎服。(《南雅堂医案·卷二》)

腹居中央属土，土气既虚，不能涵养其木，则木即郁于土中而作痛，拟以治中汤主之，并佐以逍遥散，方列后。

炒白术二钱，人参一钱，炮姜八分，炙甘草八分，青皮八分，陈皮八分，当归身一钱，酒炒白芍一钱，柴胡一钱，白茯苓二钱，薄荷五分。水同煎服。(《南雅堂医案·卷二》)

腹痛便溏，是脾阳之弱，周身疼痛，是卫阳之虚，宜培养脾土，并固益卫气，方合治法。

黄芪三钱（炙），桂枝木一钱五分，炒白芍二钱，炒白术三钱，炙甘草一钱。水同煎服。(《南雅堂医案·卷二》)

腹痛攻胁，呕吐酸水，脉细兼弦，系肝木横溢，挟上焦水寒之气，乘于脾胃，是以病发则痛剧，兹用温中法，方列后。

桂枝木八分，人参一钱，炒白术三钱，炒白芍二钱，吴茱萸

一钱，白茯苓三钱，制香附八分，缩砂仁五分（研冲），炮姜五分，川椒五分。水同煎服。（《南雅堂医案·卷二》）

腹痛及腰，得冷益剧，拟以宣通阳气为主。

川桂枝八分，白茯苓二钱，小茴香一钱，炒青皮一钱，制香附八分，蕲艾五分。水同煎服。（《南雅堂医案·卷二》）

腹痛脉弦，食后胃脘时苦胀痛，甚或上冲咽嗌，系肝中木火之气来侵胃土，拟泄厥阴，并和阳明为主。

川石斛二钱，白茯苓三钱，宣木瓜一钱五分，炒山栀二钱，延胡索一钱，木通一钱，川楝子一钱，生甘草八分。（《南雅堂医案·卷二》）

腹痛呕吐，胀数而涩，恐染痧秽之故，兹先宜通气分。

香豉二钱，制半夏二钱，白蔻仁一钱五分，黑山栀二钱，白桔梗一钱五分，陈皮一钱。水同煎服。（《南雅堂医案·卷二》）

腹痛甚，两胁亦觉胀痛，口苦作呕，吞酸，欲泻不得，此系肝木气郁，下克脾土，土被木克，致阳气不能升腾，因之下行欲泻。然下焦亦无舒泄之机，复转而上行作呕，上下牵制，是以攻痛不已。宜升脾胃之阳，并疏肝脏之滞，庶木气条达，中土安和，而痛自止矣，拟用逍遥散加减法。

柴胡一钱，白术二钱（黄土微炒），炒白芍三钱，白茯苓三钱，当归身二钱，陈皮一钱，制半夏一钱，炙甘草八分。（《南雅堂医案·卷二》）

腹痛有形，月事不调，系肝郁血滞所致，用温通法。

炒白芍二钱，制香附一钱五分，川芎一钱五分，肉桂八分（研末冲），当归身三钱，吴茱萸一钱五分，五灵脂二钱（醋炒），广木香五分。（《南雅堂医案·卷二》）

腹痛欲大便，脉沉微，乃浊阴内阻，腑阳不通所致，宜用辛热通阳法。

大熟地四钱，白术三钱（生用），吴茱萸二钱，白茯苓三钱，高良姜一钱五分，小茴香一钱（炒）。水同煎服。（《南雅堂医案·卷二》）

腹中瘀血攻痛，于法宜行消化。然久病必虚，脾营暗受耗伤，并应培养脾土为主。

人参一钱五分，白茯苓二钱，酸枣仁二钱，炒龙眼肉二钱，当归身一钱，远志一钱（去心），丹参一钱五分，延胡索一钱五分，广木香五分，炙甘草五分，加生姜两片，大枣三枚。（《南雅堂医案·卷二》）

腹左气攻胀痛，上至脘口，下及少腹，久而不愈，痛极，时手足厥冷，呕逆，当从厥阴施治。

桂枝一钱五分，当归身三钱，炒白芍三钱，炙甘草一钱，白茯苓三钱，制半夏二钱，陈皮一钱，细辛一钱，木通一钱，吴茱萸二钱，加生姜两片，大枣三枚。同煎。（《南雅堂医案·卷二》）

肝郁气滞，少腹攻逆而痛，脉形弦涩，拟先条达木气，免令延成中满。

大麦芽一钱，山楂肉二钱，炒白茯苓一钱，青皮五分，制香附一钱五分，鸡内金一钱五分，香橼皮八分，缩砂仁三分冲。（《南雅堂医案·卷六》）

寒湿凝聚，胃阳不振，腹痛泄泻，法以温通为主。

苍术二钱，吴茱萸一钱五分，川朴一钱，陈皮八分，草果仁一钱，山楂肉二钱（炒）。（《南雅堂医案·卷四》）

厥阴肝经之脉，布于两胁，抵于少腹，同时作痛，显系肝病无疑，肝旺则乘脾土，土气素弱，必挟痰浊湿热，并而为患，兹拟方列后。

柴胡一钱，当归身二钱，炒白芍二钱，白茯苓二钱，炒白术二钱，炙甘草八分，陈皮一钱，青皮一钱，粉丹皮二钱，炒栀子一钱，泽泻一钱，浙贝母二钱。(《南雅堂医案·卷二》)

脉涩，大便黑，腹有积块，发则攻痛如刺，系瘀血之确证，死血宜下，用药莫嫌其峻，宜用桃仁承气汤主之。

大黄四钱，桂枝二钱(去皮)，桃仁十五枚(去皮尖)，芒硝七分，甘草八分。水同煎八分服。(《南雅堂医案·卷二》)

脉象弦急，面色不华，少腹久痛未痊，手足挛急而痛，系寒湿与痰内壅肝经，外攻经络所致。现复四肢厥冷，拟用当归四逆加减治之。

当归身三钱，白芍药二钱(酒炒)，制半夏二钱，小茴香五分，薏苡仁三钱，木通一钱，防风一钱，白茯苓三钱，桂枝五分，陈皮八分。水同煎服。(《南雅堂医案·卷二》)

纳食腹痛即泻，入夜咽干欲呕，系胃气大伤，木火劫烁真阴，宜用酸甘化阴法，从足阳明厥阴合治。

炒白芍三钱，人参一钱五分，诃子皮七分，炙甘草五分，大枣二枚。水同煎服。(《南雅堂医案·卷四》)

食少，寒热时作，气结腹痛，证系肝郁，用逍遥散加减法，方列于后。

柴胡一钱，当归二钱，酒炒白芍二钱，白茯苓二钱，制香附八分，炙甘草五分，郁金一钱，煨姜五分，薄荷五分。水同煎服。(《南雅堂医案·卷二》)

数年来腹痛时作，每发觉周身寒凛，吐涎沫，其痛始止，系郁伤脾阳，是以得涌则宣，拟用升阳解郁之法。

草果二钱，制半夏二钱，川朴一钱，炒延胡索一钱，苏梗一钱，金铃子一钱，生姜两片。水同煎服。(《南雅堂医案·卷二》)

思虑太过，脾土受伤，腹常作痛，食不消化，宜用李氏伤中方治之。

白术三钱，当归三钱，炒白芍二钱，白茯苓三钱，陈皮一钱，炙甘草八分，制香附八分，菖蒲八分，生姜三片，大枣二枚。（《南雅堂医案·卷一》）

素有积饮，胁下水声沥沥，发则时吐清水，腹及胸脘作痛，拟用二陈加味，以祛痰蠲饮为主。

白茯苓二钱，制半夏二钱，陈皮一钱，炙甘草八分，炒白术三钱，泽泻一钱，加生姜两片。同煎服。（《南雅堂医案·卷二》）

腹痛泄泻，小便不利，脉形缓大，系水谷湿热之气，郁蒸肠胃，致清浊不分，延久防成滞下，拟用清利分消之法。

川朴一钱，黄芩二钱，生白芍二钱，泽泻一钱，藿香三钱，猪苓二钱，白茯苓三钱，陈皮一钱。（《南雅堂医案·卷四》）

营分虚寒，当脐作痛，病发则吸气，遇饥劳动亦发，每至冬季尤甚，春末始安，拟用温通之法。

当归身二钱，肉桂一钱，白茯苓三钱，炙甘草一钱，炮姜八分，大枣五枚。水同煎服。（《南雅堂医案·卷二》）

诊得脉弦数，口舌干燥，气结于左，自下而上，时作胀痛，系木火为病，气有余便是火之见症，当从厥阴施治。

炒白芍三钱，粉丹皮二钱，青皮二钱，陈皮二钱，黑山栀二钱，泽泻二钱，浙贝母三钱，柴胡八分。（《南雅堂医案·卷二》）

诊得脉象见弦，有寒饮在胃也，腹痛呕吐酸水，土被木克也，得食痛稍缓，是中虚之候，当扶土泄木，祛寒通阳为主，拟用加味小建中汤治之。

桂枝木一钱，炒白芍三钱，人参二钱，制半夏二钱，焦白术三钱，陈皮一钱，干姜五分，川椒五分（炒），炙甘草八分。水同

煎服。(《南雅堂医案·卷二》)

诊得脉象紧数，腹间作痛，按之觉稍宽，饮生冷痛更剧，是为寒痛之证，宜温。

炒白术四钱，白茯苓三钱，人参二钱，炒白芍三钱，肉桂一钱，制半夏一钱，肉豆蔻八分，炙甘草八分。(《南雅堂医案·卷二》)

诊得脉象右弦左涩，当脐连小腹而痛，浊结有形，若患处漉漉转动有声，则痛稍减，时呕黄浊酸水，大便亦不得通爽。此乃肝经疝瘕，非辛香无以入络，非重浊无以直走至阴之地，拟通泄厥经为主。

金铃子三钱，桃仁一钱，炒橘核二钱，延胡索炒二钱，青皮二钱，小茴香三钱，两头尖一钱，韭白汁半盏。(《南雅堂医案·卷五》)

诊得左寸关搏指，是心肝阳亢，右脉小紧，是脾胃虚寒，是以腹常作痛，大便兼溏，身作微热，亦虚阳外越之故。虚火上炎，津液消烁，劳损之渐，宜早慎防，拟用理中合生脉法忝治之。温中为主，佐以清上，庶土厚则火敛，金旺则水生，斯为兼筹并顾之策。

人参二钱，白术三钱，白茯苓二钱，甘草一钱，五味子一钱，麦门冬一钱，炮姜八分，灯草心二十茎。(《南雅堂医案·卷一》)

中虚阳弱，寒积内停，脉迟，当脐而痛，连及腰胁，身常凛凛恶寒，拟通阳以驱沉疴，益火以消阴翳，拟方列下。

肉桂八分，炮附子八分，人参二钱，白茯苓三钱，炒白术二钱，肉苁蓉二钱，乌药一钱五分，木香一钱。(《南雅堂医案·卷六》)

自述数年来腹痛常发，发则痛甚，必越三四日始平，诊得右关脉沉而数紧，左涩，系脾有寒积，肝有湿热，逗留中焦，致成此患，拟方列后。

炒白术三钱，白茯苓三钱，炒白芍三钱，陈皮一钱，金铃子一钱五分，延胡索一钱五分，神曲一钱，干姜八分，川椒五分（炒研），缩砂仁五分（研冲）。水同煎服。（《南雅堂医案·卷二》）

◆ **腹胀（腹满）**

诊得脉形弦细，舌苔白腻而厚，经络酸痛，四肢困疲乏力，脘腹膨胀，大小便失调，系湿邪内郁所致，用苦辛宜泄之法。

茅术二钱，赤茯苓三钱，大腹皮三钱，川芎一钱，黑山栀三钱，瓜蒌皮三钱，川朴一钱五分，香附一钱五分，神曲一钱，泽泻一钱。水同煎服。（《南雅堂医案·卷四》）

口干溺黄，脉形弦数，大腹胀满，已延一月有余。现复气逆急促，足跗浮肿，是湿热之邪，阻滞不行，拟用廓清饮加减法。

川朴一钱五分，白茯苓二钱，猪苓二钱，川连一钱，大腹皮三钱，泽泻一钱五分，萝卜子二钱（生研），陈皮一钱，苏梗一钱五分，黑山栀三钱。水同煎服。（《南雅堂医案·卷四》）

脉数，舌苔白干，肤热不喜凉饮，大腹胀满，便溏，脾阳虚极，不司运化，湿浊壅而成臌，治之非易，勉立一方于后。

淡附子五分，肉桂八分，人参一钱，炒白术三钱，当归身三钱，宣木瓜一钱五分，草果一钱五分，干姜五分，炙甘草五分，青皮一钱，陈皮八分。（《南雅堂医案·卷四》）

脾虚湿热内郁，面黄纳少，大腹胀满，便溏溺赤，脾气不主健运，宜疏气化痰，清利湿热为主。

紫苏叶一钱五分，制香附八分，炒白术三钱，白茯苓三钱，川朴一钱，枳壳八分，泽泻一钱，陈皮八分，大腹皮二钱，莱菔子一钱。

上药十味，水同煎服。

朝晚另服小温中丸，每次钱半，开水下。(《南雅堂医案·卷四》)

先患淋浊，愈后腹中渐觉胀满，身常有微热，左胁时作隐痛，脉形细弦，病由肝郁而起，木郁不达，土必被克，中土失于健运，湿热不化，是以发为胀满。延久防成臌胀，慎毋玩忽。

柴胡一钱，白芍药二钱，炒白术三钱，白茯苓三钱，川芎八分，制香附八分，黑山栀一钱五分，粉丹皮一钱五分，青皮一钱，神曲一钱，川朴八分，陈香橼皮一钱。

上药十二味，水同煎服。

另吞左金丸二钱。(《南雅堂医案·卷四》)

诊得右脉缓弱，左关独大，少腹胀满，水泻不止，由肝失疏泄，阴阳不分，秽浊下注。兹用开支河一法，导水利湿，以五苓散主之。

桂枝五分，炒白术三钱，白茯苓三钱，猪苓三钱，泽泻二钱。水同煎服。(《南雅堂医案·卷四》)

腹胀闷而痛，系秽浊阻遏中焦，气机因此不宣，用芳香祛秽，并佐以疏泄之品，方列于后。

杏仁三钱（去皮尖），川朴一钱五分，制半夏二钱，藿梗二钱，莱菔子一钱五分，广皮八分。水同煎服。(《南雅堂医案·卷二》)

寒热口燥，腹满呕泄，离经之血未净，而外感余邪，复郁于内，是以扰动不安，宜先导其积血，兼平其错杂之邪，元气虽虚，岂得遽行投补，兹将拟方列后。

黄郁金一钱五分，粉丹皮二钱，赤白芍二钱，泽兰一钱，丹

参二钱，怀牛膝一钱，小蓟一钱，焦楂肉三钱。水同煎服。(《南雅堂医案·卷三》)

夏令发越之际，暑伤气分，是以腹胀微痛，胃纳少，东垣尝以调和中土，疏泄肝木为治，斯称合法，若徒用腻滞血药，恐非所宜。

人参二钱，炒白芍二钱，白茯苓三钱，炒谷芽三钱，陈皮一钱，益智仁一钱。水同煎服。(《南雅堂医案·卷二》)

郁怒动肝，木强侮土，必先伤脾胃，郁久气机不舒，蕴而为热，壮火食气，致成腹胀，胃纳亦减，泄木平土之法，方为正治。

川连八分，炒粉丹皮一钱五分，萝卜子一钱五分，川朴一钱，青皮一钱，黑山栀二钱，钩藤一钱，陈皮八分，薄荷八分。(《南雅堂医案·卷四》)

泄泻之后，腹胀食减，脾胃湿郁为病，宜用利湿健中之法。

川朴二钱，炒白术三钱，白茯苓三钱，泽泻一钱，宣木瓜二钱，白扁豆二钱，炒谷芽三钱，陈皮一钱。(《南雅堂医案·卷四》)

四肢不仁，食下䐜胀，大便时溏不爽，系脾阳不振，失于健运，拟用温通之法。

淡附子一钱，炮姜一钱五分，白术三钱，白茯苓三钱，桂枝木八分，荜茇一钱。(《南雅堂医案·卷四》)

脉濡，形寒面黄，腹胀，两跗浮肿，乃产后去血过多，冲任俱见空虚，拟用温养一法。

桂心四分，鹿角霜三钱，紫石英三钱，白茯苓三钱，小茴香七分（炒透），补骨脂一钱。(《南雅堂医案·卷八》)

自述去年曾下血痢，癥结于中，久而不愈，大腹胀满，溺赤舌黄，脉形弦细而数。湿热内聚，脾气久已虚损，易成臌症，宜慎。

人参二钱，炒白术三钱，白茯苓三钱，当归身二钱，炒白芍二钱，川连一钱五分，炒川朴一钱五分，广木香八分，炙甘草八分，生姜两片，大枣二枚。（《南雅堂医案·卷四》）

病由嗔怒而起，肝木横逆，不主疏泄，面黄腹满，按之漉漉有声，大便必先腹痛，且溏泄不爽，系胃气不降，阻滞不行，致有膜胀之患，拟泄木以通腑气，冀可平复。

广郁金一钱，杏仁二钱（去皮尖），川朴一钱，猪苓三钱，椒目五分，槟榔一钱。

上药水同煎服。

另吞小温中丸三钱，开水下。（《南雅堂医案·卷四》）

腹部胀满而痛，上冲心口，下连少腹，中宫痞塞，阴阳格绝，上下不通，势濒于危。勉以附子泻心法进之，冀通阳以泄浊阴，大便得通为幸，否则恐致喘汗，防有厥脱之虞，姑立一方于后。

川附子二钱，姜炒川朴一钱五分，姜炒川连一钱五分，大黄三钱（酒浸）。水同煎服。

另吞备急丸五粒，砂仁汤送下。（《南雅堂医案·卷二》）

腹满纳食则胀甚，前用攻消运脾之法，胃脘胀已稍宽，而大腹尚满，幸病非久虚，拟再以疏通消导法施之。

旋覆花三钱，赤苓皮三钱，槟榔一钱，广木香八分，五加皮二钱，鸡内金一钱，黑牵牛八分，泽泻一钱，缩砂仁八分，通草一钱。水同煎服。（《南雅堂医案·卷四》）

舌白，腹微满，寒热伤中，从中焦治之。

人参一钱，白茯苓三钱，宣木瓜二钱，陈皮一钱，金石斛二钱，益智仁二钱，泽泻一钱。（《南雅堂医案·卷四》）

湿热阻聚中焦，气机窒滞，致腹满作泻，脉象缓涩，拟用小温中丸一法。

小川连二钱，制苍术三钱，炒白术三钱，陈皮一钱，青皮一钱五分，香附一钱五分，制半夏二钱，针砂五分。

上药八味，改钱为两，以神曲糊丸，如梧桐子大，每服二钱，开水下。（《南雅堂医案·卷四》）

阴伤及阳，常患腹满，便溏，入秋兼病滞下，系中宫气分不足，水谷之气易于聚湿，秽邪复从口鼻触入，致脾胃不和。拟以芳香逐秽，调养正气，毋令邪入为佳。

桔梗一钱五分，杏仁二钱（去皮尖），川朴一钱，橘红一钱，藿梗二钱，白蔻仁八分，郁金一钱，降香五分（磨冲）。（《南雅堂医案·卷四》）

◆ **泄泻**

大便溏泄，腹胀不饥，四肢酸痹，系水谷湿邪内淫，宜用温通分利之法。

桂枝木七分，川朴一钱，白茯苓二钱，泽泻一钱，大腹皮二钱，薏苡仁三钱，木防己一钱，陈皮一钱。（《南雅堂医案·卷四》）

脾胃阴阳不和，易饥善食，晨泄，胀闷作痛，入夜稍安，仿东垣升降之法治之。

升麻五分（煨），人参一钱，生白术三钱，炙甘草七分，炒当归二钱，炒白芍二钱，炮附子五分，炮姜八分。（《南雅堂医案·卷四》）

湿邪内伏，脾土不运，是以四肢乍冷，神倦不语，自利未止，此为太阴里证，法宜分利为主。

草果八分，生白术四钱，白茯苓三钱，宣木瓜五分，川朴五

分，泽泻八分。(《南雅堂医案·卷六》)

腑阳不运，气机失于疏畅，当脐动气，夜分瘕泄，日间自止，泄则胀势稍减，法于涩剂非宜。

茅术三钱，川朴一钱五分，制川乌八分，木香五分，白茯苓三钱，陈皮一钱。水同煎服。(《南雅堂医案·卷四》)

腹鸣作泻而痛，病已半载，脉右弦，系少阳木火郁伤脾土。辛温燥热等剂，非其所宜，拟用疏泄开郁之法。

霜桑叶二钱，粉丹皮一钱五分，白芍一钱五分，青皮一钱，柴胡一钱，淡黄芩二钱。(《南雅堂医案·卷四》)

瘕泄，腹胀肢肿，久病因而致虚，宜温补脾肾之阳。

川附子七分，淡干姜八分，白茯苓二钱，泽泻一钱，人参二钱，补骨脂二钱。(《南雅堂医案·卷四》)

酒客内蕴温热，肠胃气壅不爽，得汤饮则腹中漉漉有声，自利稀水，病在脾胃，法宜苦寒坚阴，芳香悦脾，方列于后。

茅术四钱(生用)，地榆二钱，炒黄柏二钱，猪苓一钱五分，泽泻一钱五分。水同煎服。(《南雅堂医案·卷四》)

劳倦内伤，脾胃受病，不主运化，致有洞泄之患，东垣谓中气不足，溲便乃变，湿多成五泄，法宜温中。

肉桂五分(研冲)，生白术三钱，人参一钱，炙甘草八分，炮姜八分，白茯苓二钱。(《南雅堂医案·卷四》)

每晨泄泻，经水逾三月一至，腹鸣，上下有形攻触，腰部酸痹，脉沉形寒，于法宜温，方列后。

肉桂五分，生白术四钱，白茯苓三钱，淡干姜八分。(《南雅堂医案·卷四》)

木火体质，阴水素亏，饮食水谷之气郁蒸湿热，致作泄泻，宜苦以坚阴，淡以渗湿，庶为合治。

川朴二钱五分，炒川连一钱，炒黄柏一钱，白茯苓二钱，炒楂肉二钱，猪苓二钱，泽泻一钱，陈皮八分。(《南雅堂医案·卷四》)

脾肾虚寒，饮食不思，五更必作泻，法宜温补肾元，用四神丸加减治之。

吴茱萸一两（盐汤浸炒），五味子二两（炒），破故纸四两（酒浸炒），白茯苓三两，人参一两五钱，炒白术三两，罂粟壳一两，干姜八钱，生姜八两，红枣百枚。

先将姜枣煮熟，去姜，取枣肉，和药捣丸如梧桐子大，临卧用米汤或盐汤送下四钱。(《南雅堂医案·卷四》)

清阳健运失司，食减不化，溏泄，兼下垢黏，小便短少，久泻必伤及脾肾，拟先通其腑气。

川连八分，川朴一钱，白茯苓二钱，泽泻一钱，猪苓二钱，炒楂肉一钱五分，神曲一钱五分，炒木香五分，陈皮八分。水同煎服。(《南雅堂医案·卷四》)

伤暑泄泻，气短，腹中不和，先以清暑调中为主。

白扁豆二钱，川朴一钱，白茯苓三钱，陈皮一钱，山楂肉二钱，炒麦芽二钱，宣木瓜一钱，缩砂仁五分（研冲），泽泻一钱，炙甘草五分。水同煎服。(《南雅堂医案·卷四》)

湿郁则泻，气滞则胀，宜用分消法。

川朴一钱五分（姜炒），白茯苓三钱，陈皮一钱，泽泻一钱，益智仁二钱，炒山楂肉一钱，炒大腹皮二钱。(《南雅堂医案·卷四》)

泄泻病热，经月未愈，舌光绛，消渴干呕，时吐清涎，吞酸不思纳食，热邪入阴，厥阳犯胃，延久防成劳怯。

乌梅肉三个，川连一钱（炒），人参一钱五分，白芍三钱，淡

黄芩一钱，诃子皮八分。(《南雅堂医案·卷四》)

泄泻，腹部胀满，舌白，不饥，小便短少，病在足太阴，法宜温中，并以分利者佐之。

草果一钱五分，茅术三钱，川朴二钱，陈皮一钱，白茯苓二钱，猪苓二钱，泽泻一钱，缩砂仁五分（研冲）。(《南雅堂医案·卷四》)

泄泻兼患腹痛，食不思纳，小便不利，系木强侮土，中焦受克，腑气因而不和，宜调胃泄肝为主。

炒川连八分，川朴一钱，生白芍二钱，陈皮一钱，乌梅肉二个，淡黄芩二钱，猪苓二钱，泽泻一钱。(《南雅堂医案·卷四》)

泄泻两月有余，神倦畏寒，醒时汗出，腹鸣渴饮，小便不利，拟用温固一法。

附子五分（炮），人参一钱五分，炮姜八分，白茯苓二钱，胡芦巴二钱，诃子皮一钱，罂粟一钱。(《南雅堂医案·卷四》)

阳气式微，清晨泄泻，病在肾经，小腹积瘕有年，亦是阴邪痼冷之疾，宜温补下焦元阳，为本原之治法。

补骨脂四两（酒浸炒），五味子三两（炒），肉豆蔻二两（面里煨），生姜八两（切片），吴茱萸一两（盐汤泡），大枣百枚。

先以姜枣同煮，候烂，去姜，取枣肉，和诸药捣丸，每服二钱，临卧，盐汤送下。(《南雅堂医案·卷四》)

饮食不节，湿热内聚，致患泄泻腹胀，所谓湿多成五泄是也。法宜清热利湿，并扶养正气为主.

人参一钱，川连八分，炒茅术二钱，陈皮一钱，炒白芍二钱，黄芩二钱，白茯苓三钱，泽泻一钱，山楂肉一钱（炒）。水同煎服。(《南雅堂医案·卷四》)

长夏湿胜为泻，腹胀，小便短少，用分利和中之法。

桂枝木五分，苍术二钱（米泔浸炒），姜炒川朴一钱，陈皮一钱，炒白术二钱，白茯苓二钱，猪苓二钱，泽泻一钱，炙甘草八分，生姜三片，大枣二枚。(《南雅堂医案·卷四》)

诊得脉形小弦，久病而为飧泄腹鸣，头眩脘痹，是阳明胃气已虚，厥阴肝木内动，拟甘以和胃，酸以制肝，斯为合旨。

人参一钱五分，乌梅肉三个，白茯苓三钱，宣木瓜二钱，陈皮一钱，炙甘草八分。水同煎服。(《南雅堂医案·卷四》)

疹后泻利不止，乃积热移于大肠，用四苓散加味主治。

白术二钱（炒），猪苓二钱，白茯苓二钱，泽泻三钱，淡黄芩二钱，川连八分，白芍药一钱五分，木通一钱。(《南雅堂医案·卷八》)

中气久虚，知饥少纳，晨泄，下体怯冷，脾肾之阳俱衰，法当理阳为主。

益智仁二钱，补骨脂二钱，白茯苓三钱，芡实三钱，菟丝饼二钱，覆盆子一钱。水同煎服。(《南雅堂医案·卷四》)

◆ **便溏**

色脉俱虚，痢虽已止，而纳食不运，大便仍溏，系中阳失旷，阴气走泄于下，宜先理中焦阳气再商。

人参一钱五分，炮姜一钱，炒白术三钱，白茯苓三钱，益智仁二钱，陈皮一钱，炙甘草五分。(《南雅堂医案·卷四》)

湿聚阳气式微，足肿，大便溏泄，防成单胀之症。

桂枝木一钱，绵茵陈二钱，生白术三钱，白茯苓三钱，木防己二钱，泽泻一钱。(《南雅堂医案·卷四》)

素体气虚，大病后胃气未复，纳少不运，恶心，时吐涎沫，大便溏，脉缓而大，舌白，是病后全虚之候，法宜和中。

人参二钱，白术二钱（炒），白茯苓二钱，炙甘草一钱，制半夏一钱，陈皮八分，生姜两片，大枣二枚。（《南雅堂医案·卷六》）

阴阳致偏，损症乃起，据称溏泻有年，食减无味，易起嗔怒。此系久病内伤所致，是以太阴脾土日削，少阳胆木来侮，势所必至，病状显然可见。治法宜培元扶土为主，宗《内经》补脏通腑法治之。

人参二钱，炒白术二钱，白茯苓二钱，炙甘草一钱，桑叶一钱，粉丹皮一钱，生姜三片，大枣二枚。同煎。（《南雅堂医案·卷一》）

◆ **便秘**

肺金受湿热之邪，口渴胸满，食少，大便闭，宗东垣清燥法。

黄芪二钱，苍术一钱五分（米泔浸炒），炒白术一钱五分，陈皮五分，生地黄一钱，麦门冬一钱，人参五分，白茯苓一钱，猪苓一钱，泽泻一钱，当归身二钱，黄柏五分，炒川连五分，柴胡五分，升麻三分，五味子三分，炙甘草五分。水同煎服（《南雅堂医案·卷五》）

风秘，大小便阻，脉来浮数，拟润燥搜风，并以利气者佐之。

制大黄三钱，大麻仁二钱，枳壳一钱，山萸肉二钱，郁李仁二钱，怀山药二钱，菟丝子一钱（酒炒），槟榔一钱，车前子一钱五分，牛膝一钱五分，独活一钱，防风一钱。（《南雅堂医案·卷五》）

怫怒动肝，肝木犯胃，胃阳被伤，变化失司，不能传及小肠，六七日始一更衣，左胁下久有聚气，纳入停积不化，每两三日，呕嗳吞酸，仍上涌吐出，是胃气不主下行故也。延久防成反胃之症，法宜温胃阳，并制肝逆为是。

炮附子五分，干姜五分，吴茱萸二钱，生白芍三钱，白粳米一盏，生姜汁半盏。水同煎服。（《南雅堂医案·卷三》）

高年血液枯耗，内燥风生，春令风木上僭，土气必衰，阳明诸脉不主约束筋骨，是以尻门筋掣作痛，甚则足筋挛缩，大便时苦艰燥。兹用微咸微苦之味，以先理其阴分，方列后。

鲜生地六钱，川石斛二钱，阿胶三钱，寒水石一钱，天门冬一钱五分，人中白一钱。（《南雅堂医案·卷五》）

津液枯少，阴虚内燥，口渴便闭，宜滋阴养液为主。

熟地黄一钱，当归身一钱，白芍药一钱，瓜蒌仁八分，天门冬八分，麦门冬八分，桃仁五分（去皮尖），红花五分。（《南雅堂医案·卷五》）

老年清阳日结，腹窄不能纳谷，阴液耗涸，肠腑不润，大便难，燥烈之品例所大忌，惟温通为宜。

川桂枝八分，制半夏二钱，川黄连二钱，白茯苓三钱，杏仁三钱（去皮尖），竹沥半盏，生姜汁一匙。（《南雅堂医案·卷三》）

老年下元已虚，腑气不和，大便难，此乃幽门之病，但面白脉小，岂宜再施攻导，拟用五仁辛润一法。

火麻仁二钱，柏子仁二钱，松子仁二钱，桃仁一钱（去皮尖），郁李仁一钱，当归身二钱，炒白芍二钱，怀牛膝一钱。（《南雅堂医案·卷五》）

老年血液枯燥，生生已少，当春阳气上升，阴液多被吸引，下焦滋养愈乏，便秘之证，实由于此，今审病理以处方。

生地三钱，阿胶二钱，麦门冬一钱，天门冬一钱，松子仁一钱五分，柏子仁一钱五分。（《南雅堂医案·卷五》）

纳食中痞，大便秘结，阳气郁勃于中，腑失传导，拟宣通肠胃一法。

川朴一钱（姜汁炒），川连八分，黑山栀二钱，青皮一钱，炒楂肉一钱五分，陈皮八分，莱菔子一钱五分，川楝子一钱，芦荟一钱。水同煎服。(《南雅堂医案·卷五》)

气机窒滞，不主流行，便闭喘息，不得偃卧，当从中焦泄降之。

葶苈子八分，紫菀二钱，杏仁三钱（去皮尖），橘红一钱，川朴一钱五分，广郁金一钱，枳壳八分。(《南雅堂医案·卷五》)

气阻液枯，饮食减少，大便难，形瘦脉涩，未可概以通下施之，拟以调气滋液为主。

大生地三钱，杏仁二钱，当归身二钱，炙甘草八分，麻仁二钱，红花一钱五分，桃仁八分（去皮尖），枳壳一钱。(《南雅堂医案·卷五》)

热郁气阻，三焦不利，大便燥结，于法宜通。

川朴一钱五分，杏仁二钱（去皮尖），广郁金一钱，陈皮八分，川楝子一钱，芦荟一钱。(《南雅堂医案·卷五》)

食入腹胀，大小便不通，是名肠痹，大肠与肺相表里。丹溪治肠腑，恒以开提肺气为主，今师其法治之。

紫菀一钱五分，杏仁二钱（去皮尖），瓜蒌皮二钱，郁金一钱，桔梗一钱，黑山栀二钱，桑叶一钱。(《南雅堂医案·卷五》)

痰热内结，胸脘不爽，小腹坠，纳食如常，口不渴饮，大小便涩，系血分为痛，姑用通幽之法。

制大黄二钱，当归身一钱，桃仁八分（去皮尖），红花一钱，郁李仁一钱，桂枝木五分，川楝子一钱，小茴香八分。(《南雅堂医案·卷五》)

血液枯燥，胃弱火升，便阻，三才加味主治。

人参二钱，干地黄三钱，天门冬二钱，麦门冬二钱，川石斛二钱，白茯神三钱。（《南雅堂医案·卷五》）

血液亏耗，阳气亦因此不潜，久则胃腑受伤，越五六日始一更衣，小便常见淋浊，病乃由阴及阳，滞腻补涩之剂，非所宜用。

白芍药二钱（酒炒），天门冬一钱五分（去心），沙苑一钱五分，白茯苓三钱，枸杞子二钱，炒猪脊筋一付。水同煎服。（《南雅堂医案·卷五》）

阴液燥涸，下矢坚如弹丸，食纳大减，病在脾胃，兹从劳伤例治。

麻仁一钱五分，肉苁蓉二钱，当归身三钱，松子仁一钱，柏子仁一钱。（《南雅堂医案·卷五》）

◆ **痢疾**

脉左小右大，协热自利，病经旬未解，内虚邪陷，势非轻，可姑用白头翁汤加味治之。

白头翁一钱，北秦皮二钱，川黄连二钱，黄柏二钱，生白芍一钱五分，淡黄芩一钱五分。（《南雅堂医案·卷四》）

病已两月有余，脾胃衰弱，疟邪内陷变痢，面浮腹胀，里急肛门欲坠，气虚伏邪未清，拟用和解之法。

柴胡一钱，淡黄芩二钱，粉丹皮二钱，炒白芍二钱，当归身二钱，炒生谷芽二钱，人参一钱，炒楂肉一钱。（《南雅堂医案·卷四》）

肠胃蕴积郁蒸，致成滞下，病已两月，于清疏之中，稍以补涩者佐之。

炒川连七分，人参一钱，炒白芍二钱，陈皮八分，当归身

一钱五分，炒楂肉二钱，白茯苓三钱，乌梅肉二个。(《南雅堂医案·卷四》)

发热呕恶，胸痞舌燥，伏暑湿热之邪，挟积内蕴，下痢红白黏腻，饮食不进，势成噤口重症，须胃开纳谷，庶望转机病减，兹将拟方列后。

川朴五分，川连五分(酒炒)，白茯苓三钱，陈皮八分，炒北沙参三钱，淡黄芩一钱(酒炒)，炒白芍一钱五分，青皮八分，神曲二钱，谷芽三钱，缩砂仁八分。(《南雅堂医案·卷四》)

伏暑当秋而发，内邪炽盛，致成滞下，脉数面垢，舌燥苔白，左胁时有动气，肌肤甲错，胃津被劫，阴液耗伤，凡热病以救阴为主，胃阴得复，其恙自平。

大生地四钱，麦门冬三钱，人参二钱，炙甘草八分，川石斛二钱，宣木瓜一钱，乌梅肉二个(炒)。(《南雅堂医案·卷四》)

腹痛，痢下白积，病经半月有余，是夏秋暑热郁滞，拟用理气分消之法，方列后。

藿香梗二钱，川连八分，白茯苓三钱，陈皮一钱，川朴一钱，白扁豆二钱，宣木瓜一钱，广木香八分。(《南雅堂医案·卷四》)

腹痛里急后重，下痢不爽，脉左细数右弦，干呕不能纳谷，系暑湿之邪深入着腑，致成噤口重证，防有昏厥之变，拟用苦寒之剂清解之。

淡黄芩二钱，川连一钱五分，干姜八分，白芍二钱，山楂肉二钱，炒银花二钱，广木香五分。(《南雅堂医案·卷四》)

腹痛下痢，目眦皆黄，舌光不渴，湿热内阻气分，拟用清泄法。

川连八分，淡黄芩二钱，川朴一钱五分，寒水石三钱，秦皮二钱，广郁金一钱。(《南雅堂医案·卷四》)

患痢两年有余，腹有积块，形坚，按之漉漉有声，且觉微痛，乃肠府瘀积，寒凝难化，宜先温通一法。

苍术二钱（米泔浸，炒），当归身二钱，白茯苓三钱，枳实一钱，炒川附七分，桃仁十二枚（去皮尖，炒），通草一钱，炒地榆一钱。（《南雅堂医案·卷四》）

患痢日久，长夏至冬未痊，纳食减少欲呕，脾胃阳气已乏，若加以肿胀、喘促等症，治更棘手。

人参一钱，白术二钱，白茯苓二钱，炮姜五分，丁香一钱，干姜五分。（《南雅堂医案·卷四》）

患痢日久，脱肛，完谷不化，主以温涩之剂，用真人养脏汤。

附子一钱，诃子一钱五分（煨），广木香二钱，罂粟壳三钱（炙），当归身六分，炒白术六分，酒炒白芍六分，生甘草一钱八分，肉桂八分（去皮），肉豆蔻五分（煨）。水同煎服。（《南雅堂医案·卷四》）

久痢伤肾，下焦必虚，肾气不主摄纳，是以肛坠不收，脾胃之药安望有效。

大熟地三钱，炒赤石脂三钱，当归身二钱，五味子一钱，焦楂肉一钱五分。（《南雅堂医案·卷四》）

久痢伤阴，津液无以上承，致唇燥舌干，腹痛肛坠，自夏至冬未痊，已成休息之症，兹于和阴剂中，并升其下陷之清阳，方列于后。

大熟地三钱，炒白芍二钱，当归身二钱，炙甘草七分，生谷芽三钱，山楂肉一钱。水同煎服。（《南雅堂医案·卷四》）

久痢伤阴，舌干腹痛肛坠，宜理阴和营为主。

大熟地四钱，炒当归身三钱，炒白芍药二钱，炙甘草八分，白茯苓二钱，炒楂肉一钱五分。（《南雅堂医案·卷四》）

老年体虚挟邪，泻痢两月，纳谷恶心，胸脘痞闷，肢体浮肿，每利必先腹痛，是暑热郁滞所致，徒恃补涩，岂能止病，延久防其变症，慎勿玩视。

川连七分（姜炒），淡干姜七分，生白芍二钱，枳实一钱，白茯苓二钱，人参五分。（《南雅堂医案·卷四》）

老年下痢，舌苔干燥，脉右空大，痰多，形倦音微，乃脾肾俱亏，水土欲败之象，勿以寻常小恙视之。

人参一钱五分，菟丝子一钱五分，赤石脂三钱，白茯苓三钱，炮姜一钱五分，木瓜一钱。（《南雅堂医案·卷四》）

痢血五月有余，少腹痛，久病必致伤阴，用六味酌加主治。

地黄三钱（炒），山茱萸二钱，白茯苓二钱，泽泻一钱，怀山药二钱，粉丹皮二钱，延胡索一钱五分（炒），山楂肉一钱五分（炒）。（《南雅堂医案·卷四》）

脉细肢寒，中焦阳气已虚，初曾发疟数次，继患红痢月余未愈，腹痛后重，是中虚表邪传里，小便艰涩，膀胱气化不行。拟清利湿热，并解表邪，为表里兼治之法。

桂枝木七分，川连七分，炒白茯苓三钱，炮姜八分，炒白术七分，人参一钱，缩砂仁五分，广木香五分，柴胡八分，泽泻一钱，炙甘草五分。（《南雅堂医案·卷四》）

脉象洪大而按之无力，右尺尤弱，肠鸣切痛，下痢如鱼脑，闻食则呕，是命门火衰，不能生土，非峻用温补之剂，焉能却病。

熟附子一钱五分，人参四钱，白术三钱，炮姜一钱。（《南雅堂医案·卷四》）

脉象濡小，腹满自痢，小便清长，病在太阴，不与腑病湿热同例，于法宜温。

炮附子五分，川朴一钱，生白术三钱，白茯苓三钱，干姜八

分。(《南雅堂医案·卷四》)

疟后变痢，热邪未退，伤及厥阴，是以干呕腹痛，气逆上冲心口，知饥不能纳食，显是肝病，肝为刚脏，相火内寄。纯刚燥烈之剂，非所宜用，今酌拟一方列后。

人参一钱，吴茱萸二钱，北秦皮二钱，炒白芍三钱，当归身三钱，炒乌梅肉二个，炒香附八分，白茯苓三钱。(《南雅堂医案·卷四》)

少阴下利便脓血，腹痛，小便短涩，此乃手足阳明感少阴君火，热化太过，闭藏失司，开阖尽撒，若不急为堵截阳明道路，恐真阴立有消亡之虑，拟以桃花汤主之。

赤石脂一两六钱（研细末），干姜一钱，粳米四钱。(《南雅堂医案·卷六》)

湿热积滞为痢，病已半载，恶心脘胀腹痛，系肝胃不和，拟用苦辛泄木扶土，并以分消者佐之。

川朴一钱，炒川连八分，白茯苓二钱，赤苓二钱，炒白芍一钱五分，山楂肉一钱五分，炒青皮一钱，广木香五分，陈皮八分，缩砂仁五分（冲）。

上药十味，水同煎服，并吞乌梅丸、驻车丸各一钱。(《南雅堂医案·卷四》)

湿热停滞肠胃，气分阻闭，是以利不通爽，拟用清热导气之法。

炒川连八分，生白芍二钱，粉丹皮二钱，广木香五分，草决明一钱，淡黄芩一钱五分，焦楂肉一钱五分，石莲子一钱。(《南雅堂医案·卷四》)

湿热邪伏太阴，气机阻遏，不主健运，久则热郁湿蒸，传道失其常度，蒸为败浊，邪势下注。是以腹痛下痢，脓血腻黏，乃气壅不化，湿热交阻，宜行滞疏气，清热祛湿为主。

川朴二钱，黄芩一钱五分，槟榔一钱五分，木香八分，柴胡八分，葛根一钱，银花一钱，神曲二钱，荆芥炭一钱，陈皮八分。（《南雅堂医案·卷六》）

湿热滞于肠胃，血痢自夏至秋未减，右脉搏大，肌削面垢，乃痢症所最忌，宜消导积滞，并以和血者佐之。

大黄二钱（酒炒），淡黄芩一钱五分，当归身一钱五分，生白芍一钱，粉丹皮一钱，川连八分，肉桂五分，生甘草八分。（《南雅堂医案·卷四》）

湿郁脾胃，阳盛气滞，致后重里急不爽，脉缓，腹部作痛，小便短，宜用分消法。

肉桂五分，生茅术三钱，飞清石三钱，泽泻一钱，白茯苓二钱，猪苓二钱，炒楂肉二钱，川朴一钱，陈皮一钱。水同煎服。（《南雅堂医案·卷四》）

暑湿内侵，伤及气分，流行之机被阻遏，邪无出路，致胸痞脘闷，不饥不食，黏腻频下，里急后重，邪势蔓延三焦，成为休息痢，症恐遽难奏效。

人参一钱，川连二钱，枳实二钱，广木香七分，生姜五分，槟榔一钱。（《南雅堂医案·卷四》）

素体阳虚，患痢月余，食物不慎，脾胃壅滞作胀，上加呕恶，古人治痢不外通涩两法。六腑宜通，拟用温药宜通之，并以理气者为佐。

炮附子七分，川朴一钱，制大黄二钱，广木香八分，茯苓皮三钱。水同煎服。（《南雅堂医案·卷四》）

素体阴亏，湿热下痢红积，呛咳，咽喉微痛，是误投消导之剂，津液被劫，所谓湿未罢已上燥是也，宜先清里泄邪为主。

淡黄芩一钱五分，川连一钱，川贝母二钱（去心），茯苓皮三钱，银花二钱，通草一钱。水同煎服。（《南雅堂医案·卷四》）

体质素盛，湿热食积，致成滞下，宜分消其邪，但勿过剂。

川连八分，炒川朴一钱，青皮一钱，陈皮一钱，淡黄芩一钱五分，炒山楂一钱五分，槟榔一钱，广木香五分。（《南雅堂医案·卷四》）

微呕不饥，不寐，大便欲解不爽，系夏令伏邪，湿热郁而成痢，若徒事攻消，反伤脾胃，岂去病之善法。

炒川连五分，淡干姜五分，白茯苓三钱，川楝子一钱，生白芍一钱五分，人参五分。（《南雅堂医案·卷四》）

下痢，里急后重，病在初起，故于行血调气之中，并以消导之法施之。

白芍药三钱，当归身一钱，川黄连一钱，甘草八分，淡黄芩一钱，槟榔一钱，枳壳一钱，广木香五分，干姜五分，大黄一钱五分。（《南雅堂医案·卷四》）

下痢白腻，腰尻酸痛，小便不爽，溺后气向下坠，系阳虚气陷所致，拟方列后。

人参一钱，炒白术二钱，白茯苓二钱，泽泻一钱，诃子皮八分（煨），炮姜八分，广木香八分，缩砂仁五分（研冲），肉桂五分，升麻五分，鹿角五分。（《南雅堂医案·卷四》）

下痢赤白积滞，舌苔灰黄，恶心，渴不多饮，小便不利，是暑湿内伏，三焦气不通宣，宜调理气血。峻攻之剂，恐非所宜。

桔梗二钱，川朴一钱，飞滑石三钱，陈皮八分，白茯苓三钱，猪苓二钱，通草二钱，白蔻仁五分。（《南雅堂医案·卷四》）

下痢腹痛，纳食如常，拟用和阴法。

淡黄芩二钱，生白芍二钱，川连一钱，枳实八分，干姜五分，

白茯苓二钱。（《南雅堂医案·卷四》）

下痢一月有余，口干发热，饮食不进，腹胀闷作痛，而喜手按，小便清利，脉大兼数，系火衰不能生土，内真寒而外假热，辨之宜慎，拟以附子理中汤加减酌治。

淡附子七分，土炒白术二钱，干姜八分，人参一钱，枳实八分，白茯苓二钱，广木香五分。（《南雅堂医案·卷四》）

下痢已将一载，食物吞酸，肢浮肿，小便艰涩，色瘁脉濡。脾胃阳气衰惫，水谷之湿不运，拟以辛温宣阳，并佐以分利，用胃苓汤加减主治。

苍术二钱（米泔浸），川朴一钱（姜炒），益智仁一钱，白茯苓二钱，猪苓二钱，白术二钱（炒），泽泻一钱，陈皮一钱，肉桂七分，生姜两片，大枣二枚。（《南雅堂医案·卷四》）

下痢紫黑，舌苔白，脉象沉细，口不渴饮，系太阴脾土虚寒，拟用和营摄阴之法。

当归身三钱，生白芍二钱，白茯苓三钱，炮姜八分，益智仁一钱五分，炙甘草五分。（《南雅堂医案·卷四》）

泄泻之后，继以下痢，脉右弦大，胃虚纳食减少，阳气不司运化，宜通腑阳为主。

人参一钱，菟丝饼二钱（炒），益智仁二钱（炒），陈皮一钱（炒），白茯苓三钱，缩砂仁七分（炒研）。（《南雅堂医案·卷四》）

泻痢兼患便血，病已五载，色黄心悸，肢倦无力，始由脾阳不振，久且伤及脾阴，拟用理中黄土汤合剂。

人参一钱，炮附子五分，炒白术二钱，阿胶二钱，大熟地三钱，伏龙肝三钱，淡黄芩二钱，炙甘草七分。（《南雅堂医案·卷四》）

由疟转痢，频下红腻，湿热挟积内陷，腹中阵痛，疟仍未止，舌黄面垢，元气已见亏损，施治颇虑棘手。

白头翁二钱，秦皮二钱，白茯苓三钱，枳实一钱，川朴一钱五分，淡黄芩二钱，川连一钱五分，炒白芍二钱，柴胡一钱，神曲一钱，炙甘草八分。（《南雅堂医案·卷四》）

长夏患痢，原由时令湿热，但望七之年，肝肾已亏，病经匝月未减，阴阳二气式微，下焦无收摄之权，势必元气日泄，下焦虚冷愈甚，且神识毫无昏乱之象，此病外感为少，内损居多，更可想见。若徒用胃苓汤等剂，恐不足以济事，治病务求其本，斯不失握要以图之旨。

嫩鹿茸一钱五分，人参二钱，当归身三钱（炒），白茯苓三钱，生杜仲三钱，沙苑一钱。（《南雅堂医案·卷四》）

诊得脉象左数，暮夜微热，下痢而腹不作痛，是阴虚伏暑下陷，拟升阳摄阴之法。

升麻五分（炒），炒熟地三钱，炒当归二钱，炙甘草五分，人参一钱五分，炒白芍二钱，防风根一钱。（《南雅堂医案·卷四》）

诊得脉形细小，胃纳减，肠澼血，或痛或否，此虚候也，毋使浮喘乃佳。

人参二钱，炒白术二钱，白茯神二钱，酸枣仁二钱（炒），炙黄芪一钱五分，当归身一钱，远志一钱，龙眼肉二钱，荷叶二钱，秫米（即粳米）半盏，荠菜花一钱，广木香五分，炙甘草五分，生姜两片，大枣三枚。（《南雅堂医案·卷三》）

◆ 胁痛

脉右弦滑，左关坚急，寸部独小，食则右胁作痛，痰自上升，得吐始安，系心气下郁，脾弱生痰，久恐成膈。

旋覆花三钱，代赭石一钱，制半夏四钱，人参一钱，生白术

四钱，陈皮八分，白芥子一钱，竹油半盏，炙甘草一钱，大枣五枚。水同煎服。(《南雅堂医案·卷三》)

气胀，左胁作痛，病在络脉，久服泄气破气之剂，脾胃受戕，致成泄泻，宜温养中宫为主。

桂枝木八分，当归身二钱，制半夏二钱，橘红一钱，白茯苓三钱，远志一钱(去心)，生姜两片，大枣三枚。(《南雅堂医案·卷四》)

热入营分，心中烦热，胁疼不已，痰火素盛，与伏邪纠结为患，高年阴虚液耗，汗下两忌。

生地三钱，杏仁二钱，麦门冬三钱，橘红一钱，川贝母一钱五分，炒郁金八分。(《南雅堂医案·卷七》)

右胁攻痛作胀，时发时止，乃浊阴聚而成瘕，病在络脉，拟以和营通络为主。

肉桂一钱，当归身三钱，小茴香一钱(炒)，青葱管一尺。(《南雅堂医案·卷六》)

郁伤有年，始觉口鼻中气触腥秽，今右胁作痛，呼吸不利，不得安眠，脉左涩右弦，系血络郁痹，当用宣通法。

当归须二钱，金铃子一钱五分，延胡索一钱五分，桃仁八分(去皮尖)，黄郁金一钱，降香五分(末冲)。(《南雅堂医案·卷四》)

自述早上腹宽，临晚气促微硬，右胁痛，呕吐酸浊，大便不爽，胃阳久伤，浊阴得以上干。苦寒之剂，岂宜多行妄投，延久防成单腹胀之患，急以辛甘温中，冀有转机。

人参一钱，当归身二钱，生白术三钱，白茯苓三钱，煨姜八分，陈皮八分，肉桂五分，益智仁二钱。(《南雅堂医案·卷四》)

左胁痛，血逆而上，兼呕咳痰沫，目眦黄，形盛脉弦，此胃有湿热痰，怒劳动肝，非属虚损之候，宜静摄怡情，庶可祛病。

降香八分（研末冲），苏子一钱五分，金石斛二钱，桃仁八分（去皮尖），黄郁金二钱，陈皮一钱，生姜两片。（《南雅堂医案·卷三》）

◆ **黄疸**

病由酒湿女劳而得，面黑目黄，皮肤爪甲不仁，足寒至膝，脉数而微，邪已深入少阴，治之非易，姑用肾气丸一法。

干地黄六钱，怀山药三钱，陈萸肉三钱，白茯苓三钱，粉丹皮二钱，泽泻二钱，附子八分，肉桂八分，车前子一钱五分，怀牛膝一钱五分。（《南雅堂医案·卷四》）

感受伏暑之气，湿热郁而为黄，腹觉微满，无汗，小便自利。

麻黄八分，连翘二钱（去心），绵茵陈二钱，赤茯苓三钱，川朴一钱，枳壳八分，通草一钱，杏仁二钱（去皮尖），淡豆豉一钱五分，神曲二钱，赤小豆二钱。（《南雅堂医案·卷四》）

劳倦致伤，复感时令温热之气，乃误以风寒发散消导，致温甚生热，内蒸变现黄疸，兹将拟方列后。

连翘二钱（去心），黑山栀三钱，赤小豆二钱，通草一钱，天花粉一钱，香豉一钱。水同煎服。

另吞保和丸三钱。（《南雅堂医案·卷四》）

脉象沉细，目黄，面色黎黑，腹满足肿，脾胃阳不运化，水湿阻滞，致成黄疸，拟以通阳渗湿为主。

肉桂五分（研冲），炒白术三钱，川朴一钱，陈皮一钱，大腹皮二钱，白茯苓三钱，猪苓二钱，泽泻一钱，细辛五分，麦芽二钱，神曲二钱。（《南雅堂医案·卷四》）

面黄无力能食，系脱力脾困，瘀湿不化，兹宗张三丰伐木丸法，并加味治之，方列后。

茅术一两（米泔水浸炒），制半夏一两，陈皮二两（盐水炒），皂矾一两（土封固，用糠火煨，一日夜取出，候冷，矾变红色，去土研细用），白茯苓一两，川朴五钱，炙甘草五钱。

上药七味，共研细末，用大枣肉半斤，煮烂为丸，每服二钱，酒下，不能饮者，用开水送服。（《南雅堂医案·卷四》）

面目一身皆黄，小便自利而清，乃脾虚所致，是为虚黄之证，不从湿热例治。

炙黄芪四两，白茯苓四两，地肤子二两，炒白芍三两。上药用黄酒浸，每服一二杯。（《南雅堂医案·卷四》）

面目一身尽黄，中无痞闷，小便自利，即仲景所谓虚黄是也，因师其法以治之。

桂枝木一钱，炙黄芪三钱，炒白芍三钱，白茯苓三钱，炙甘草一钱，生姜三片，大枣二枚。（《南雅堂医案·卷四》）

目黄口渴，小便赤，舌白，脉形濡缓无力，乃中有湿郁也。

桂枝木一钱，生白术二钱，飞滑石三钱，细茵陈三钱，猪苓三钱，泽泻一钱，茯苓皮三钱，寒水石三钱。（《南雅堂医案·卷六》）

目黄溺赤，心下痛，时发时止，痛缓能食，系脉络瘀热蕴结，与水谷之气交蒸使然。温燥之剂，在所忌用。

柴胡一钱，制半夏二钱，延胡索一钱，枳实八分，黑山栀一钱五分，黄芩一钱五分，炒谷芽二钱，金铃子一钱。（《南雅堂医案·卷四》）

湿阻热聚，上逆则咽嗌不利，外见则身面俱黄，下注则溺赤而涩，拟用分消之法。

淡豆豉一钱五分，绵茵陈二钱，前胡一钱，川朴一钱，黑山

栀二钱，猪苓二钱，白茯苓三钱，木通一钱，橘红一钱，桔梗一钱。水同煎服。(《南雅堂医案·卷四》)

食入易饥难饱，胸脘时苦烦闷，小便不利，身发黄色，乃胃中湿热蒸郁所致，宜通调水道，分降清浊，冀可平复。

绵茵陈一钱，白茯苓三钱，猪苓二钱，车前子一钱，黑山栀二钱，木通一钱。水同煎服。(《南雅堂医案·卷四》)

始有寒热往来，复因食物不节，胃脘气滞生热，蒸变发黄，溺赤便秘，是名谷疸。若误下之，恐犯太阴，防有胀满之患，法当宜腑以清利湿热，方列于后。

绵茵陈二钱，杏仁二钱（去皮尖），白茯苓二钱，枳实八分，桔梗一钱，白蔻仁一钱，天花粉一钱。(《南雅堂医案·卷四》)

胸脘胀闷，面目肌肤皆黄，脉象弦缓，舌苔白腻，是名湿阻。其外因之病，则由雨露潮湿之邪，自上吸受，从肺直达募原，弥漫分布于三焦。至论其内因，则由胃中水谷阻蒸之气，及痰浊胶腻之物，与外邪两相并混，久则湿聚热郁，于是隧道壅阻，气血窒痹，渐致变为黄色，理固显明易见。今病内外两因，皆兼而有之。医者不明病机，混以伤寒表里为例，以无形之邪，而作有形之治，安能望其有效？昔河间治法，必以苦辛寒为主者，良由非苦不足以祛湿，非辛不足以逐秽，非寒不足以胜热故耳。兹特遵之，并拟方列后。

细茵陈三钱，川朴二钱，茯苓皮三钱，飞滑石三钱，半夏曲一钱五分，川通草一钱五分，陈皮八分（炒），白豆蔻一钱，麦门冬三钱。水同煎服。(《南雅堂医案·卷七》)

一身面目俱黄，色暗如熏黄，已食如饥，倦怠嗜卧，短气、小便色黄自利，乃脾胃湿热内郁，膀胱之气不化，渐成黄疸，证属虚候，以理中汤加味治之。

炒白术三钱，人参一钱，干姜八分，炙甘草八分，绵茵陈二钱，白茯苓三钱。(《南雅堂医案·卷四》)

郁蒸发黄，脘痞呕恶，便结溺赤，脉沉，湿热内阻，拟以苦寒之剂进之。

制半夏二钱，杏仁二钱（去皮尖），石膏一钱五分，黄柏一钱五分，黑山栀二钱，积实八分，姜汁一匙。(《南雅堂医案·卷四》)

◆ 积聚

内有积聚，兼挟暑湿之气，阻滞肠胃，中土健运失司，腹部胀满，时作痛，痛则大便常下黏腻，色赤如脓，小便短少，脉象沉而滑数，拟先疏导其肠腑。

陈橘皮三钱，炒白术三钱，赤茯苓三钱，泽泻一钱，猪苓二钱，大腹皮二钱，飞滑石三钱，广木香八分，川朴一钱，缩砂仁八分。水同煎服。另吞木香槟榔丸三钱。(《南雅堂医案·卷四》)

阳气式微，阴浊僭占，午后即觉疲倦，暮夜痛发，拟用温通一法。

制半夏二钱，人参一钱，吴茱萸一钱，白茯苓三钱，炒白芍一钱五分，姜汁半盏。水同煎服。(《南雅堂医案·卷六》)

病由抑郁而起，肝木不舒，胃土必受其侮，病久入络，左胁聚积有形，发必呕吐涎沫酸浊，痛不成寐，便闭忽泻，急攻防变胀满，宜缓图为妥，拟方列后。

吴茱萸一两五钱，制半夏二两，左牡蛎三两，桃仁八钱（去皮尖），川楝子一两，白茯苓二两，延胡索一两，川连八钱，白芥子一两，陈皮一两（去白）。

上药十二味研为末，用香附、生姜合捣汁，将前药和匀为丸，

每服三钱。（《南雅堂医案·卷六》）

初起曾有寒热，脘左隐癖作痛，脉形弦细，舌苔滞腻，是湿热痰食交阻为患，拟用消导法。

制半夏二钱，白茯苓三钱，山楂肉一钱五分，青皮一钱五分，苏梗一钱，鸡内金三钱，沉香五分（冲），陈皮一钱，朱砂三分，香橼一钱。（《南雅堂医案·卷六》）

腹有积块，攻动痛甚，平素无形，时时呕吐酸水，系中虚阳气不运，兹仿大建中法。

人参二钱，川椒一钱，干姜八分，橘饼一枚。（《南雅堂医案·卷三》）

腹有结瘕，脘胁攻痛，口干心悸，咳嗽痰多，当脐动跳，渐致食减内热，大便闭结，皆由肝气横逆，营血未调所致，是即血痹虚劳之症，调治颇为不易，聊为拟方列后。

制香附一钱，人参一钱，当归身二钱，白茯苓二钱，酸枣仁二钱，没药一钱五分，桃仁一钱五分（去皮尖），川贝母二钱，乳香一钱，土鳖虫十枚（酒煎），白蜜半盏（炼）。（《南雅堂医案·卷六》）

积为五脏所生，推之不移，病属于阴，阴邪沉着，阳气无由陈布，少腹连及两胁，隐隐作胀攻痛，执中央以运四旁，令大气流行充满，则阴霾不驱而自消，拟用理中加味治之。

炒白术二钱，人参一钱，煨姜八分，炙甘草八分，桂枝八分，炮附子五分，麻黄五分，细辛八分。（《南雅堂医案·卷六》）

《金匮》云：坚而不移者名为积，病在脏；推移不定者名为聚，病在腑。皆由中土虚衰，血气不运，兹用攻伐消导之剂，兼加养正扶元之品，方列后。

肉桂一钱，炮姜三钱，川朴四钱，吴茱萸三钱，炒白术二钱，黄芩二钱，茵陈三钱（酒炒），川连六钱，辰砂八分，巴豆霜三分。

上药炼蜜为丸，每服二钱，灯草汤下。（《南雅堂医案·卷六》）

经云：冲脉为病，男子内疝，女子瘕聚。今小腹积聚有形，兼有动气，是奇经为病也。凡经水之至，必由冲脉而下，是脉隶于足阳明经。冲脉上冲犯胃，则为呕恶，攻胸则为痞塞，升于巅顶则为昏厥，不知脉络，治之安能中病？种种见症，俱有明征，准是着手，理自不谬矣。

肉苁蓉三钱，当归身三钱，白茯苓三钱，生杜仲四钱，小茴香二钱，紫石英八钱，鹿角霜五分。（《南雅堂医案·卷六》）

六腑浊滞为之聚，推之自能移动，病属于阳，由气机流行不畅，湿阻热蒸，肠中变化传导失司，兹仿东垣法。

川朴一钱，川连八分，山楂肉二钱，青皮一钱，鸡内金二钱，木香八分（煨），萝卜子一钱，芦荟八分。（《南雅堂医案·卷六》）

脉来细而附骨，是为有积。病已半年，隐癖偏踞胁下，坚硬如故，是寒食痰阻结于气分，拟用理中加味。

炒白术二钱，人参一钱，干姜一钱，炙甘草八分，制半夏二钱，白茯苓二钱，陈皮一钱，旋覆花一钱，大麦芽一钱，枳壳八分，当归身三钱（《南雅堂医案·卷六》）

脉形迟细，脘有积块，纳食作胀，肠间漉漉有声，嗳腐吞酸，大便坚结，是必有寒积在中，宜用温通一法。

桂枝木一钱，大黄二钱（酒蒸），川朴二钱，陈皮八分，炮附子五分，干姜八分，枳实一钱，白茯苓三钱。水同煎服。（《南雅堂医案·卷六》）

疟后留邪入络，结为疟母，偏踞于左，发则身下攻逆，加以左胁素有结癖，左右升降之机，因此俱窒，致渐有中满之虑，治颇棘手，拟方姑列于后。

鸡内金三个（不见水，焙存性），沉香五分，缩砂仁八分，陈皮八分，白芥子一钱五分，姜黄八分，枳壳一钱（炒），竹沥一杯，香橼皮二钱（炒）。水同煎服。

另吞鳖甲煎丸一钱。（《南雅堂医案·卷六》）

疟母乃邪与气血交混而成，现自左胁僭踞中宫，木乘土位，脾胃必受其伐，延久怕成中满，尤应预防。

草果仁一钱五分，川朴一钱，白茯苓二钱，陈皮一钱，人参一钱，制香附五分，青皮八分，木香八分。（《南雅堂医案·卷七》）

脐下积块有形，发则有气自小腹上冲心口而痛，是即奔豚，乃肾积也，今从足少阴治，方列下。

上肉桂五钱，附子五钱，吴茱萸五钱，川朴五钱，当归身五钱，川楝子一两，瞿麦穗五钱，川芎五钱，沉香一钱五分，木香一钱五分，大黄二两（润蒸），李根白皮一两，白茯苓四两。

上药十三味，共研细末，炼蜜为丸，临睡用姜汤送下四钱。（《南雅堂医案·卷六》）

脐下结瘕胀痛，痛则气升自汗，脉形弦涩，乃寒气与精血相搏，拟用温通和营一法。

制香附二钱，吴茱萸二钱，白茯苓三钱，陈皮一钱，当归身二钱，乌药一钱五分，山楂肉一钱五分，炒川楝子一钱，粉丹皮二钱，干姜八分，炒白芍一钱。（《南雅堂医案·卷六》）

素有积聚，肠腑不通，湿热内阻，食物难化，法宜和中。

炒白术二钱，苍术二钱（米泔浸，炒），淡黄芩二钱，枳实一钱，白芍药一钱五分，莱菔子一钱五分，陈皮八分，鸡内金二分。

（《南雅堂医案·卷六》）

推之着而不移，知为阴邪聚络，脉弦而缓，攻伐恐非所宜，姑用辛温入络一法。

肉桂七分，当归须三钱，延胡索二钱，橘核二钱，韭白一钱。水同煎服。（《南雅堂医案·卷六》）

脘中积瘕，久而不化，气逆上升，时作攻痛，大便坚，病属血分居多，故以和营化瘀为主。

当归身二钱（酒洗），白芍二钱，白茯苓三钱，陈皮一钱，延胡索一钱五分，怀牛膝一钱五分，粉丹皮二钱，红花二钱，血余炭一钱，川楝子一钱，鳖甲二钱。（《南雅堂医案·卷六》）

右胁积聚有形，动则攻痛，是名息贲，此为肺积。右脉形浮滑，内必挟有热痰，是以干咳心烦，脘闷作胀，拟用平胃散加味治之。

制苍术二钱，桑白皮一钱五分，白豆蔻一钱五分，川芎一钱，大麦芽二钱，瞿麦穗一钱，川朴一钱，陈皮一钱，黄郁金一钱，淡黄芩一钱五分，黄连一钱五分，萹蓄一钱，大黄三钱（酒蒸），沉香五分，木香五分，生姜三片。（《南雅堂医案·卷六》）

自述上年秋间曾患伏暑，延至百日始痊。病去，左胁下即有结癥。每逢春令，晨起必吐痰沫，午后兼有微热，偶进油腻面食之物，必作溏泄，系当时热邪未清，因口腹不慎，食积与痰气互相纠结为患。倘峻急图功，恐反致偾事，法以缓消为宜。

柴胡一两（炒），大黄一两（酒炒），蓬莪术五钱（醋炒），荆三棱五钱（醋炒），雄黄一两，青皮一两（巴豆七粒同炒，俟黄去豆）。

上药六味，捣研为末，神曲糊丸。每服一钱，橘红汤下。下午另服六君子丸三钱，开水送下。（《南雅堂医案·卷六》）

自述昔年经阻半载，疑为有孕，后下污秽臭水甚多，因而渐结成块，八九年来其形渐长渐大，静则伏于脐旁，动则上攻至脘，连及两胁，想系水寒气血瘀聚而成，但久病宜用缓攻之法，匪可急切以图功，拟方开列于后。

肉桂一钱，香附一两（炒），桃仁五钱（炒，去皮尖），甘遂三钱同（面煨），五灵脂五钱（醋炒），川楝子五钱（用巴豆七粒，炒后去豆），地鳖虫二十一个（酒浸），三棱一两（醋炒），蓬莪术一两（醋炒）。

上药共研细末，炼蜜为丸，如梧桐子大，每服十丸，早晚开水送下。（《南雅堂医案·卷六》）

左胁有形攻痛，发则上冲至脘，其积在肝，乃肥气也。

柴胡二钱，鳖甲二钱，川朴一钱（姜汁炒），陈皮一钱（去白），大麦芽二钱，川芎一钱，萹蓄一钱，瞿麦穗一钱，沉香五分，木香五分，大黄三钱，青皮一钱，蓬莪术一钱。水同煎服。（《南雅堂医案·卷六》）

◆ **鼓胀**

大腹暴胀，两足亦肿，食入而胀愈甚，系湿热挟气，填塞太阴，是乃臌胀重证，非消导不为功。

川朴一钱五分（炒），黑牵牛八分（炒），枳壳八分（炒），赤茯苓三钱，大腹皮二钱，山楂肉一钱五分（炒），通草一钱五分，青皮一钱，泽泻一钱，甘遂八分（炒），生姜皮一钱。（《南雅堂医案·卷四》）

色黄脉弦，内有积聚，脾胃受伤，腹大青筋突露，势恐成为臌胀，但病已年余之久，正气已虚，必须疏补兼施，以缓攻取效为宜。

川连一两，生白术四两，厚朴二两，陈皮二两，鸡内金三两，姜汁三杯。

上药研为末，水泛为丸，如梧桐子大。每服三钱，开水送下。（《南雅堂医案·卷六》）

始苦痞满，继复腹胀，脐突筋露，足跗浮肿，大便溏泄，此湿热内壅，中虚不主运化，势必从下而走，治法颇难，兹姑从口苦舌红，小便短赤，依症酌立一方。

桂心五分，白术三钱，白茯苓三钱，泽泻一钱五分，猪苓一钱五分，石膏二钱，寒水石二钱，清石三钱。（《南雅堂医案·卷四》）

太阴脾阳受伤，湿聚中焦，单单腹胀，二便不爽，是浊阴阻结，不克宣通，法以扶阳化湿为主。

茅术三钱，川朴一钱五分，白茯苓三钱，猪苓二钱，草果一钱，附子五分，荜茇一钱，陈皮一钱。（《南雅堂医案·卷四》）

邪癖僭凌中宫，脐虽未突，青筋渐露，势将散而为臌，大便时溏时结，脾气久已虚损，理之非易，拟用攻补兼施之法，方列后。

枳实二钱（麸炒），黄连二钱（姜汁炒），川朴一钱五分（姜汁炒），半夏曲一钱五分，炒麦芽二钱，人参一钱，炒白术二钱，白茯苓二钱，干姜八分，炙甘草八分，鸡内金二钱，当归身二钱，龟甲一钱五分，炒白芍一钱五分，左牡蛎三钱。（《南雅堂医案·卷四》）

诊得脉形微迟，左胁宿痞，腹部渐致胀大，便溏溺少，中阳不运，浊阴上攻，法以温通为主。

炮附子五分，白茯苓三钱，远志二钱（去心），椒目八分，泽泻一钱，小茴香一钱。水同煎服。（《南雅堂医案·卷四》）

腹膨，食入不化，大便色白，是肠胃有滞，而脾气又弱。惟痘疹元气未复，专事消滞，于法未臻妥善。

炒白术三钱，人参一钱五分，炒麦芽二钱，陈皮一钱，山楂肉一钱，炒白茯苓三钱，广木香八分，泽泻一钱。(《南雅堂医案·卷八》)

◆ **头痛**

阴虚风阳上越，头为诸阳之首，高巅之上，惟风可至，风至则百会肿痛，宜滋阴熄风为治。

生地四钱，当归身二钱，白芍药二钱，羚羊角五分，石决明二钱，煨天麻一钱五分，甘菊花二钱，栀子一钱五分（炒黑），粉丹皮一钱，刺蒺藜一钱。水同煎服。(《南雅堂医案·卷二》)

当秋燥金司令，寒热头痛，胸胁疼，此金胜克木，表里俱病，宜达少阳之气，由太阳外出，故从足经例治，主以苦温通降之剂，并用芳香定痛者为佐。

柴胡二钱，黄芩一钱五分，白芍一钱五分，炙甘草五分，桂枝木八分，吴茱萸八分，广木香五分，川楝子一钱，制半夏一钱，小茴香八分，人参一钱，生姜两片，大枣两枚。(《南雅堂医案·卷七》)

烦劳伤阳，暑风乘虚袭入，头痛咳逆，左肢牵掣而痛，舌苔灰黄，虑有风动中厥之患。

鲜荷叶一钱五分，鲜竹叶一钱五分，川贝母一钱五分，橘红一钱，白茯神一钱五分，鲜莲肉三钱，益元散三钱。(《南雅堂医案·卷七》)

风热上攻，头昏然作痛，主以菊花散。

甘菊花一钱五分，防风一钱五分，蔓荆子一钱五分，石膏一

钱五分，旋覆花一钱五分，枳壳一钱五分，羌活一钱五分，炙甘草一钱五分，加生姜三片。水同煎服。（《南雅堂医案·卷二》）

肝胆风阳上升，左半头痛，倏忽无定，右目昏蒙，心烦扰不寐，饥而善食，内风掀旋不熄，营液消耗，恐有痉厥之虑，宜养阴柔肝为主。

大生地三钱，石决明二钱，阿胶二钱（炒成珠），炒白芍二钱，麦门冬一钱，女贞子一钱，甘菊花二钱，白茯苓二钱，羚羊角五分，钩藤八分。水同煎服。（《南雅堂医案·卷二》）

肝血枯燥，致易动嗔怒，发则头痛面热，胸胁胀满，是肝木失养，木气抑郁不舒。木乃生火，飞扬上升，欲不发怒得乎？宜调补肝血，用加味逍遥散治之。

炒白芍五钱，白术三钱，白茯苓二钱，炒栀子一钱，柴胡一钱，姜半夏一钱，当归身三钱，炒荆芥一钱，陈皮五分，甘草五分。同煎服。（《南雅堂医案·卷一·虚痨门》）

寒热头痛，口中大渴，胸满，时吐黄涎，乃四时不正之气，由口鼻而入，与邪伤经络者不同，宜以芳香解秽为主。

藿香一钱五分，紫苏一钱五分，白茯苓一钱五分，甘草一钱，香白芷一钱五分，大腹皮一钱五分，白术一钱，厚朴一钱，半夏曲一钱，桔梗一钱，陈皮一钱，生姜两片。（《南雅堂医案·卷七》）

久苦头痛，遇风即发，法以疏散为主，拟用川芎茶调散，积年老病，非久缓图之不为功，照下方修服。

川芎一两，羌活一两，防风一两，香白芷一两，薄荷一两，炙甘草一两，荆芥一两，细辛五钱。

上药八味，研为末，饭后清茶调服二钱，日服三次。（《南雅堂医案·卷二》）

脉浮大兼洪，头脑胀痛，乃水亏火旺之象，用清降法。

生石膏三钱，大熟地四钱，麦门冬二钱，知母一钱五分，牛膝一钱五分。同煎服。（《南雅堂医案·卷二》）

脉举之则弦，按之状坚如石，头痛如裂，系肾气不足，气逆上行，谓之肾厥，拟用古方至真丸治之，列方于后。

净硫黄二两，煅石青一钱五分，半夏一钱五分（洗净），硝石一钱五分。

上药为末，生姜捣汁糊丸，如梧桐子大，阴干。每服二十丸，米汤送下，并灸关元穴百壮当效。（《南雅堂医案·卷二》）

脉微怠倦少气，遇阴寒头即阵阵作痛，症属阳虚无疑，拟以扶阳为主，师东垣法，用补中益气汤并加味治之。

炙黄芪一钱五分，人参一钱，炙甘草八分，炒白术一钱，陈皮五分，当归身八分，川芎五分，蔓荆子八分，升麻三分，柴胡三分，加生姜三片，大枣两枚。煎服。（《南雅堂医案·卷二》）

脉弦，阴虚火旺，头左右俱痛，口苦作呕，痛及两胁，证属少阳一经，确无疑义，用逍遥散加减法。

柴胡一钱，当归身一钱，炒白芍一钱，白茯苓一钱，炙甘草五分，姜制半夏一钱，黄芩一钱，川芎八分，煨姜五分，薄荷八分。水同煎服。（《南雅堂医案·卷二》）

上热下寒，头目肿痛，烦闷不得安眠，足肢冷，大便微秘。

炒川连一钱，黄芩一钱（酒炒），炙甘草一钱，桔梗一钱，连翘一钱，当归身一钱，柴胡一钱，升麻一钱，大黄八分（酒炒）。水同煎服。（《南雅堂医案·卷二》）

少年斫丧太过，一遇寒热劳役，头痛便发，岑岑欲卧，由下元亏损，水不能养木，则木气燥烈，龙雷之火，时时冲击，上升巅顶，是以头痛而晕。宜峻补肾中之水，稍用补火之品佐之，患始可平。先进三剂，病减再进五剂，方列后。

干地黄五钱，山茱萸三钱，白茯苓二钱，怀山药三钱，粉丹皮二钱，泽泻二钱，肉桂五分，川芎八分。(《南雅堂医案·卷二》)

舌强干涸，头患偏痛，由暑风湿热混于上窍，津液无以运行，因滞而作痛。经云：通则不痛，用清散法。

连翘三钱（去心），桑叶二钱，石膏二钱，蔓荆子一钱，生甘草一钱，羚羊角八分，滑石二钱，荷梗二钱。(《南雅堂医案·卷二》)

暑秽从鼻上受，直犯募原，始则头苦胀痛，今乃痞闷而不知饥，拟主以苦辛寒剂，方列后。

杏仁二钱，飞滑石三钱，川朴一钱五分，半夏一钱五分，黄芩一钱五分，橘红一钱，竹叶二钱。(《南雅堂医案·卷七》)

暑邪蒙闭清空，头痛脘闷，四肢微觉麻痹，舌白，脉左动右濡，素属阴亏体质，重药推消尤忌。

连翘二钱，竹叶二钱，川贝母一钱，郁金八分，飞滑石三钱，杏仁一钱五分。水同煎服。(《南雅堂医案·卷七》)

素患头痛，时发时止，且痛多在于左，此系郁气不宣，风邪袭于少阳之经，遇忧怒劳役，则痛愈剧，加以风寒外邪，痛更难忍，久痛不愈，必至坏目，经云：火郁发之。木气疏则其恙自平，病发时进一剂，次日即用八珍汤二服，免正虚邪复，乘机而入，斯为善后之策，方列于后。

炒白芍三钱，川芎四钱，制香附一钱，白芥子一钱五分，柴胡八分，郁李仁八分，白芷五分，甘草八分。(《南雅堂医案·卷二》)

头痛暴发，双目红赤，脑如破裂，是邪已入脑，所谓真头痛是也。症系至险至危，法本不治，幸手足虽寒，尚未至节，速用三路解救法，冀可挽回于万一，急灸百会穴三壮，随吞黑锡丹三钱，再进汤药一剂，方列于后。

川芎八钱，辛夷二钱五分，细辛八分，当归身八钱，蔓荆子二钱。（《南雅堂医案·卷二》）

头痛烦躁，脉弦，系阴虚火动之症，方列后。

大熟地五钱，怀山药二钱，枸杞子二钱，白茯苓一钱，山萸肉一钱，炙甘草一钱，肉苁蓉一钱，川芎八分，细辛五分。水煎至八分，食后服。（《南雅堂医案·卷二》）

头痛连及两颧，耳后牙龈并苦胀痛，系胆胃两经伏邪未清，从阳明少阳合治。

连翘二钱，赤芍药一钱，甘菊花二钱，白芷一钱，牛蒡子一钱，葛根一钱，羚羊角五分。同煎服。（《南雅堂医案·卷二》）

头痛如裂，兼作干呕，病在厥阴无疑。

吴茱萸二钱，人参一钱五分，生姜四钱，大枣四枚。（《南雅堂医案·卷二》）

头痛脘闷，客邪外袭，拟用辛散一法。

连翘二钱，桔梗二钱，杏仁三钱（去皮尖），橘红一钱，苏梗二钱，黄连一钱五分，桂枝一钱五分，制半夏一钱，人参五分，干姜一钱五分，炙甘草一钱五分，大枣二枚。（《南雅堂医案·卷六》）

望七之年，真元已虚，寒邪上受，经脉不和，脑后掣牵作痛，乃风邪干触所致，拟用清散之法。

连翘二钱（去心），甘菊二钱，蔓荆子一钱，苦丁茶八分，荷叶一钱，薄荷五分。水同煎服。（《南雅堂医案·卷二》）

虚阳上攻，痰涎壅盛，气不得降，致头胀作痛，用清降法。

苏子二钱五分（炒研），法半夏二钱五分，制厚朴一钱，陈皮一钱（去白），前胡一钱，炙甘草一钱，当归身一钱五分，沉香五分。（《南雅堂医案·卷二》）

阳气浮越，头痛筋惕，脉数虚而动，为阴气大伤之征，用镇摄法治之。

生地三钱，左牡蛎四钱，人参一钱，阿胶二钱（炒成珠），炒白芍二钱，天门冬一钱，炙甘草八分。水同煎服。（《南雅堂医案·卷二》）

阳气过动，变化风火，乘势升降迅速，致巅顶作痛，系厥阴阳明偏热所致。

冬桑叶二钱，连翘二钱（去心），粉丹皮一钱五分，玄参一钱，炒栀子二钱，荷叶二钱。水同煎服。（《南雅堂医案·卷二》）

阴虚不足，邪热上壅，脉弦头痛，兼苦烦躁，系水亏火动所致，宜补阴为主，以六味加味治之。

干地黄五钱，山萸肉三钱，怀山药三钱，粉丹皮二钱，泽泻二钱，白茯苓二钱，肉苁蓉二钱，细辛一钱，川芎八分。水同煎服。（《南雅堂医案·卷二》）

诊得脉浮大，头痛如裂，牙龈肿痛，症系水亏火旺，拟用玉女煎，方列于后。

生石膏三钱，熟地黄四钱，麦门冬二钱，牛膝一钱五分，肥知母一钱五分。水同煎服。（《南雅堂医案·卷二》）

诊得脉象弦数，苔黄而厚，头左右俱痛，乃少阳阳明湿热，挟风阳上逆，用升散法。

制半夏二钱，陈皮一钱，白茯苓一钱，川芎一钱，天麻一钱，白芍一钱，当归身一钱，细辛八分，白芷八分，炙甘草五分，荆芥一钱，薄荷五分，防风一钱，羌活五分。水同煎服。（《南雅堂

医案·卷二》）

自称每逢春令，头痛频发，烦闷，憎恶风寒，不思饮食。盖元气素弱，真阳不足，春气发生之际，不能随之上舒，故痛闷殊甚。病由内伤所致，非挟有表邪。若徒事发散，是谓虚虚，宜补其元气。庶清浊有升降之机，夙恙不难渐平，方列于后。

炙黄芪三钱，白术三钱（黄土微炒），人参二钱，当归身二钱，炒白芍三钱，川芎一钱，天花粉一钱，柴胡一钱，蔓荆子一钱，陈皮五分，炙甘草五分。水煎服。（《南雅堂医案·卷二》）

自述大醉之后，曾当风而卧，醒觉头痛如破，往来无定，病由中酒而起，大醉则阳气发越过甚，风为阳邪，头为诸阳之首，邪随酒气而入，是以往来作痛，治宜祛散风邪为主。

川芎三钱，香白芷二钱，细辛八分。同煎服。（《南雅堂医案·卷二》）

◆ 头重

病后气血多虚，因不慎房事，真气益损，余焰复炽，致头重不举，小腹拘急而痛，脉沉足冷，是名色复，症属匪轻，姑用当归四逆吴茱萸汤合剂，并加烧裈散主治。

当归身三钱，桂枝三钱，白芍药三钱，炙甘草二钱，细辛三钱，木通二钱，人参二钱，吴茱萸二钱，生姜三片，大枣三枚。上药水同煎服。

另取妇人裈近前阴处剪下烧灰为末，开水调服二钱。（《南雅堂医案·卷六》）

◆ 眩晕

病由恼怒惊恐而得，肝风挟阳上逆为厥，是以头目晕眩，厥阴肝脉贯膈乘胃，木犯土位，故脘中不饥，不思纳谷，拟以苦降酸泄之法，并取重镇者治之。

小川连二钱（吴茱萸炒），白芍药三钱，淡干姜一钱五分，乌梅二枚，左牡蛎四钱。水同煎服。(《南雅堂医案·卷五》)

肝木不柔则风动，脾土失运则痰生，是以眩晕食少，用扶土制木法。

炒白术三钱，天麻二钱，制半夏二钱，白茯苓三钱，制首乌二钱，陈皮一钱，钩藤一钱，羚羊角八分。(《南雅堂医案·卷二》)

肝阴不足，则火动生风，脾阳失运，则液聚为痰，变化上冒清空，致头目昏然作晕，治以理肝扶脾为主。

生地三钱，制半夏二钱，白茯苓二钱，钩藤一钱，炒白芍一钱，陈皮八分，竹沥半盏，天麻一钱。(《南雅堂医案·卷二》)

经云：诸风掉眩，皆属于肝。厥阴为风木之脏，少阳相火所居，风与火皆属阳而主动，风火相煽，则头脑为之旋转。今诊得寸脉浮大，按之即散，上虚可知，古有上病下取之法，遵此列方。

大熟地六钱，白茯苓二钱，怀山药二钱，山茱萸一钱，肉苁蓉二钱，川芎一钱，枸杞子二钱，细辛五分，炙甘草一钱。水同煎服。(《南雅堂医案·卷二》)

脉右弦左弱，面色红亮，眩晕呕恶，胸脘不舒，乃痰饮上泛之症，用镇逆法。

法半夏三钱，煨天麻一钱，白茯苓三钱，白蒺藜二钱，橘红一钱，石菖蒲一钱，生姜汁半盏。同煎服。(《南雅堂医案·卷一》)

脾胃虚弱，四肢气无所禀，土虚则木摇，故眩晕时作，拟用扶正补中之法，方列后。

人参一钱五分，炒白术三钱，白茯苓二钱，陈皮一钱，制半夏一钱，炙甘草八分，天麻一钱，当归身二钱，炒白芍二钱，黄芪一钱（炙），加大枣二枚。同煎服。（《南雅堂医案·卷二》）

脾阴因滞而生痰，肝阳因劳而化风，风痰相搏，上攻旁溢，是以头目昏晕，肢体酸痛。右关脉微滑，口腻不食，当先调和胃气，蠲除痰饮，俟胃纳增，治法再议。

法半夏二钱，粳米二钱，麦门冬一钱，白茯苓二钱，橘红一钱。（《南雅堂医案·卷一》）

平时操劳太过，阳气大动，勃然变化内风，直冒清空，是以眩晕时作，用清熄法。

明天麻二钱，白茯苓二钱，炒白术二钱，甘菊花一钱五分，制半夏一钱五分，白蒺藜二钱，陈皮八分。水同煎服。（《南雅堂医案·卷二》）

情怀郁勃，气火上升，是以眩晕咽痹，脘闷不饥，自觉冷者，非真寒也，乃气痹不通之故。丹溪谓上升之气，从肝胆相火，斯其明征，肝为刚脏，柔以济之，即为中和之义。

生地三钱，粉丹皮二钱，阿胶一钱，玄参一钱，川石斛二钱，黑绿豆皮三钱。（《南雅堂医案·卷四》）

热化内风上冒，头晕时作时止，是上实下虚之候，先清其标。

鲜生地三钱，连翘二钱（去心），广郁金一钱，玄参一钱，羚羊角五分，石菖蒲八分。水同煎服。（《南雅堂医案·卷二》）

暑热气从上受，头眩脘闷，食入不下，脉寸大，以苦辛寒主之。

杏仁二钱（去皮尖），竹叶二钱，飞滑石三钱，香豉一钱五分，黑山栀二钱，郁金一钱。水同煎服。（《南雅堂医案·卷七》）

素有肝风眩晕，复感新凉，患疟愈后，常患周身筋脉掣痛，甚则发厥，是血虚不能养木，筋脉失养，虚风乘机走入经络，致有种种见症，宜育阴熄风为主。

煨天麻一钱五分，炒白芍一钱，当归身一钱，枣仁二钱，制半夏一钱，白茯苓二钱，石决明三钱，制首乌一钱，白蒺藜一钱，羚羊角五分，竹沥半盏，姜汁一匙。（《南雅堂医案·卷二》）

痰气素盛，流走经络，故头旋足软弱无力，虽似虚象，未可遽然投补，先用清熄法。

制半夏二钱，白茯苓二钱，陈皮一钱，牛膝一钱，薏苡仁二钱，制首乌一钱五分，宣木瓜一钱，钩藤一钱，刺蒺藜一钱，竹沥半盏，炙甘草八分。水同煎服。（《南雅堂医案·卷二》）

头面赤热，眩晕呕恶，胸胁隐隐刺痛，四脚时觉厥冷，虚火上冲，当治其本，兹用正元丹（即四君子汤加山药、黄芪。编者注）主之。（《南雅堂医案·卷二》）

头目晕眩，势欲颠仆，口眼微觉㖞斜，腹中幽幽作水声，斯非中风为患，乃水湿之气，浸淫于内。然所以成其水湿者，系由脾虚之故。脾虚不能运化，水乃停积于中，积久不化，将涌而上行，于是晕眩㖞斜，诸症作矣。气既上涌，则首重而足轻，故有欲仆之势，状似中风，实则非是，治法不必祛风，只健脾土，土健自能制水，又恐水冷不化，故又补命门之火以生土，母旺而子自生，此定理也。大地阳回，寒冰尽解，诸症当可悉平矣，拟方如后。

人参五钱，白术八钱，茯苓八钱，法半夏三钱，肉桂一钱，车前子一钱五分。（《南雅堂医案·卷一》）

头为诸阳之首，义不受邪，肝胆之气火上冒，则头为之眩晕。经云：诸风掉眩，皆属于肝。加以痰盛火旺，其势益剧，防有昏厥之虞，从少阳阳明合治。

连翘二钱（去心），粉丹皮一钱五分，鲜生地二钱，天花粉一钱五分，石菖蒲一钱，橘红一钱，羚羊角七分，白茯苓二钱，制半夏二钱，炙甘草八分，竹沥半盏，姜汁一匙。（《南雅堂医案·卷二》）

头晕，四肢微觉麻木，是肝木为病，近复食减便溏，亦木侮土故也，宜静养天和，毋令内风勃然变动，先责之少阳太阴两经。

羚羊角七分，炒白术三钱，白茯苓三钱，炒白芍二钱，明天麻二钱，刺蒺藜二钱，陈皮一钱，炙甘草八分。（《南雅堂医案·卷二》）

土盛木胜，内风动跃，两手关脉皆见一粒厥厥动摇之象，此其明征，是以头眩面麻，左半肢体麻木不仁，防成偏枯之症，毋令延久增剧。

制首乌三钱，石决明三钱，当归身二钱，炒白芍二钱，秦艽一钱，白茯苓二钱，钩藤一钱五分，天麻一钱五分，刺蒺藜二钱，甘菊花二钱，桑枝七分，陈皮八分。（《南雅堂医案·卷五》）

望六之年，肾阴既亏，无以涵养木气，肝阳内风，勃然泛行于上，眩晕乃生。经云：下虚上实为厥，乃欲仆之萌芽也。此非外来六气所感，由平素操劳太过，思萦于内，五中烦动，遂令精血脂液，暗受耗损。诊得脉左尺空弦，面容浮红光亮，偶一用力，汗津津外泄，立起便觉足跗骨痿。察诸色脉，症状显然，阅所服诸方，均未忝及内典，奚望有济于事？尝观刘河间《内经》奥旨，凡上实下虚，耳鸣足痿，便溺窍阻等症，每以浊药清投，名曰饮子。今师其法以治之。

大熟地三钱，肉苁蓉二钱，远志一钱，山萸肉一钱，川石斛一钱，怀牛膝一钱，五味子八分，麦冬一钱。（《南雅堂医案·卷一》）

形寒肌瘦，水饮郁于下焦，阴邪停留，故脐下时有动气，且水气太甚，荡漾中宫，必多吐涎沫，久则郁极而发，其势冲激直上，是以头目昏眩，皆水势泛滥之故，兹用五苓散主之。

猪苓二钱，泽泻三钱，白术二钱，白茯苓二钱，桂枝一钱（去皮）。(《南雅堂医案·卷一》)

眩晕，呕吐清水，系内风挟痰所致。

天麻一钱五分，甘菊花二钱，制半夏一钱五分，陈皮一钱，钩藤一钱，白茯苓二钱。(《南雅堂医案·卷二》)

眩晕痰多，脘闷不爽，脉弦而动，系清阳不足，内风潜炽，宜清熄之。

桂枝木八分，天麻一钱五分，制半夏二钱，白茯苓二钱，陈皮一钱，白蒺藜一钱五分，薏苡仁二钱，炙甘草八分。(《南雅堂医案·卷二》)

眩晕，胸满呕恶，口干，小便短数，是风动于上，饮积于中，水亏于下，病非一端，聊拟一方如下。

细生地二钱，钩藤一钱，天麻一钱五分，陈皮一钱，白茯苓三钱，羚羊角八分，制半夏一钱，竹茹二钱。(《南雅堂医案·卷二》)

诊得寸脉滑，按之益坚，眩晕时作，是为上实之证，仿丹溪法。

大黄一钱五分（酒炒为末），用茶调服。(《南雅堂医案·卷二》)

诊得两寸脉浮大，头目时苦昏晕，兼欲作呕，系土被木克，脾胃俱伤。先治厥阴，以杀其木火上干之势，方列于后。

制首乌二钱，紫石英三钱，白茯苓二钱，枸杞子二钱，天门冬一钱五分，绿豆皮一钱五分，柏子仁一钱五分，大枣三枚。

（《南雅堂医案·卷二》）

◆ 中风（类中风）

气体素寒，卒中风邪，则风水相遭，寒冰彻骨，猝然倒仆，不省人事。抚脐下，体冷如冰，喉间痰声漉漉，势如水沸，口开手撒，尿出，种种险象，危在顷刻。斯时追以驷马，犹虑不及，若误以涤痰祛风等药投之，如抱薪救火，速之死耳！盖寒风多见脱证，宜温补为急；热风多见闭证，宜疏通为先。一寒一热，一脱一闭，毫厘千里，性命悬于呼吸，此症确系寒脱，亟用温补，以冀挽回于万一。

生南星一两，生附子五钱（去皮），生川乌五钱（去皮），木香二钱，人参一两。

前以法在不治之险症，认定脏寒欲脱，以大剂三生饮温补之，并师薛氏心法，加用人参以驾驭其邪，服后果转危为安，得庆更生。可知心不可不细，胆不可不大，下手又不可不快，不特病家为余颂，即余亦未尝不颂病家。处仓卒扰攘之际，独能力违众言，悉心信任之，俾余获此成功，岂非大快心事？今病机已转，细察脉象，真火衰甚，语言行动，一时未能复其常度，宜每早服八味丸四钱，再用柔润熄风之剂，冀渐收全功。

人参二钱，白茯苓二钱，白术二钱，炙甘草一钱，陈皮一钱，制半夏二钱，麦门冬三钱，干桑叶一钱，竹沥半盏，加生姜两片，大枣三枚，同煎。午后服。（《南雅堂医案·卷一》）

半月前猝然倒仆，便觉半身不遂，连服某医药六七剂，而麻木益甚，致成偏枯之症。索前方观之，见所用多是风药，原无风邪，认作中风，因风治风，岂非大误！有医如此，不如无医。盖气虚之体，正气不足以主宰，是以卒然颠仆，斯时若用补气之药为主，略用消痰之品佐之，何致酿成偏枯之患，乃不峻补其气，而反以风药耗之，杂然乱投，是何异倒戈相向耶？症成偏枯，咎有攸归，今已晚矣。急急反其道而为之，犹虑弗胜，姑用大剂补品进之，以徐观其效也可。

人参二两，白术二两，白茯苓一两，制半夏三钱，附子三分，神曲一钱，煎服。三剂。（《南雅堂医案·卷一》）

猝倒之后，舌喑不能言，四肢废而不举，痰声如锯，两目尚能转动，此症酷似中风。然平素体肥多痰，且按之脉滑而濡，故决其为痰症。盖诸症多生于痰，痰多成于湿，痰湿搏结，故卒然昏仆。此时若不治痰而治风，适足招风以生变，然仅治痰而不补正，亦不能冀其有效，必先大补其气血，气旺血盛则痰不化而自化矣，议方于后。

人参五钱，黄芪八钱，当归身五钱，白术五钱，芍药三钱，大熟地八钱，白茯苓三钱，川芎一钱，肉桂一钱，甘草一钱。（《南雅堂医案·卷一》）

风为百病之长，中之者，势如矢石，险状自不待言。据称时方晌晚，步入内室用膳，便猝然倒地，痰涎上壅，口眼㖞斜于左，显系中经之确证，幸脉尚浮大，阳证见阳脉，邪尚在腑，似无大碍之虞。因风治风，为疾驰解围计，亟用小续命汤进之。

桂枝、麻黄、人参、杏仁、川芎、黄芩、防己、甘草、炒白芍以上各八分，附子四分，防风一钱二分，加生姜三片，大枣五枚，煎服。（《南雅堂医案·卷一》）

风中于经，则六经之形症，必现于表，今据口苦胸满，两胁作痛，乍寒乍热，两关按之弦甚，病在少阳一经，毫无疑义，法用小续命汤加羌活、连翘。（《南雅堂医案·卷一》）

忽然倒仆，语不成声，口角流涎，右手麻木不仁，肌肤不知痛痒，此系气虚之故，非真中风也。盖真气既虚，不能运行四肢，故手肢为之不仁，气不布行肌肤，故莫知痛痒，于是内热自生，蒸其津液而结为痰涎，壅塞隧道，堵截其神气出入之窍，神明瞀乱无主，则舌纵难言，其口角流涎者，廉泉穴开故也。非风误作风治，危可立待，急急补气扶正为主，尚有挽回之机，用六君子汤加味治之。

人参一两，白术二两，黄芪二两，半夏三钱，白茯苓三钱，甘草一钱，陈皮一钱，附子一钱。（《南雅堂医案·卷一》）

家喜豪饮，两臂时时作痛，历观前方，类多祛风治痰等药，何以痰气益盛，麻木更加，且觉头目晕眩，言语謇涩，体软筋弛，腿膝拘痛，口角时流涎沫，身似虫行，搔起白屑。种种症状，鲜不谓中风已成之故，然细察病情，实由脾气不足所致。盖人生后天之补益，全赖饮食，饮食太过，脾气反受其伤，况酒尤能损耗真气乎。真气伤耗，则脾土失其运化之机，而种种变状出焉。握要以图，惟有培土之一法，用六君子汤加味治之。

人参五钱，白术八钱，甘草一钱，陈皮三钱，半夏一钱，白茯苓三钱，附子三分。（《南雅堂医案·卷一》）

据称大怒之后，腹常作痛，吐痰频频不已，服二陈、四物及祛风等剂，反致半身不遂，筋挛肢痿，日晡益剧，内热口干，形体怠倦。试探其源，斯症本与风无关，乃郁怒未舒，肝气不疏之故。误作风治，气血反为风药所损，致病有似乎中风者，然欲转败为功，宜解郁顺气为主，并以养血补气等品佐之，用加味逍遥散。

大熟地八钱，白茯苓二钱，人参一钱，丹皮二钱，白术二钱，当归身三钱，白芍药三钱，麦冬二钱，陈皮八分，柴胡一钱，甘草一钱。（《南雅堂医案·卷一》）

君相火亢，水涸液亏，证系下虚上实，时有暴怒跌仆之患，兹勉拟一方，藉以滋液救焚，俾药力直达于下，不助上焦之热，庶克有济，遵琼玉膏法。

鲜生地捣自然汁二斤，生白蜜一斤。

上药用铅罐封固，以铁锅盛清水，中设木架，放罐于上。取桑柴火煮三昼夜，频添水，至三日后方可住火。连器浸冰水中，一日取出，再加：白茯苓一斤（蒸熟研粉），真秋石一两（银罐内煅研），人参六两（蒸透研），此三味合前药拌匀，切成块，用小口瓷瓶收贮，勿令泄气，每晨空心用滚水调服五钱。（《南雅堂医案·卷一》）

口眼㖞斜，半身不遂，惟外无六经形症，内亦无便溺阻隔，非表非里，邪无定居，系风中血脉所致，治法汗下俱戒，宜润燥养血以祛除其风，冀可有效，方用大秦艽汤。

秦艽一钱五分，生石膏一钱五分，甘草一钱，当归一钱，防风一钱，白芍一钱五分（酒炒），羌活一钱，独活一钱，黄芩一钱，炒白术一钱，白茯苓一钱，生地一钱，熟地一钱，川芎一钱，白芷一钱，北细辛三分。（《南雅堂医案·卷一》）

老年精力衰惫，右肢时患麻木，入春口眼㖞斜，系虚风内动所致，然值时令发泄之际，风药攻劫，殊非所宜，以益气固卫为主。

人参、白术、黄芪、炙甘草、当归身、陈皮、天麻、煨姜、大枣。（《南雅堂医案·卷一》）

脉濡无力，舌强，声音不出，半身不遂，系阴风挟湿，中于太阴脾络所致，前医误用寒滞汤药，致清阳愈蔽，更无晨舒之机，病势益剧。辨证不清，用药安能合律？急师嘉言老人资寿解语汤法。

防风一钱，酸枣仁一钱，炮附子一钱，天麻一钱，羚羊角八分，肉桂八分，羌活五分，甘草五分，淡竹沥二匙，姜汁一滴，同煎服。（《南雅堂医案·卷一》）

脉左数右弦，真气不足，内风愈炽，舌强言謇，左肢麻木不仁，麻为气虚，木为湿痰败血壅阻所致，此系痰火入络，恐成偏枯之症，宜静养调理，或渐可收效。

人参三钱，法半夏一钱，广皮一钱，白茯苓二钱，当归二钱，白芍药一钱，炙甘草八分，桑枝五寸。（《南雅堂医案·卷一》）

频年操劳过度，精力消耗，阴气不能上承，内风跃跃欲动，是为痱中之象。前医专以治痰为务，始而温补，继而攻劫，治失其宜，无怪真阴愈亏，日就枯槁。且今夏酷热异常，发泄尤甚，积屡之躯益觉不支，急宜育阴息风，生津益气，以冀渐有转机，用固本丸加减。

北五味、生地、天冬、麦门冬、人参。（《南雅堂医案·卷一》）

上年冬暖失藏，入春地气上升，肝木风动，遂致舌本络强言謇，右肢偏痿，脉象细而兼数，细为脏阴之亏，数为营液之耗，根蒂不固，症属虚候。奈若辈不察病情，徒知发散攻风，泄气降痰，真阴被劫，元气愈伤，渐渐神溃如寐，一误再误，恐有昏厥之忧。虽有扁卢，亦无所施其技，议用复脉去姜、桂进之。

炙甘草二钱，人参一钱，阿胶二钱，火麻仁二钱，麦门冬二钱，大生地八钱，大枣四枚，水酒各半合煎。（《南雅堂医案·卷一》）

舌苔滞腻，口歪流涎，便溏溺少，左肢痿而不用，脉见弦迟，是中虚湿胜之体，易于生痰动风。内风既动，未有不招外风者，宜用：

牵正散合二陈汤，加川附、桂枝、制僵蚕、白芍。(《南雅堂医案·卷一》)

时值隆冬，在室侧身向火，偶出户外，遽为贼风所中，口向右㖞，右颊拘急异常，斯非中风也，乃火逼甚热，气血偏并于右所致，中实无风，不必作风治，只调和其气血，而佐以清火等品，当可取效。

防风二钱，升麻一钱，当归三钱，黄芪三钱，白芷五分，元参三钱，麦冬二钱，天花粉三钱，秦艽一钱，桂枝三分，甘草八分，用水煎服两剂。(《南雅堂医案·卷一》)

素有内热，忽然猝倒于地，目不识人，左手因之不仁，此非真中风也。系肾水亏耗，肝木失养，于是木气益燥，自生内风而昏眩颠仆也。此症若作风治，愈促其亡，即误作气虚治之，恐阳盛而阴益衰，于法亦非所宜，须补水以生木，则木疏而症平矣。

大熟地一两，山萸肉五钱，怀山药四钱，白茯苓三钱，粉丹皮三钱，泽泻三钱，白芍药一两，当归五钱，白芥子三钱，柴胡一钱。(《南雅堂医案·卷一》)

中年丧偶，怀抱郁结，时患筋挛骨痛，并称喉间似有结核状，服乌药顺气散等剂，反致口眼歪斜，两臂不能伸举，日晡内热，痰涎愈甚，细察此症，非偏枯将成之象，乃肝木不疏之故。盖木生于水，水为木母，水耗则木郁而难疏，于是木来克土，脾热胃燥而内风生焉。固不必招外来之风，而始现歪斜之状也。治法宜疏木扶土为主。

白芍五钱，白茯苓三钱，生枣仁二钱，白术三钱，熟地五钱，人参一钱，麦门冬二钱，当归身二钱，元参三钱，山药一钱，郁金一钱，远志一钱，甘草五分。(《南雅堂医案·卷一》)

厥阴风木，与少阳相火同居，火热生风，风生必挟木势而害土，土病则津液凝聚而成痰，流注四肢，而瘫痪成焉，宗《金匮》风引汤法治之。

大黄二两，干姜二两，化龙骨四两，桂枝二两，甘草二两，左牡蛎四两，寒水石六两，赤石脂六两，白石脂六两，石膏六两，滑石六两，紫石英六两。

上药十二味，杵为末，筛过，以韦囊盛之。取三指撮，井花水三升，煮三沸，温服一升。（《南雅堂医案·卷一》）

久病之后，猝然倒仆于地，自汗不止，懒于言语，其状却与中风相似。然脉甚细微，是为虚象，恐成亡阳之症，若用风药误治，危不旋踵。乘此将亡未亡之际，急用大剂温补之，或尚可挽回生机。幸弗迟疑自误生命，列方如后。

人参一两，黄芪二两，附子三钱，当归一两。水煎服。（《南雅堂医案·卷一》）

卒然倒仆，外状酷如中风，然平时元气大虚，故外来风邪易于乘机奔凑，师东垣法，冀可取效。

人参五钱，白茯苓二钱，炒白术五钱，炙甘草一钱，黄芪五钱，竹沥一盏，加生姜三片，大枣三枚，煎。（《南雅堂医案·卷一》）

猝然倒仆，痰涎壅塞，口不能言，汗出如雨，手足懈弛不收，囊缩遗尿，状似中风恶症，实则为阴阳两脱。此症至急至危，法在不治，生死决于俄顷，有间不容发之势。若作风治，恐下口立亡，急用三生饮救之。

人参二两，生附子一枚，生南星五钱，半夏三钱。

幸哉！快哉！前药服后关门已启，阳气复回，得有生机之庆，然既战胜贼寇，而一座空城，急应收拾流亡，培养元气，为长治久安计，列方于后。

人参一两，白术二两，白茯苓五钱，大熟地一两，当归一两，山萸肉五钱，麦冬五钱，半夏三钱。煎服二剂。(《南雅堂医案·卷一》)

◆ **郁证**

郁勃热气上升，头目如蒙，背俞䐜胀，脉左大弦数，先宜清其上焦。

连翘二钱，羚羊角八分，杏仁三钱 (去皮尖)，桔梗一钱，瓜蒌皮二钱，黑山栀三钱，夏枯草二钱，香附一钱。(《南雅堂医案·卷四》)

病由郁起，少火变为壮火，脘间不舒，口苦舌糜，木火劫烁津液，心脾受损，徒恃清火苦寒之剂，恐不足以平郁热，惟怡情赡养，冀可向安。

霜桑叶二钱，粉丹皮一钱五分，白茯苓三钱，川贝母一钱 (去心)，连翘二钱，金石斛三钱。(《南雅堂医案·卷四》)

肝郁木不条达，致成内热，拟用逍遥散加减法。

柴胡一钱五分，当归身二钱，炒白芍二钱，白茯苓三钱，广郁金一钱，甘草七分，薄荷五分，生姜一片。(《南雅堂医案·卷四》)

寒热往来无定，胸脘痞闷，少腹拘急而痛，肝经被郁，木气不能条达，拟用加味逍遥散治之。

柴胡一钱 (炒)，当归二钱 (酒洗)，白芍药二钱 (酒炒)，白术三钱 (土炒)，白茯苓三钱，黑山栀一钱五分，粉丹皮一钱五分，炙甘草五分。(《南雅堂医案·卷四》)

气郁，寒痰凝滞，胸间觉冷，时作隐痛，食入则腹中胀闷，议用温通法。

桂枝木一钱五分，制半夏二钱，白茯苓三钱，陈皮一钱，当归身二钱，川朴一钱，炒白芍二钱，制苍术二钱，川芎八分，枳壳八分，高良姜一钱，丹参一钱，炙甘草五分。水同煎服。(《南雅堂医案·卷四》)

气郁，咽嗌不利，病由情志而得，仿《金匮》法，酌方列后。

旋覆花一钱五分，川朴一钱，白茯苓三钱，橘红一钱，制半夏二钱，苏梗一钱，枇杷叶三片（去毛），姜汁半匙（冲）。(《南雅堂医案·卷四》)

情志不适，肝脾气血多郁，脉象虚涩，病已半载有余，峻利之剂恐非所宜，拟以补中益气，合逍遥散主之。

柴胡八分，炙黄芪一钱五分，人参一钱，炒白芍一钱，炒白术一钱，白茯苓一钱，当归身一钱，炙甘草五分，陈皮五分，升麻三分，生姜两片，大枣三枚。(《南雅堂医案·卷四》)

情志不适，久郁心脾，气结，宜安神利窍，并以益气佐之。

人参一钱五分，龙骨二钱，酸枣仁二钱，白茯神三钱，远志一钱（去心），石菖蒲一钱五分。水同煎服。(《南雅堂医案·卷四》)

◆ **瘿病**

忧郁不解，气血皆虚，头项结瘿，暮夜寒热盗汗，乃郁损成劳之渐，倘经期复阻，虑其难治。

当归身三钱（炒），炒白芍二钱，白茯神三钱，陈皮一钱，钩藤二钱，炙甘草八分，大枣三枚。(《南雅堂医案·卷四》)

◆ **水肿**

经云：诸湿肿满，皆属于脾。劳倦所伤，内外湿邪合而为一，郁于土中，太阴气化不行，宜求其本治之。

炒白术三钱，白茯苓三钱，陈皮一钱，泽泻一钱，炮附子五分，草果一钱，大腹皮二钱，宣木瓜二钱，乌药一钱，川朴五分。水同煎服。(《南雅堂医案·卷四》)

病后脾气虚弱，发为浮肿，食纳少，大便溏泄，温通脾阳为主。

炒白术三钱，炮姜八分，白茯苓三钱，泽泻一钱，人参二钱，广木香八分，薏苡仁三钱，神曲二钱，炒谷芽二钱，缩砂仁五分。水同煎服。(《南雅堂医案·卷四》)

病后阳虚，不能运化水湿，面浮足肿腹满，脉细，面色青黄，延久恐成臌症，宜温通脾肾，疏导决渎，为杜渐防微之计，方列后。

川附八分，肉桂八分，白茯苓三钱，泽泻一钱，炒白术三钱，猪苓二钱，冬瓜皮二钱，川朴一钱，通草一钱，陈皮八分。水同煎服。(《南雅堂医案·卷四》)

病后腰下肿，乃土虚不能摄水，病属下焦，当利小便，拟用五苓散加减。

猪苓二钱，白茯苓二钱，白术二钱（炒），泽泻三钱，左牡蛎三钱，海藻二钱。水同煎服。(《南雅堂医案·卷六》)

病由咳嗽而起，咳止而气反升，暮晚尤剧，面及足跗浮肿，腹虽未满，而按之觉坚，推此病原是为肾风。盖外来风邪，乘虚而入于肾，肾气上逆，故气升而入暮尤甚，凡邪入于脏者，必借其所合之腑以为出路。今拟用五苓加味，通膀胱以导出肾府之邪，再以都气临晚进之，以培养肾脏之本，庶正邪虚实，得以兼筹并顾，免酿成腹满之患，方列于后。

肉桂八分，炒白术三钱，猪苓二钱，白茯苓二钱，大腹皮二钱，陈皮一钱，细辛一钱，泽泻一钱。

上药八味，水同煎，午前服。

又丸方：干地黄八两，山萸肉四两，怀山药四两，白茯苓三两，粉丹皮三两，泽泻三两，五味子三两。上药七味，炼蜜为丸，晚间盐汤送下三钱。（《南雅堂医案·卷四》）

大病解，肢体忽然浮肿，乃脾气虚弱，土虚不能制水，宜健脾为主，并以利水者佐之。

炒白芍三钱，茯苓皮二钱，生苡仁二钱，泽泻一钱，怀山药三钱，宣木瓜一钱，车前子一钱，白扁豆一钱。（《南雅堂医案·卷六》）

经谓：诸腹胀大，皆属于热；诸湿肿满，皆属于脾。脾经湿热交阻于中，先满而后见肿胀，肤热微汗，口渴面红，治法颇为棘手。

木防己二钱，白茯苓三钱，石膏二钱，知母一钱五分，大腹皮一钱五分，陈皮八分。（《南雅堂医案·卷四》）

脉浮，咳而咽痛，发热风湿相搏，一身尽肿，拟用越婢加减法。

麻黄八分，石膏一钱，赤茯苓三钱，甘草五分，杏仁二钱（去皮尖），大腹皮二钱，通草一钱。（《南雅堂医案·卷四》）

面浮，腹胀跗肿，食入欲呕，脾虚受湿所致，宜运中利湿为主。

炒白术三钱，白茯苓三钱，川朴一钱，木通一钱，制半夏二钱，桑白皮一钱，猪苓三钱，泽泻一钱，陈皮一钱。水同煎服。（《南雅堂医案·卷四》）

面浮腹满足肿，大小便不利，风湿相搏，议用表里两通法。

苏子二钱，杏仁三钱（去皮尖），木通一钱，陈皮一钱，川

朴一钱五分，大腹皮三钱，猪苓三钱，姜皮一钱。(《南雅堂医案·卷四》)

面目浮肿，手肢胸项亦渐胀，微喘，小便不利，上焦之病，法宜发汗，拟用五皮饮加味治之。

五加皮三钱，茯苓皮三钱，陈皮二钱，苏叶三钱，杏仁三钱(去皮尖)，防风二钱，大腹皮三钱，生姜皮二钱。(《南雅堂医案·卷四》)

《内经》病机谓：诸湿肿满，皆属于脾。先受暑湿之伤，曾患泄利，止后邪去而正亦伤，傍晚跗肿腹满，乃脾阳已虚，不司运行，浊阴相乘，宜温通中阳为主。

淡附子八分，生白术三钱，白茯苓三钱，泽泻一钱，川朴一钱五分，草果仁一钱。水同煎服。(《南雅堂医案·卷四》)

水湿致伤，腰以下尽肿，肿在下焦，于法宜利小便，兹宗华元化法，并加味酌治。

桑白皮三钱，大腹皮三钱，茯苓皮三钱，陈皮三钱，防己二钱，地肤子二钱，生白术二钱，生姜皮三钱。(《南雅堂医案·卷四》)

水肿自下而上，腿腰胸腹颈项皆肿，泛滥所至，几有滔天之势，今先从上泻而泄之。盖一身之气皆主于肺，古有开鬼门、洁净府之法，虽从太阳着手，其实亦不离乎太阴之经，所谓水出高原是也。

甜葶苈八分，杏仁三钱(去皮尖)，白茯苓三钱，陈皮一钱，川朴二钱，川椒八分(炒出汗)，生姜三片，大枣二枚。

上药八味，水同煎服。

另吞控涎丹五分，姜汤送下。(《南雅堂医案·卷四》)

头面四肢俱肿，胸痞满，郁热成黄，少阴受外邪所伤，病在于上，拟用桂枝汤加味治之。

桂枝木三钱，白芍药三钱，黄芪三钱，炙甘草二钱，生姜三片，大枣三枚。水煎服，啜热粥取汗。(《南雅堂医案·卷四》)

外受风邪，内淫水湿，两者合而为病，头面肢体浮肿，兼作咳嗽，是为风水加以食积，故腹满，三焦不利，宜用表里两解之法。

杏仁二钱（去皮尖），羌活一钱五分，防风一钱五分，白茯苓三钱，川朴一钱，枳壳八分，莱菔子一钱，泽泻一钱，大腹皮二钱，橘红二钱，桑白皮一钱五分，生姜皮一钱五分，葱二条。水同煎服。(《南雅堂医案·卷四》)

外为风邪所袭，内被湿热所困，风水相搏，一身尽肿，宜先发其汗，以为开泄之机。

香薷二钱，羌活二钱，赤茯苓三钱，陈皮一钱，防风二钱，通草一钱五分，焦六曲一钱五分，生姜两片，葱白七分。水同煎服。(《南雅堂医案·卷四》)

望五之年，阳气渐衰，痰饮水寒皆有，易令逆趋之势，渐致运纳无权，骚然而成胀满，浮肿之脉沉小兼弦，病本属于脾胃，法以辛温宣通为主。

炮附子一钱，人参一钱，白芍药一钱五分，茯苓三钱，生姜汁半匙（冲）。水同煎服。(《南雅堂医案·卷四》)

诊得脉象细弱无神，食入不能运化，肿胀由足渐入腹部，系脾肾阳虚之候，拟从足少阴太阴两经施治。

淡附子一钱，干姜八分，生白术三钱，白茯苓三钱，川朴二钱，荜茇一钱。(《南雅堂医案·卷四》)

中满，两足浮肿，宜运脾化湿为主。

苍术二钱（米泔浸制），川朴一钱，白茯苓三钱，泽泻一钱，

大腹皮二钱，枳壳八分，通草一钱，姜皮一钱，神曲二钱，椒目五分，黑牵牛五分，陈皮八分。(《南雅堂医案·卷四》)

肿胀气喘，痰涎壅滞，气化不行，小便闭而不通，肺脾肾三经皆病，宜为治本之计。

大熟地四钱，怀山药三钱，白茯苓三钱，陈萸肉三钱，粉丹皮一钱，建泽泻一钱，车前子一钱，牛膝一钱，炮附子五分，肉桂八分。(《南雅堂医案·卷四》)

肿胀气壅于上，卧则喘息有声，师古人开鬼门之法，责诸手太阴一经，方列后。

制麻黄八分，杏仁三钱（去皮尖），薏苡仁四钱，甘草八分。(《南雅堂医案·卷四》)

肿胀肢冷气喘，大小便如常，病属阳衰气窒，非行气逐水之法所能施以求愈，拟用肾气丸主之，冀其行阳化水，或有转机之望，然事已棘手，虑为难治。

干地黄六钱，山萸肉三钱，怀山药三钱，白茯苓三钱，粉丹皮二钱，泽泻二钱，附子八分（炮），桂枝八分。(《南雅堂医案·卷四》)

◆ 淋证

精浊淆混，无非脾虚湿热所致，奈数月来，杂药乱投，病未除而中气反受其伤，是以腹鸣不和，大便不爽，施治不合乎法，固毋怪其然。

川萆薢三钱，人参一钱五分，益智仁二钱，陈皮八分，制半夏二钱，黄柏一钱（酒炒），乌药一钱，菟丝子二钱，石菖蒲五分。水同煎服。(《南雅堂医案·卷五》)

淋浊不止，小便艰涩而痛，下焦阳不流行，拟用宣通一法。

川草薢三钱，赤茯苓三钱，益智仁五分，远志五分，乌药一钱，琥珀末五分。（《南雅堂医案·卷五》）

淋浊愈而复发，脉象垂数，肛胀，大便不爽，法以清理湿热为主。

川草薢三钱，炒黄柏二钱，猪苓二钱，泽泻二钱，粉丹皮一钱五分，通草一钱五分，晚蚕砂二钱，海金沙一钱。（《南雅堂医案·卷五》）

气闭成淋，用开提法可效。

枇杷叶三钱，杏仁三钱（去皮尖），黑山栀二钱，瓜蒌皮二钱，黄郁金一钱五分，紫菀一钱五分，降香末四分（冲）。（《南雅堂医案·卷五》）

湿热下注，小便淋浊，当用分利一法。

川草薢二钱，淡竹叶二钱，赤茯苓三钱，木通一钱，瞿麦一钱，萹蓄一钱。（《南雅堂医案·卷五》）

始患腹痛，渐至小便艰涩，少腹胀满，病已旬余，连进通利之剂，小便虽通而仍不爽利，少腹胀满如故，脉象弦紧，舌苔白腻，胃纳减少，大便溏泄，下稠黏似痰沫状。此乃中阳不足，膀胱气化无权，水湿停阻。法宜温土和阳，以祛寒湿，方列于后。

肉桂八分，干姜一钱，白茯苓三钱，泽泻二钱，怀牛膝一钱五分，苍术二钱（米泔浸，炒），广木香五分，茴香一钱。（《南雅堂医案·卷五》）

素性嗜饮，湿热内淫，致下患膏淋，腹中拘急，乃劳倦伤肾，下焦气虚不摄，拟用苦寒之剂治之。

川草薢三钱，白茯苓三钱，黄柏二钱，青皮一钱，木防己一钱五分，川楝子一钱五分，海金沙一钱，晚蚕砂二钱。（《南雅堂医案·卷五》）

小便血淋，茎中痛，口渴，热入膀胱所致，止血剂非所宜，拟以导赤散加味治之。

生地黄三钱，淡竹叶三钱，肥知母一钱，川黄柏一钱，甘草梢二钱，木通二钱。(《南雅堂医案·卷五》)

小溲血淋，茎中作痛，系热入膀胱，止血非其所宜，拟用钱氏导赤散加味治之。

生地黄三钱，木通二钱，肥知母一钱五分，川黄柏一钱五分(炒)，淡竹叶三钱，炙草梢八分。水同煎服。(《南雅堂医案·卷三》)

心与小肠相表里，心火下陷，必遗热于小肠，致成淋浊之症，小肠本为火腑，非苦不通，心又属火，苦味必先入心，今本此意以制方。

川连二钱，黄柏二钱，丹参一钱五分，人参一钱五分，大生地三钱，白茯苓三钱，桔梗一钱，石菖蒲八分。(《南雅堂医案·卷五》)

诊得两尺脉弱，下元不固，小便浑浊，病在足少阴经，久延防成下消之证，用六味酌加主治。

熟地黄四钱，陈萸肉三钱，怀山药三钱，泽泻一钱，粉丹皮二钱，白茯苓二钱，天门冬一钱五分，麦门冬一钱五分，杞子一钱，五味子五分。(《南雅堂医案·卷五》)

诊得脉象沉实，形色苍黑，溺血茎痛，拟先清腑热为是。

大黄二钱(酒炒)，当归身三钱，粉丹皮一钱五分，红花一钱五分，黑山栀三钱，芦荟一钱，龙胆草一钱，郁李仁一钱。(《南雅堂医案·卷三》)

◆ 白浊

赤浊经年未瘥，下元已虚，肾关不固，当责诸足少阴一经。

熟地黄四钱，苍术二钱（盐水炒），陈萸肉二钱，怀山药二钱，白茯苓一钱五分，丹皮一钱五分，黄柏炒一钱五分，泽泻一钱，益智仁一钱，左牡蛎二钱，车前子五分。(《南雅堂医案・卷五》)

命门火衰，气虚不能摄精，致败精为浊，宜温养真元为主，并少以清导者佐之。

炮附子五分，肉桂八分，陈萸肉二钱，白茯苓三钱，干地黄四钱，粉丹皮二钱，怀山药二钱，泽泻一钱，菟丝子一钱，车前子八分。水同煎服。(《南雅堂医案・卷五》)

湿热内阻，气化不行，赤浊半载未瘥，宜固肾关而利水道，庶心肾得以相交，是为去浊分清之法。

川萆薢二钱，益智仁二钱，乌药二钱，甘草梢一钱五分，石菖蒲一钱五分，白茯苓二钱，淡黄芩一钱。(《南雅堂医案・卷五》)

小便浑浊，是土虚不能运化，水谷湿热下注，脉沉，咽痛，乃肾火上亢之故，拟用二陈加味治之。

川萆薢三钱，玄参三钱，苍术二钱（盐水炒），白术二钱，制半夏二钱，白茯苓二钱，黄柏一钱，陈皮一钱，甘草一钱，黑山栀一钱，石菖蒲八分。(《南雅堂医案・卷五》)

形体丰伟，脉来小缓，外似有余，内实不足，所入水谷之气，不能运输，久则湿聚下注为浊，病已两载有余，气虚下坠，与相火下炽者不同，法以升阳为宜。

升麻三分，白蒺藜二钱，菟丝子炒三钱，白茯神三钱，覆盆

子一钱五分，蛇床子一钱五分，茴香一钱，车前子一钱，韭子七分。(《南雅堂医案·卷五》)

◆ **癃闭**

疝属肝病居多，辛泄本无不宜，但脉形合参，尚有湿热内阻，二便时觉艰涩，拟先通膀胱之腑。

海金沙三钱，寒水石三钱，猪苓三钱，泽泻二钱，通草一钱，青木香七分。(《南雅堂医案·卷五》)

经谓水液浑浊，皆属于热，又曰胞移热于小肠，则癃溺血，今病此兼证，亟宜凉血清热，莫令延久增剧。

生地黄三钱，川连八分，淡黄芩一钱五分，木通三钱，犀角五分(磨冲)，黑山栀二钱，麦门冬二钱，甘草梢一钱，白茯神二钱，淡竹叶二钱，肥知母一钱，滑石二钱，人参一钱，灯草七条。水同煎服。(《南雅堂医案·卷五》)

淋闭点滴，茎痛，腹中坚满，乃隧道不通，未可概认为虚证。盖遗由精窍，淋由溺窍，异源同流，须分别治之，且盛夏暑热熏蒸，足趾时患湿痒，下焦湿热内蕴，腑气阻遏不行，致有胀满之虑，拟先治膀胱，为利湿泻热之计。

白术二钱，猪苓二钱，白茯苓二钱，泽泻三钱，桂枝木五分。水同煎服。(《南雅堂医案·卷五》)

淋证之后，近忽变为癃闭，少腹坚满，小便胀痛，脉象沉细，舌苔白，口不渴饮。下焦湿热，为外寒所遏，膀胱气化不行，已为危急之症，倘加喘汗，将何施治，姑用温通一法。

肉桂八分，炒白术三钱，猪苓三钱，白茯苓三钱，泽泻四钱，广木香八分，乌药一钱，枳壳一钱。

上药水同煎服，另用青葱十余茎，麝香三厘，共捣成饼，贴

脐上，待小便通后，将药饼除去。(《南雅堂医案·卷五》)

癃闭一证，以利水为主，固为常法，奈屡用通利不效，势反增剧，是不可不明其理之所以然。经云：膀胱者，州都之官，津液藏焉，气化则能出矣。今小溲滴沥不出，病在气化无疑，但病有阴阳虚实之不分，尤须审辨，据癃闭虽久，小腹不觉痛胀，右尺弱而无力，是阳虚不化，寒结膀胱所致，拟用肾气丸加减治之。

干地黄五钱，怀山药二钱，陈萸肉二钱，白茯苓三钱，粉丹皮二钱，泽泻二钱，炮附子七分，桂枝一钱。(《南雅堂医案·卷五》)

◆ **关格**

吐逆不能饮食，大小便闭，此阳火过炽，不荣于阴；头上津津有汗，乃心液外亡。火焚于内，系关格之危症。若用香燥劫剂，必至真气耗散，愈增其剧，法宜调营卫以和阳阴，握枢纽以运四方，使脏腑自为敷布，则上下奠安，势无扞格，或克有济，兹将拟方列后。

川桂枝三分，麦门冬四钱，柏子仁三钱，黄连一钱，天花粉一钱，白芍三钱，滑石一钱，人参五分，甘草五分。(《南雅堂医案·卷三》)

朝食暮吐，或至次日又复吐出，本为肾虚之候，然肾有水火两脏，食入即吐，多属肾水之亏，食久始吐，多属肾火之衰，此症乃食久而始吐，非肾寒而何？盖脾胃土居中央，必赖命门之火以生，所谓母旺则子生也，治宜益火之源，使一阳复转，大地融和，其恙自平矣，方列后。

大熟地六钱，陈萸肉三钱，白茯苓三钱，肉桂一钱，附子八分。水同煎服。(《南雅堂医案·卷三》)

气逆上吐下结，饮食不得入，便溺不得出，腹痛，按之略减，脉涩而伏。探求病原，由乎肾气之衰，胃为肾之关，今肾气不能上达，则胃关不开，安能容纳食物？肾主二便，膀胱气化，亦肾气化之也，肾气不通，便溺何由而出？上下开阖之机，全在于肾，法宜大补肾中水火两脏，庶克有济，拟方列后。

大熟地六钱，白茯苓四钱，怀山药四钱，人参一钱，麦门冬三钱（不去心），白术三钱，牛膝一钱，车前子一钱，五味子八分，肉桂八分。水同煎服。（《南雅堂医案·卷三》）

色苍，眼筋红黄，脉弦兼小涩，食入脘痛格拒，必吐清涎，然后再纳，是郁怒所伤，少火变为壮火，因之气滞痰阻，清阳莫得晨舒，脘管窄隘，难容食物。噎膈之症，由来者渐，法宜利痰清膈，切忌香燥劫津，苦以降之，辛以通之，庶为合法，拟方开列于后。

杏仁三钱（去皮尖），川黄连二钱，制半夏二钱，桔梗二钱，瓜蒌皮三钱，橘红二钱，竹沥一盏，姜汁两匙。水同煎服。（《南雅堂医案·卷三》）

食入即吐，大小便闭，目现红赤，两胁胀满，气逆，呼吸不利，乃木气过郁，关格危急之症。治法最为棘手，吐之不可，下之不能，惟有用和解一法而已。

白芍药三钱，白术三钱，车前子二钱，柴胡二钱，白茯苓二钱，陈皮一钱，当归身三钱，苏叶五分，怀牛膝二钱，黑山栀三钱，天花粉二钱。水同煎服。（《南雅堂医案·卷三》）

望七高年，精气内夺，不食不便，气冲涎涌，乃关格之症，极难调治，兹将拟方列后。

制半夏二钱，川连二钱，白茯苓三钱，生白芍二钱，人参二钱，附子五分，干姜五分，姜汁半盏（冲）。（《南雅堂医

案·卷三》）

形瘦气逆，上不纳食，下不通便，脉寸口搏大，按之涩，高年积劳内伤，阳结不行，津液耗乏，致脘闭便阻，成为关格之症，治法最为棘手，姑拟一方列后。

人参一钱，川连一钱，法半夏二钱，白茯苓三钱，枳实一钱，生姜三片。水同煎服。（《南雅堂医案·卷三》）

◆ 遗精

病已三载未痊，烦劳即泄，相火内动无制，肾阴久亏，宜填补下元，为充阴潜阳之法。

干地黄八两，川石斛四两（熬膏），白茯神二两，五味子二两，沙苑蒺藜二两，麦门冬二两，芡实三两，湖莲肉三两，线胶四两，远志一两。上药十味以金樱子膏捣和为丸，每服三钱，早晚淡盐汤下。（《南雅堂医案·卷五》）

病由忧郁而起，肝火亢盛，始则小便混浊，渐至遗精，经年未痊。现春木司令，其势益张，是以少腹气逆上攻，心烦脘闷，口苦色苍，脉弦，皆木火亢烈之明征。虚火妄动，坎离不交，阴精乃暗走外泄矣。宜制木壮水，冀可平复，方列后。

生地黄三钱，川连八分（炒），赤茯苓二钱，肥知母一钱五分，炒黄柏一钱五分，黑山栀二钱，沙参二钱，延胡索一钱，龟板二钱，川楝子一钱，芡实二钱。

上药水同煎服，另吞当归龙荟丸一钱，开水送服。（《南雅堂医案·卷五》）

精气内夺，频频梦遗，阴既外泄，阳自失于内依，致心悸不能成寐，宜养精固气，即是坎离相交之义，方列后。

龟板四钱，化龙骨三钱，白茯神三钱，当归一钱，人参一钱，

桑螵蛸二钱。(《南雅堂医案·卷五》)

精神倦怠，饮食减少，遗精盗汗，腰背拘急，两胫时作酸痛，耳飕飕如风声，是劳症初起，先伤于肾之候，先宜补精培土，方合治法。

大熟地五钱，炒白芍二钱，怀山药二钱，北沙参三钱，地骨皮三钱，麦门冬二钱，北五味十粒，人参五分，鳖甲一钱，白茯苓一钱，白芥子一钱。(《南雅堂医案·卷一》)

坎离不交，阴精走泄，阳亦失于依附，是以上胃为热，今取介类以潜之，盖即从阴引阳法。

干地黄四钱，左牡蛎三钱，龟板三钱，白茯神二钱，怀山药二钱，柏子仁一钱五分，女贞子一钱五分，旱莲草一钱，青盐八分（炒）。水同煎服。(《南雅堂医案·卷五》)

脉芤动微紧，夜梦遗精，两目昏眩，小腹常苦强急，此虚劳症也。仿《金匮》法，用桂枝龙骨牡蛎汤治之。

桂枝二钱，芍药三钱，甘草一钱，大枣五枚，龙骨三钱，牡蛎四钱，生姜三片。水煎服。(《南雅堂医案·卷一》)

脉形虚弱，心烦不寐，冬至一阳初动，肾中有火，得热则妄行，是以精摇下泄，必须神志凝静，冀可却病。

生地黄四钱，天门冬二钱，左牡蛎三钱，白茯神三钱，怀山药二钱，炒黄柏二钱。(《南雅堂医案·卷五》)

入春常患遗泄，阳气过动，阴虚不司摄纳，腰脊时苦酸痛，病在肝肾，拟用补涩一法。

干地黄三钱，陈萸肉二钱，龙骨二钱，白茯神二钱，粉丹皮一钱五分，芡实一钱五分，远志一钱，湖莲肉二钱。(《南雅堂医案·卷五》)

色白脉小，频患梦遗，阴精久已失守，入春，阳动不藏，诸

237

气皆升，头面常热，心悸汗出，跗肿，动即气促，夜寐不安，五志烦扰，乃肾气摄纳无权，阳不潜伏。宜取厚味以填阴，重质以镇神，并甘以缓之，酸以收之，久持冀可有效。

熟地黄三钱，清龙骨二钱，怀山药二钱，白茯神二钱，人参一钱五分，枸杞子一钱五分，炒牛膝一钱，五味子七分。(《南雅堂医案·卷五》)

少年阴虚，过劳烦精必走泄，色黄神倦，气分又属不足，夏令湿热郁蒸，脾胃受伤，食纳减少。拟培养脾土，并固养肾阴为主。

人参二钱，炒白术三钱，白茯神三钱，远志一钱，酸枣仁炒二钱，当归身一钱，广木香五分，炙甘草五分，益智仁二钱，清龙骨二钱。(《南雅堂医案·卷五》)

肾阴久亏，阳升无制，无梦频遗，精窍已滑，近复纳食减少，腹中不和，是下损及中之渐。法宜固下为主，并以健中者佐之。

熟地黄三钱，化龙骨三钱，桑螵蛸二钱，芡实二钱，白茯神三钱，人参二钱，远志一钱，锁阳一钱。(《南雅堂医案·卷五》)

失血之后，继以遗精，真阴久已耗伤，脉芤，舌苔滞腻，肢倦音微，食纳渐减。病情本属虚，但湿邪未清，又须兼顾为妥。

熟地黄三钱，当归身二钱，枸杞子二钱，白茯苓三钱，莲须八分（研末），炒白术二钱，制半夏一钱，陈皮一钱，芡实二钱，焦山楂一钱五分，石莲子一钱五分，金樱子一钱。

上药煎服，并吞威喜丸一钱。(《南雅堂医案·卷五》)

失血之后，遗精屡发，脉左部数劲，肾阴虚耗，肝阳内动，拟固涩以摄纳肾气，并以清肝者佐之。

干地黄三钱，怀山药二钱，川石斛二钱，芡实二钱，白茯神三钱，清龙骨二钱，五味子五分。(《南雅堂医案·卷五》)

素体阴虚，常有梦泄，法以养阴为主，稍以涩剂佐之。

干地黄五两，陈萸肉三两，怀山药三两，白茯苓三两，远志一两，芡实二两，湖莲肉二两，五味子一两，秋石一两五钱。上药九味捣匀，以金樱子熬膏和为丸，早晚吞服三钱，淡盐汤下。（《南雅堂医案·卷五》）

无梦遗精，遇劳即发，食纳多即膜胀，面白唇热，小便黄赤，系脾经湿热下注，补涩之剂宜忌。

川草薢二钱，白术二钱，白茯苓三钱，黄柏一钱五分，怀山药三钱，大生地三钱，猪苓二钱，甘草一钱，缩砂仁五分，牡蛎三钱。（《南雅堂医案·卷五》）

心肾不交，精气久伤不复，是谓之损。大凡治损之法，必责诸后天脾胃，纳谷乃昌，精气使得渐复。前贤东垣丹溪诸辈，治损多用参芪峻补，职是之故。当今春令发泄，亟应扶养生气，况病已上下交损，尤宜从中焦施治，兹于滋补之中，并主以收涩之剂，拟方开列于后。

桑螵蛸二钱（盐水炒），煅龙骨二钱，炙龟板二钱，远志一钱，人参二钱，白茯神二钱，石菖蒲一钱五分。

水同煎服，早晚另进独参汤，可熬膏冲服两匙。（《南雅堂医案·卷五》）

心为君火，肝肾为相，心藏神，肝藏魂，肾藏精，梦中所见之形，所泄之精，由于肝肾为主，然无一不听命于君主。君火一动，相火即起而随之，故治肝肾者必先治心。今病已两载有余，总宜清心寡欲，静养冀可全愈。若徒乞灵于药石补涩之剂，可恃者几何，兹姑拟方，列于后。

生地黄三钱，川连八分，当归身二钱，白茯神三钱，人参二钱，酸枣仁两钱（研），远志一钱，炙甘草五分，湖莲肉二钱。水

同煎服。(《南雅堂医案·卷五》)

虚火上升，遗泄，大便时溏，防成劳损。

干地黄五钱，怀山药三钱，炙龟板三钱，炙甘草一钱，芡实二钱，建莲二钱，绿豆皮一钱，女贞子一钱。(《南雅堂医案·卷五》)

遗精日久，下元大虚，肾气不主摄纳，卧则气逆上冲，脘腹胀闷，胕肿，小便短少，阴阳两损，证恐难治。

干地黄五钱，陈萸肉二钱，怀山药三钱，泽泻一钱，粉丹皮二钱，白茯苓三钱，五味子一钱，怀牛膝一钱，肉桂五分。(《南雅堂医案·卷五》)

遗精有年，阴气走泄必多，肾关久已不固，理须填阴固精为主，今胃纳渐减，食不知味，是阳明脉络已空，胃气薄弱可知，若阴柔滋腻之品，虑其碍胃，兹遵寇氏桑螵蛸散法。

桑螵蛸二钱，煅龙骨二钱，炙龟板二钱，白茯神二钱，人参二钱，远志二钱，石菖蒲二钱，当归身二钱。

上药共研细末，临卧吞服二钱。(《南雅堂医案·卷五》)

遗久，阴气走泄必多，连服固涩数剂，遗滑得止，已获收摄之效。但夜间神志纷扰不寐，由烦动思虑太过，心脾受损，营血无以内涵，神不安藏。拟从手少阴足太阴合治，用济生归脾法主之。

人参二钱，炒白术二钱，白茯神二钱，炙甘草五分，炙黄芪一钱五分，酸枣仁二钱（炒），龙眼肉二钱，当归身一钱，远志一钱，广木香五分，生姜两片，大枣两枚。(《南雅堂医案·卷五》)

阴分久虚，湿热停滞不化，致时有遗滑，拟先泻肝经郁热，并宣通腑气为主。

川草薢二钱，龙胆草二钱，白茯苓三钱，泽泻一钱，胡黄连

一钱，粉丹皮二钱。(《南雅堂医案·卷五》)

阴气不固，湿热乘虚下陷，致时患梦遗，拟施以通剂，兼及养阴为主。

炒白术三钱，猪苓二钱，白茯苓三钱，芡实二钱，干地黄三钱，怀山药二钱，五味子一钱，湖莲一钱。(《南雅堂医案·卷五》)

阴虚阳动，内热梦遗，拟用六味封髓合剂。

干地黄六钱，陈萸肉三钱，怀山药三钱，泽泻二钱，粉丹皮二钱，白茯神二钱，黄柏三钱，缩砂仁一钱。(《南雅堂医案·卷五》)

阴虚阳动，吸短，时有梦遗，宜用固下之法。

干地黄四钱，怀山药二钱，白茯神三钱，芡实二钱，湖莲肉三钱，桑螵蛸二钱，覆盆子一钱，五味子一钱。(《南雅堂医案·卷五》)

有梦遗精，脉垂入尺，拟固摄肾阴一法。

干地黄五两，怀山药三两，白茯神三两，远志一两，陈萸肉二两，覆盆子二两，芡实二两，湖莲二两，线胶一两，五味子一两。上药十味同杵，以金樱子熬成膏，和为丸，如梧桐子大，早晚用盐汤送下四钱。(《南雅堂医案·卷五》)

有梦遗精，神不内守，冬令阳失潜养，烦倦咳嗽，足心常冷，幸胃纳如常，调摄犹易，拟方列后。

桑螵蛸二两，龙骨二两，白茯神二两，白茯苓二两，覆盆子二两五钱，金樱子一两五钱(去净毛)，芡实二两，远志一两，湖莲肉二两。

上药熬膏炼蜜为丸，如梧桐子大，早晚开水送服三钱。(《南雅堂医案·卷五》)

诊得尺脉洪数，心神恍惚，有梦而遗，相火内炽，以封髓丹主之。

黄柏三两，缩砂仁一两，炙甘草七钱。上药炼蜜为丸，如梧桐子大，每服三钱，淡盐汤送下。(《南雅堂医案·卷五》)

诊得右脉三部俱见弦滑，左尺细，寸关微弱，舌苔白色。以脉合证，是肾阴下亏，湿热内淫，相火挟而上蒙清窍，是以头眩耳鸣，下则遗精，肛门作痒出水。法宜滋养肾阴，调和胃土，并分利膀胱，以化湿热而清相火，冀可有效。

大生地四钱（炒），怀山药三钱，赤茯苓三钱，粉丹皮二钱，麦门冬二钱，川草薢二钱，龟板三钱，制半夏二钱，黄柏一钱五分，知母一钱五分，左牡蛎三钱，泽泻二钱。(《南雅堂医案·卷五》)

诊得左尺脉浮不和，肾气虚损可知，关部独大弦数，舌苔黄燥，肝经湿热，郁火又盛，火动必摇其精，故时有梦遗之患，肾主收藏，虚则宜补，肝主疏泄，实则宜泻，斯为一定成法。

人参二钱，天门冬二钱，黄柏二钱，炙甘草七分，大生地三钱，缩砂仁八分，黑山栀二钱，柴胡一钱，龙胆草一钱五分。水同煎服。(《南雅堂医案·卷五》)

肾关不固，下焦兼有湿热，溺后精常流出，左脉虚弱而右洪大，明是阴亏火旺之征。兹拟清理湿热，并滋养肾阴为主。

干地黄四钱，怀山药三钱，陈萸肉二钱，泽泻二钱，粉丹皮二钱，白茯苓三钱，知母一钱五分，川黄柏一钱五分，川草薢二钱。水同煎服。(《南雅堂医案·卷五》)

◆ **血证**

鼻衄头晕，胸脘烦闷，脉数，证系阴亏阳升，用清降法。

生地三钱，川石斛二钱，粉丹皮一钱五分，玄参一钱五分，金银花一钱，石决明三钱。(《南雅堂医案·卷三》)

脉数，寸关尤甚，鼻衄溢流不止，面赤，足冷至膝，病已三月，血去过多，心神摇荡。阴虚内热之体，厥阳化火上逆，扰动脉络，致血上干清道，由高灌注而下，非若咯吐者尚易止定。兹用凉血滋降法，为急则治标计。

黄连五分，犀角五分(磨冲)，熟地五钱，炙龟板八钱，阿胶二钱(蛤粉炒成珠)，磁石五钱(煅)，怀牛膝一钱五分(盐水炒)，女贞子一钱五分(炒)，青铅一枚、旱莲草一钱，童便半碗(冲入)。水同煎服。(《南雅堂医案·卷三》)

衄血，咳逆失音，由劳役伤及营分所致。

生地三钱，白茯苓二钱，怀山药三钱，龟板三钱，粉丹皮一钱，怀牛膝一钱。(《南雅堂医案·卷三》)

衄血两日虽已止，奈脉象虚兼数，舌光无苔，面色不华，唇白，怠倦，乏力，心悸，畏明，额汗出。是虚阳虽降，而失血后血虚，无以统摄其气，气虚无以斡运其血，气血有涣散之势，阴阳有脱离之象。症之险恶，恐防厥冒。于法急宜双补，庶气血有所依附，并佐以酸咸属味，收摄以降敛之。

人参三钱，熟地五钱，酸枣仁三钱(炒)，生白芍二钱，阿胶一钱五分，天冬一钱五分，白茯神三钱，枸杞子三钱(炒)，秋石三分(冲)，炙黄芪二钱，大枣两枚。水同煎服。(《南雅堂医案·卷三》)

水亏于下，火亢于上，致衄血不止，拟参用三生饮、玉女煎两法。

生地黄四钱，石膏一钱，知母一钱，北沙参一钱五分，玄参一钱五分，龟板二钱，茜草根一钱，怀牛膝一钱，血余二钱(瓦

上焙存性），茅根一盏（取汁），鲜荷叶一盏（取汁），侧柏叶两匙（取汁），艾叶两匙取汁。（《南雅堂医案·卷三》）

素患鼻衄，入夏又发，咳嗽口干，下体酸软无力，胃热溺黄，由鼻衄屡发，上焦阴液久耗，胃中湿热之邪，熏蒸于肺，肺热叶焦，痰蹙乃生，仿东垣清燥法加减。

黄芪一钱五分，炒白术八分（米泔浸），白芍药八分，白茯苓八分，当归五分，生地黄五分，麦门冬三分，黄柏三分（酒炒），猪苓三分，黄连三分，泽泻五分，陈皮五分，人参三分，升麻三分，炙甘草二分，神曲三分（炒），五味子九粒，枇杷叶两片。水同煎服。（《南雅堂医案·卷三》）

阳逆上升，鼻衄不止，热在心营，从手少阴治之。

犀角一钱五分（磨），细生地三钱，知母一钱（炒），粉丹皮一钱，川石斛二钱，黑山栀二钱，怀牛膝一钱，侧柏叶一钱（炒）。（《南雅堂医案·卷三》）

自述冬季衄血、痰血，交夏不病，形体充壮，脉长，关搏指。推此病由，盖禀本阳体，而性复喜动，夏月藏阴，冬月藏阳，阳不潜伏，是以升则血溢，降则遗精，宜用变化至灵之物，为摄纳潜藏之计，兹将拟方列后。

熟地黄三钱，生地黄三钱，炙龟板二钱，龙骨二钱，天门冬一钱五分，麦门冬一钱五分，远志一钱（去心），秋石一钱。（《南雅堂医案·卷三》）

经云：劳者温之，损者益之。温乃温养之谓，非指热药而言，凡甘补诸品，原取其气之温和、味之甘润也。今积劳久嗽见血，是内损之症，医者不察，徒知见嗽治肺，见血投凉，用药一误，脾胃由此败坏，卒至不可挽救，不操戈矛而杀人，非若辈而何？急反其道而为之，犹虑不及，若复一再犹像，吾未如之何也已矣，兹用归脾加减法。

人参二钱，炒白术二钱，酸枣仁一钱，白茯神二钱（炒），枸杞子一钱，当归身一钱（酒洗），远志一钱（去心），龙眼肉二钱，炙甘草五分，加生姜两片，大枣两枚。同煎服。（《南雅堂医案·卷三》）

喉痒，咳嗽见血，舌绛，脉形小数，缘暑热经旬，热入营络，致震动而血外溢，凡肺病属手太阴经，逆传必及位中，兹就手厥阴一经治之。

生地三钱，连翘一钱五分（不去心），银花一钱五分，玄参二钱，竹叶卷心三钱，赤小豆二钱。水同煎服。（《南雅堂医案·卷三》）

久咳失血，阴分必虚，不耐热蒸，烦躁时甚，脉数，左弦，唇干，苔白，色滞，溺黄，咽喉常作痛，系水亏不能涵养木气，虚火上冲，胃气不清，上干清道，恐将成劳，由来者渐，无情草木，一时非能奏效，宜安神静养，以图转机。交节，气不加嘴，脉不加促，庶克有济。用清润法。

大生地五钱，白芍二钱，白茯苓三钱，天花粉一钱，元参一钱，建泽泻一钱，粉丹皮一钱，生甘草一钱，猪肤一钱，枇杷叶露一盏（冲），青蒿露半盏（冲）。（《南雅堂医案·卷一》）

咳甚血来，是属动象，阴藏失司，阳乃腾越，阳明络空，随阳气自为升降，拟以柔剂填养胃阴。师《金匮》法，用麦门冬汤加减治之。

麦门冬四钱，黄芪二钱（酒炒），人参一钱，生甘草八分，粳米半盏，大枣三枚。水同煎服。（《南雅堂医案·卷三》）

脉数气喘，咳逆见血，胁隐痛，是肺多郁而肝善逆，阳有余而阴不足，法宜滋降，尤须潜心安养，免令气火上逆，致为久病所累。

生地三钱，白芍药二钱，广郁金一钱，怀牛膝一钱，粉丹皮一钱五分，荆芥一钱五分（炒黑），小蓟一钱（焙存性），藕汁一盏，童便两杯冲。水同煎服。（《南雅堂医案·卷三》）

春木司令，地气上升，厥阴木气当权，热升心悸汗出，咳甚见血，是肝火上炽，络血受伤，宜以和阳养阴，制木培土之法治之。

大生地五钱，人参三钱，白芍药二钱，麦门冬二钱，炒白术三钱，白茯苓三钱，炙甘草一钱，陈广皮一钱，阿胶二钱（炒成珠），女贞子一钱，粉丹皮一钱。水同煎。（《南雅堂医案·卷一》）

咳呛见血，目赤头胀，温邪上郁清空，证属客感之邪，无容作内损治。

连翘二钱（去心），霜桑叶二钱，黑山栀二钱，草决明一钱五分，花粉一钱五分，苦丁茶一钱，薄荷八分，荷叶一角。（《南雅堂医案·卷三》）

咳嗽见血，频呕络伤，致血随热气上出，舌心灰色，脉搏数，拟先理气分。

冬桑叶二钱，薏苡仁二钱，黄芩一钱，川贝母一钱，白茯苓三钱，花粉一钱。水同煎服。（《南雅堂医案·卷三》）

咳血气逆，晨起必嗽，食后稍安，脉象数涩，症系阴损及阳，非六气客邪之病，通泄非其所宜，治损之法，纳谷乃昌，宜养胃阴为主。

糯稻根须五钱，生扁豆五钱，白茯神三钱，川石斛三钱，北沙参一钱五分，南枣肉一钱五分，生甘草三分。水同煎服。（《南雅堂医案·卷三》）

劳力气动，血咳复发，饮食渐减，色黄，脉象小数，右空大，当滋养胃阴，冀可平复。

麦门冬三钱，人参一钱五分，生甘草一钱，粳米半盏，大枣三枚。水同煎服。（《南雅堂医案·卷三》）

脉弱无力，不思食，胁痛胃疲，交节血症屡见。若徒治咳止血，法非所宜，拟培养中土，冀得胃纳稍增，方为佳兆，参用归脾法。

人参二钱，炙黄芪一钱五分，酸枣仁一钱五分，龙眼肉二钱，白茯苓二钱，当归身一钱，炙甘草五分。（《南雅堂医案·卷三》）

脉左细右劲数，是先伤肝肾之阴血，而延及于气分。纳食不充肌肤，卧眠不能着左，遇节令常咯痰血，损已至六七年，无攻病之理，尚能节劳安养，希可悠久而已。人身五脏属阴，拟先从足三阴治之。

大熟地四钱，人参三钱，怀山药三钱，五味子一钱，天门冬二钱，女贞子二钱，水同煎服。或每味改钱为两，蜜丸如梧桐子大，早晚开水送下三钱。（《南雅堂医案·卷三》）

痰血经年屡发，饮食起居，仍复如常，脉形数涩小结。症非关乎损怯，由五志烦劳过动，肝胆内寄相火，郁勃上升，致震动络血上溢。必潜心摄养，始可渐复，否则木火内燔，劫烁真阴，病恐日复增剧。事宜预慎为佳，拟方开列于后。

生白芍三钱，淡黄芩一钱五分，黑山栀一钱五分，丹皮二钱，广郁金八分，川贝母二钱（去心），白菊花二钱，薄荷八分。（《南雅堂医案·卷三》）

乍有寒热，音暗咽痛，久咳见血。系风寒久伏伤肺，恐渐入阴损一途，拟用钱氏补肺法，声出方吉。

杏仁二钱（去皮尖），阿胶二钱（炒珠），牛蒡子三钱，薏苡仁三钱，川贝母二钱（去心），马兜铃一钱，糯米半盏。水同煎服。

又方：杏仁五钱（去皮尖），阿胶五钱，橘红三钱，川贝母三钱（去心），苏子三钱，炒紫菀三钱，木通二钱，白桔梗二钱，怀牛膝二钱，白茯苓五钱，甘草一钱五分，米糖三钱，白蜜半盏，梨汁一盏，萝卜汁半盏，姜汁两匙。上药十六味，缓火熬成膏，早晚开水冲服三匙。（《南雅堂医案·卷三》）

诊得左手脉象尚和，尺部微动，右关前动数，尺亦见数，日间咳而无血，惟行动时微觉喘促，夜则卧不成寐，咳中见血。盖隆冬天气主藏，频劳太过，五志扰动，阳气不得潜伏，晚间欲寐之时，气将下潜，因阳气触而上升，络血不安于位，故随咳上滋，至喘促不寐，亦气火扰动之象。治宜益水生金，以制君相之火，静以制动，是亦藏纳一法，拟方列后。

生地三钱，酸枣仁五钱（炒），麦门冬一钱，天门冬一钱，白茯神一钱五分，怀牛膝一钱五分，参三七一钱（磨冲），茜草一钱。水同煎服。（《南雅堂医案·卷三》）

症系劳伤挟暑，口干咳血，肺金之气已伤，拟先清其暑热。

沙参一钱五分，白茯神二钱，白扁豆二钱，生苡仁三钱，鲜荷叶三钱。（《南雅堂医案·卷七》）

自述近两年来，秋冬之交，曾有嗽血，色苍能食，脘有积气。此非虚损之证，由乎体秉木火，嗔怒拂逆，致肝胆相火扰动阳络。滋腻之剂，切莫妄投，法宜开泄为是。

苏子一钱，丹参一钱，广郁金一钱，白茯苓二钱，金石斛二钱，川贝母二钱，黑山栀二钱，钩藤一钱。（《南雅堂医案·卷三》）

春夏两季，血证屡发，先吐血而后咳逆，延及半载，寒热无序，营卫两亏，舌色光红，阴精损涸，不能右卧为肺伤，大便时溏为脾伤，调治未易奏效，宜善自保养，免致增剧，姑将拟方列后。

沙参三钱，麦门冬二钱，白茯苓二钱，川贝母一钱，玉竹一钱，金石斛二钱，白扁豆二钱，玉竹一钱，百合一钱，五味子八分，功劳叶一钱。（《南雅堂医案·卷三》）

咳嗽内伤经络，吐血甚多，但脉不数，口不渴，身不热，切勿因见血而投以凉药，拟用加味理中治之。

人参一钱，炮姜一钱五分，粉丹皮一钱五分，炒归身二钱，炒白芍二钱，杏仁二钱（去皮尖），白扁豆二钱（炒），血余炭一钱，藕节一钱，陈粳米一盏、炙甘草八分。（《南雅堂医案·卷三》）

脉沉细涩，口干，交春吐血甚多，咳嗽寒热，入暮尤甚，纳食少，头汗时出，系虚阳上亢，真阴太亏，肺金被烁，脾胃受戕，津液元气，渐就耗损，致有虚极成劳之虑，亟宜调胃益气，保肺清金，再议治法。

生地三钱，北沙参二钱，制半夏二钱，陈皮一钱，麦门冬二钱，白茯苓三钱，白扁豆二钱，五味子八分，炙甘草八分，枇杷叶露半盏（冲），野蔷薇露半盏（冲）。（《南雅堂医案·卷三》）

脉细而沉，按之无力，此系直中寒证，败其元阳，元阳既败，真阴亦走，故发为吐衄，四肢微厥，宜用理中汤加味治之。

人参三钱，白术三钱，干姜三钱，炙甘草三钱，当归三钱，木香一钱。水煎服。（《南雅堂医案·卷一》）

脉象小数，吐血，过劳怒即发，微见呛咳，病在心肝，由思虑烦劳所致，宜预治之，勿使延及肺经为佳。

生地三钱，阿胶二钱（炒成珠），白芍二钱，怀牛膝一钱，茺蔚子一钱，小蓟一钱（焙存性），藕汁一盏。水同煎服。（《南雅堂

医案·卷三》)

素有呕血之证，今止而复发，胸痛时作嗳气，舌苔白滞，脉细迟，此内有积瘀，兼挟痰浊所致，拟用祛瘀化痰之剂。

旋覆花三钱，广郁金二钱，杏仁二钱（去皮尖），紫菀二钱，代赭石二钱，瓜蒌皮一钱五分，川贝母一钱五分，丹参一钱，枇杷叶三钱（去毛），白茯苓三钱，桃仁八分（去皮尖），降香五分。(《南雅堂医案·卷三》)

吐血四日，脘闷不爽，汗出身热，脉数，舌苔白。此阴虚不足之体，暑热内侵营络，小便茎微作痛，宜先宣通腑气，方列后。

生地三钱，连翘二钱，广郁金一钱，竹叶二钱，飞滑石三钱，甘草梢一钱。水同煎服。(《南雅堂医案·卷三》)

血色紫黑，所吐无多，胸痞闷如故，是瘀尚未尽也；呕吐不已，是气逆也；舌绛无苔，是阴亏也。头重足冷，有下虚上脱之虑；恶寒谵语，为阳弱气馁之征。种种见症，治法殊属棘手，姑拟一方列后。

人参一钱，白茯苓二钱，吴茱萸二钱，牡蛎三钱，广郁金一钱，川连八分（炒），乌梅肉三个，三七一钱。(《南雅堂医案·卷三》)

饮食伤胃，胃虚不能传化，气上逆，致发为吐衄，仿高氏固元汤法。

人参三钱，炙黄芪三钱，当归身二钱（酒洗），白芍药二钱，炙甘草一钱，煨姜一钱，大枣三枚。水同煎服。(《南雅堂医案·卷三》)

诊得脉浮洪兼紧，吐血甚多，身热恶寒，系风寒郁而不解，宜从实证施治，方列后。

紫苏叶二钱，炒香附一钱五分，陈皮一钱五分，炙甘草一钱，

荆芥穗一钱，粉丹皮一钱五分，茜草根一钱，生姜两片，葱白两茎。水同煎服。(《南雅堂医案·卷三》)

诊得阳明脉动，吐作黝黑色。系络中所离之血，今冬时令过温，阳气不得潜藏，素体阴虚，血乃随气上逆。若遽事止涩以邀功，恐非妥稳之法。

生地三钱，怀牛膝一钱五分，粉丹皮一钱五分，降香八分(研冲)，丹参二钱，韭汁半盏(冲)，加童便三杯(冲)。(《南雅堂医案·卷三》)

自述病由忧郁而起，久乃化热，络脉被其蒸迫，血故上溢，其凝结成块者，因离络留而为瘀之故，血后胃纳如常，乃腑络停血本多，且腑以通为用，血逆气亦随之上并，漉漉有声，皆气火旋动之象，非有形质者可比。虽人身五脏六腑皆有血，而斯症总宜先清阳络为主，至于病发当治其因，又不必拘执其常，运用之妙，在乎一心，拟方列后，幸勿以平淡无奇目之。

苏子一钱五分，霜桑叶二钱，粉丹皮二钱，桃仁八分，降香八分(研末冲)，枇杷叶二钱(去毛)，薏苡仁二钱，白茯苓三钱。(《南雅堂医案·卷三》)

唾中见血，吸气少入，腰脊酸痛，寐中时泄盗汗，皆足少阴真气不摄，致成内损之症。若再嗔怒扰动肝阳，恐木火内燔，阴液愈被劫烁，入春风木司令，调治更难为力，宜节劳怡情，庶尚可乞灵于药石，兹将拟方列后。

大熟地四钱(炒)，白茯神三钱，女贞子二钱，怀山药二钱，川石斛一钱五分，芡实一钱五分，五味子八分，湖莲肉二钱。(《南雅堂医案·卷三》)

经云：中焦受气取汁变化而赤，是谓血。血为阴，气为阳，阳密则阴固，阳盛则阴伤，故气有余便是火。火淫于内，血不循经，乃逆而妄行，从上而涌，是以频患咯血，虽有在经在腑之分，实由心肝两经受热所致。盖心为营血之主，心火旺则血不宁，肝为藏血之室，肝火盛则血不守，兹从少阴厥阴施治，平其君相两火，为清源之法。

生地三钱，白芍药二钱，粉丹皮五分，犀角五分（磨冲）。（《南雅堂医案·卷三》）

病已半年有余，咳嗽而见臭痰咯血，夜不得眠，或卧难而着枕，舌白苔满布，大便干结。所谓热在上焦者，因咳为肺痿是也，诊得左寸脉数小，又与脉数虚者为肺痿之旨相合。而右关一部，不但见数，且独大而又兼弦滑，是阳明胃经，复有湿热浊痰熏蒸于肺，母病及子，土衰而金亦败。然肺之病属虚，胃之病属实，一身之病，虚实兼之，施治颇费棘手，姑拟一方列后。

薏苡仁四钱，紫菀一钱，白茯苓三钱，麦门冬二钱，桑白皮一钱五分，地骨皮一钱五分，阿胶一钱，橘红一钱，川贝母一钱，忍冬藤五钱，蛤壳五钱，炙甘草五分。（《南雅堂医案·卷三》）

小便频数，溺后有血丝外溢，系肾虚有火，膀胱有热，逼冲任之血，由前阴下走而出，法宜通涩并施斯合，拟方列后。

生地黄三钱（炒），川连一钱，阿胶二钱（炒），龟板二钱，赤茯苓三钱，醋炒大黄二钱，车前子二钱，黄柏二钱（炒），血余炭二钱，血珀一钱（研）。（《南雅堂医案·卷五》）

向暮则发厥，大便黑，脉左关独大，内有积瘀，以血药主之。

大黄三钱（酒炒），炒白芍二钱，桃仁一钱五分，丹皮一钱五分，当归身三钱（酒洗），降香五分，生甘草五分。（《南雅堂医案·卷三》）

便后血气红紫，兼有积块随下，脉缓濡弱，是阳气不足之象。过饮湿胜，大便时复见溏，推斯病原，是少阴肾脏失司，乏固摄之权，而阳明胃脉，有开无阖。惟治腑之法，以通为补，与治脏用补者不同，兹以和胃通阳为治。

人参一钱五分，茅术二钱，白茯苓三钱，川朴一钱，地榆二钱（焙成炭），炮附子五分，炮姜五分，陈皮八分。（《南雅堂医案·卷三》）

肠红三载不已，腹及左胁不舒，少阳气亦上逆，症系阴虚络热，木火潜动。前方多以补中调摄为治，未为尽合，兹拟益脏通腑，为疏补兼施之法。

炒熟地三钱，当归身二钱，炒丹皮二钱，冬桑叶一钱五分，地榆一钱五分（炒），焦楂肉一钱。水同煎服。（《南雅堂医案·卷三》）

肠血未止，饮酒厚味即泄，食入不能运化，盖阳虚体质，酒食气蒸湿聚，脾阳清阳日陷，健运失职，仿东垣法，用升阳之例。

人参一钱，炒白术三钱，益智仁二钱，陈皮八分，防风一钱五分，升麻五分（炒），炙甘草五分。（《南雅堂医案·卷三》）

春季便血之后，大便时溏时秘，食减气衰，脉象濡细无神。盖春夏之交，阳气正升，阴弱不主摄纳，拟用甘酸固涩，以合阳明，若东垣益气之属，升阳恐阴液愈耗，于法非宜。

人参一钱五分，赤石脂二钱，禹余粮二钱，宣木瓜一钱，陈粳米一盏（炒），乌梅肉三个。水同煎服。（《南雅堂医案·卷三》）

大便下血如注，药屡投不应，拟以酸敛主之，宗济生乌梅丸法。

乌梅肉一两五钱，白僵蚕一两（炒）。上药二味，共研为末，醋糊丸，如梧桐子大，每服四十丸，空心醋和开水吞服（《南雅堂医案·卷三》）

积劳有年，心阳上亢，肾水下耗，阳坠入阴，故小溲频数，便血，溺管窒痹，不甚觉痛，眠食起居如常。不必专事渗利，宜先安心神，并益肾阴为主。

熟地黄三钱，人参一钱五分，粉丹皮二钱，白茯苓二钱，金石斛二钱，柏子仁二钱，远志一钱，泽泻一钱，湖莲肉二钱。水同煎服。（《南雅堂医案·卷五》）

脉左细涩右芤，便血久而不愈，腹胀满，是湿热伤营，加以浮肿，气分亦虚，是既不能摄血，更何能运化湿热？兹遵《金匮》黄土汤法，并加味酌治。

干地黄二钱，甘草二钱，白术二钱，阿胶二钱，黄芩二钱，炮附子二钱，大腹皮二钱，桑白皮一钱五分，五加皮一钱五分，人参一钱，槐花一钱（炒），灶中黄土六钱。水同煎服。（《南雅堂医案·卷三》）

面黄脉小，便血如注，病已两载有余，宜先扶胃阳为主。

人参一钱，炒白术三钱，白茯苓三钱，木瓜一钱，炮姜五分，炙甘草五分。水同煎服。（《南雅堂医案·卷三》）

脾盛不能摄血，故便后见红；脾虚不能化湿，故腹胀跗肿。病根已久，肾阴亦伤，肾司二便，是以小便不利，病在脾肾二经，拟用温摄法，从太阴少阴合治。

大熟地三钱，炮姜八分，怀山药二钱，粉丹皮二钱，白茯苓二钱，泽泻一钱，陈皮一钱，车前子一钱，阿胶二钱，川朴八分，五味子八分，茅术一钱。（《南雅堂医案·卷三》）

脾阳久虚，不能化湿，何能统血，水湿挟而下注，是以便血不已。

茅术二钱，地榆一钱五分（炒），槐花一钱五分（炒），黄郁金一钱。（《南雅堂医案·卷三》）

嗜酒豪饮，久必积热内蕴，熏蒸不已，致扰动脏络之血，考诸《内经》，阴络伤则血外溢，今观面唇淡白无华，显系血脱虚候，肛坠不收，便常见血，治宜责之脾肾，盖脾主统摄，肾主藏纳故也。兹从足太阴少阴施治，拟列丸剂方各一，按早晚服之。

丸方：大熟地四钱，陈萸肉二钱，怀山药三钱，白茯苓三钱，阿胶二钱，芡实二钱，湖莲肉二钱，五味子八分（炒）。

上药八味，易钱为两，糊丸如梧桐子大，早晨淡盐水汤送下四钱。

又汤剂方：人参二钱，白术二钱（土炒），白茯神二钱，酸枣仁二钱（炒），炙黄芪一钱五分，当归身一钱，远志一钱，龙眼肉二钱，炙甘草五分，生姜一片，大枣二枚。水煎晚间服。（《南雅堂医案·卷三》）

体热形色苍黑，脉象右数，夏令湿热内蒸，水谷气壅，血从便下，法以苦寒为主，并以辛温佐之，节口戒欲，冀可祛病。

川连二钱，茅术三钱，黄芩一钱五分，川朴一钱五分，地榆二钱（焙成炭），槐米一钱。（《南雅堂医案·卷三》）

血先泻后便，病已两旬有余，阴液已受伤耗，幸纳食如常，宜安养静摄，俾真阴渐充，冀可平复。

大熟地三钱（炒），怀山药三钱，白茯神三钱，陈萸肉二钱，龙骨二钱，五味子八分。水同煎服。（《南雅堂医案·卷三》）

诊得右脉缓大，左虚涩，便后见血，自觉有欲晕之状，纳食甚少，尾闾痛连脊骨，显见八脉空虚，已损及中下两焦。然积病有年，讵能朝夕奏效，宜守之以恒，图之于缓，庶可冀其渐复，兹拟列丸方于后，须如法守服，百日后应有功验。

大熟地八两（九蒸九晒），嫩毛鹿茸一两（切薄皮，另研），鹿角霜一两五钱（另研），鹿角胶二两（盐汤化），赤茯苓三两，白茯苓三两，补骨脂四两（蒸透炒），柏子仁四两（去油烘干），韭子三两（盐水炒），菟丝子三两（炒研）。

上药十味，溶成膏，炼蜜为丸，如梧桐子大，每服五钱，淡盐水送下，早晚两服。（《南雅堂医案·卷三》）

诊得左脉沉数，小便不利，溺后带血，时作带止。系阴虚心火下郁于小肠，传入膀胱之腑，拟用导赤散火府丹合剂。

生地黄三钱，木通二钱，淡竹叶二钱，淡黄芩一钱五分，甘草梢一钱五分。水同煎服。

另吞大补阴丸三钱。（《南雅堂医案·卷五》）

自述先有寒热而盗汗，复由盗汗而便血，今寒热虽止，而盗汗便血之症，迄未少瘥，诊得脉小兼数，是营卫两虚之候，拟用归脾加减法。

人参一钱五分，白术二钱（黄土炒），白茯神二钱，酸枣仁二钱，炙黄芪一钱五分，当归身一钱，远志一钱，粉丹皮一钱，黑山栀二钱，霜桑叶二钱，地榆一钱，广木香五分，炙甘草五分，生姜两片，大枣三枚。（《南雅堂医案·卷三》）

伤寒解后，复有下血之患，乃由失汗之故，余邪尚有未尽，于法宜清，尤应忌口为妥。

大生地三钱，白芍药一钱五分，粉丹皮一钱五分，川断一钱，地榆一钱（炒），槐米一钱，薏苡仁二钱，荆芥一钱（炒黑）。（《南雅堂医案·卷六》）

下血头晕鼻塞，咳嗽不已，大便实，脉小左数，乃肝络热胜，血自不安，且血去则阴必伤，虚阳上冒清空，致有种种见症，甘辛温热之味，岂宜妄投。

鲜生地三钱，连翘二钱，竹叶二钱，玄参一钱五分，粉丹皮一钱五分，川石斛三钱。水同煎服。（《南雅堂医案·卷三》）

诊得脉形右小，左细数，乃阴亏之见象，下血阴伤走泄，虚阳上升，致鼻塞耳聋，上蒙清窍，下虚则上愈实，拟壮水以制阳光，方列于后。

生地三钱，白茯神三钱，玄参一钱五分，天门冬一钱五分，川石斛二钱，怀牛膝一钱（酒炒）。水同煎服。（《南雅堂医案·卷三》）

诊得脉右空大、左小促，下血，偏寒偏热，系劳伤营卫，流行失序，络脉空而为痛，宜先理阳明以达其开阖之机。

桂枝木八分（炙），白芍药三钱（炒），炙黄芪三钱，当归身三钱（酒炒），炙甘草五分，饴糖二钱，生姜三片，大枣两枚。（《南雅堂医案·卷二》）

两年来血证屡止屡发，始由寒饮咳嗽，继而化火动血，脉弦形瘦，饮邪内伏，阴血久已虚损，是以动则气升，静反咳甚。盖静则属阴，饮邪由阴而生也，动则属阳，气升由火动也，阴虚痰饮，为此病之根源，拟补肾阴以纳气，化胃痰以蠲饮，于法庶剂其平。

炒生地三钱，姜制半夏二钱，怀山药三钱，白茯苓三钱，麦门冬一钱五分，牛膝一钱五分（盐水炒），紫石英二钱，丹皮一钱，蛤壳二钱，诃子一钱，枇杷叶三钱（炙，去毛），青铅一钱，五味子八分。水同煎服。（《南雅堂医案·卷三》）

病后失血作紫黑色，口渴，胸膈尚满，系病前积瘀未尽，现虽正气虚弱，未可遽行投补，拟先下而顺之为妥。

生地二钱，醋炒大黄二钱，赤芍药二钱，广郁金一钱，小蓟一钱（焙存性），粉丹皮一钱五分，茺蔚子一钱五分，犀角五分（磨冲），童便两杯（冲）。（《南雅堂医案·卷三》）

曾患精浊日久，阴已伤及于下，今沫血鲜红，凝块紫黑，阴络伤损何疑？至少腹疝瘕，亦肝肾之见症，故就下焦治之。

大熟地三钱（炒），人参二钱，白茯神二钱，枸杞子一钱五分（炒），炒地榆一钱五分，生杜仲三钱，五味子八分。（《南雅堂医案·卷三》）

葛氏治血之法，于血止瘀消之后，常用独参汤以益神定志，兹参用其法，又虑其上升而助肺热，复以阴柔等品佐之。

人参三钱，生地黄四钱，怀牛膝一钱五分，阿胶一钱五分，白茯苓二钱，沙参一钱。（《南雅堂医案·卷三》）

积劳太过，气泄失血喘促，胃纳少，系气分，阳分之伤，仿仲景法，以甘草建中，取培土生金之义。

黄芪二钱（炙），白芍药三钱，饴糖二钱，炙甘草一钱，大枣三枚。水同煎服。（《南雅堂医案·卷三》）

经云：阴络伤则血内溢。病延日久，阴气固伤，而阳分亦弱，恐增浮喘，最为可虑。

灶心黄土五钱，干地黄二钱，阿胶二钱，炒白术二钱，黄芩二钱，当归身二钱，乌梅肉二个，赤小豆二钱，地榆一钱（焙存性），炮附子一钱，炙甘草一钱。（《南雅堂医案·卷三》）

劳力饥饱致伤，血瘀结在络，久则返于肠胃，污浊暴下，倘能安摄静养，庶可却病，否则瘀散而复聚，恐无愈期。

当归须二钱，柏子仁一钱五分，新绛一钱五分，旋覆花二钱，桃仁一钱（去皮尖），青葱两条。（《南雅堂医案·卷三》）

热阻气升血冒，口渴欲凉饮，脉小涩，宜从上焦施治。

鲜竹叶三钱，滑石三钱（飞净），黑山栀二钱，杏仁二钱（去皮尖），广郁金一钱，荷叶二钱。水同煎服。（《南雅堂医案·卷三》）

入夏阳气正升，烦劳阳动太过，络血上溢，脉右大左虚，血后必阴伤生热，最忌苦寒清火之剂，宜养胃阴为主。

麦门冬三钱，北沙参钱半、白茯神二钱，生扁豆二钱，川石斛二钱，生甘草一钱。水同煎服。(《南雅堂医案·卷三》)

上冬失血后，胃纳渐减，自春徂夏，血症时发时止，干咳无痰，形苍脉大。盖冬令失藏，阳气不潜，春夏阳益弛张，阴乏内守之职，莫教五志烦动，庶几气火可平。兹拟滋养胃津，培土生金，乃子旺母生之义，方列后。

北沙参二钱，白扁豆二钱，麦门冬一钱五分，玉竹一钱五分，宣木瓜一钱，生甘草八分。水同煎服。(《南雅堂医案·卷三》)

上下失血，有阴络阳络之分，腑络取之于胃，脏络责之于脾，今上下交病，宜从中焦治之，但胃纳减少，滋腻之剂，殊非所宜，至火升烦咳，亦由失血后，阴伤而阳亦失于依附，姑以胃药进之，使中宫安莫，冀可渐复。

人参二钱，白茯苓二钱，白芍药二钱，怀山药三钱，炒白术三钱，白扁豆一钱，炙甘草八分。(《南雅堂医案·卷三》)

失血，咳嗽有年，形色与脉，衰惫殊甚，皆由操持怫郁，五志阳动浮越，生气奚免消克，冬令天寒主藏，姑以摄补脏阴为主。

大熟地三钱(炒)，人参二钱，炒白芍二钱，五味子五分，炙甘草八分，建莲肉一钱。水同煎服。(《南雅堂医案·卷三》)

失血后，气升欲咳，音哑，乃肾虚不纳之故，方列后。

大熟地四钱(炒)，阿胶二钱(炒成珠)，麦门冬二钱，紫石英三钱，川贝母一钱五分，玄参一钱五分，沙参一钱，藕汁一盏(冲)。(《南雅堂医案·卷三》)

失血后咽痹多咳，右关脉弦兼空，虽健食如常，而水谷精华之气，未能游溢，宜养胃阴为主。

沙参二钱，麦门冬一钱五分，杏仁一钱五分(去皮尖)，生扁豆二钱，生甘草八分。水同煎服。(《南雅堂医案·卷三》)

失血咳嗽，又兼三疟，病已数月，疟来胸脘酸痛，内则阴虚火动，外则寒邪深袭，法须兼筹并顾。经云：阳维为病苦寒热，阴维为病苦心痛。此阴阳营卫之偏虚也，拟用黄芪建中，以和中而调营卫，并合生脉、复脉两法，以保肺肾之阴，方列后。

大生地三钱（炒），炒归身三钱，鳖甲二钱，青蒿一钱，黄芪二钱，炒白芍二钱，阿胶二钱（炒成珠），沙参一钱，麦门冬二钱，炙甘草一钱，五味子八分，煨姜八分，红枣三枚。(《南雅堂医案·卷三》)

失血有年，形瘦兼咳，胃纳减少，夜不安眠，法宜培养本元为主，但前投以八味等剂，迄未见效，此系津液久亏，不受附桂之刚故也。兹拟温摄下焦，并益胃阴以冀津液上供，方列后，须早晚按服。

大熟地三钱，怀牛膝一钱五分，枸杞子一钱五分，柏子仁一钱，肉苁蓉二钱，白茯苓三钱，胡桃肉二钱，五味子八分。上方早晨服。

人参一钱五分，白茯苓二钱，怀山药二钱，麦门冬一钱，五味子八分，炙甘草五分，莲子肉二钱。上方晚服。(《南雅堂医案·卷三》)

食少痰多，面无血泽，虚象显然，由思虑优郁太过，伤及心脾二脏，心生血，脾统血。今脏阴被戕，是以阴虚生热，扰动络脉，致血逆妄行，溢于口鼻。治嗽凉药，岂宜久投，兹酌取济生及钱氏两方，可按早晚服之。

人参二钱，炒白术二钱，白茯苓二钱，陈皮一钱，甘草一钱，生姜两片，大枣二枚，早服。

又方：人参二钱，酸枣仁二钱（炒），炒白术二钱，白茯神二钱，炙黄芪一钱五分，当归身一钱，远志一钱，龙眼肉二钱，炙

甘草五分，生姜两片，大枣两枚，晚服。(《南雅堂医案·卷三》)

头微胀，喉燥痒作呛，右脉大，系风邪内侵，阳气不伏，络热血乃外溢，以清热泄邪为主。

连翘二钱，桑叶二钱，黑山栀三钱，浙贝母三钱，牛蒡子一钱，北沙参一钱。水同煎服。(《南雅堂医案·卷三》)

温邪逼迫，血液上走清道，循清窍而出，是以血从上溢，下焦津液耗涸，不能上济君火，邪势益炽，肺金受伐，化源有告竭之虑，急宜清络育阴，勉冀转机而已。

干地黄八钱，生白芍一钱五分，粉丹皮一钱五分，犀角一钱，连翘三钱，银花三钱，苦桔梗一钱，薄荷五分，竹叶一钱，荆芥穗八分，淡豆豉八分，生甘草八分，牛蒡子六钱，鲜苇根取汁一盏。(《南雅堂医案·卷七》)

血去食减，诊得脉小兼弦，服地黄等滋腻之剂，致胃呆不思食，系肝胃不和，拟合阳明厥阴同治。

苏子一钱五分，金石斛二钱，白茯苓二钱，降香末五分（冲），黑山栀二钱，钩藤一钱。水同煎服。(《南雅堂医案·卷三》)

血涌如泉，凝而成块，汗出畏冷，已复热躁，脉动极无序，此无根之阳上冒，非凉药所能止，事已至急，否则恐难接续还元，姑拟一方列后。

大熟地四钱（砂仁炒），白茯苓三钱，龙骨二钱，五味子一钱，生白芍二钱，怀牛膝一钱（盐水炒），肉桂五分。水同煎服。(《南雅堂医案·卷三》)

阳气过动，血症屡发，然脉已非实热之象，夏至一阴来复，宜静养，以迎生气，久病取丸者缓也之义，俟服旬日再议。

人参二两，当归身二两，五味子五钱，陈萸肉二两，大熟地四两，怀山药三两，白茯苓三两，阿胶二两，秋石一两。

上药炼蜜丸，如梧桐子大，早晚开水送下三钱。(《南雅堂医案·卷三》)

诊得脉弱濡涩，气伤上逆，肢节微冷，由失血过多，络脉皆空，伤损非在一脏一腑之间，至气逆作咳，亦由虚火冲激使然。现秋深天气主降，而身中气反升越，显见不主收摄，证属虚损奚疑。大凡病在上焦，宜通宜降，下焦宜封宜固，扶养胃土，纳谷乃昌，庶不悖治法。

人参二钱，怀山药三钱，生苡仁三钱，白茯神二钱，怀牛膝二钱（酒炒），枸杞子二钱。水同煎服。(《南雅堂医案·卷三》)

诊得脉数，寸口搏指，症属真阴不足，浮阳易动上冒，幸冒气如常，屡发而神形尚不致委顿，然宜节劳静养，使水旺足以制火，免再妄动，络血冀可平复。

大熟地三钱，怀山药二钱，陈萸肉一钱五分，粉丹皮一钱五分，白茯苓二钱，泽泻一钱，炙龟板二钱，秋石一钱。(《南雅堂医案·卷三》)

◆ **痰饮**

阴亏火旺之体，脾气又复虚弱，土被木克，是以所进饮食不化，津液聚而为痰为湿。其始在胃，尚可呕吐而出，得以相安无事，久则渗入膜外，气道不清，乃发为胀满，脾为生痰之源，胃为贮痰之器。若不健运中土，并透达膜外，则病安有转机，势将成为臌症，惟久病必盛，宜以和养之品佐之，庶为妥全，方拟于后。

炒白术三钱，白茯苓三钱，陈皮八分，制半夏二钱，当归身二钱，炒白芍二钱，白芥子一钱五分，莱菔子一钱五分，川朴一

钱，车前子一钱，大腹皮二钱，竹油二匙，苏子八分。水同煎服。（《南雅堂医案·卷四》）

肺主出气，肾主纳气，二脏失司，正气渐不能用事，是以痰饮泛滥，食则脘中痞闷，卧则喘咳不得息。早服肾气丸三钱，以纳少阴之气，晚用小青龙加减，以通太阴之腑，此为内饮正治法，列方于后。

炙桂枝二钱，干姜二钱，制半夏一钱五分，五味子一钱五分，杏仁二钱（去皮尖），白茯苓三钱，大枣三枚。同煎服。（《南雅堂医案·卷一》）

痰饮之本，皆源于水。若阴阳失调，清浊相干，于是胃气不能上承，脾气不能散精，肺气不能宣布，痰饮之病乃成。据称中脘胀闷，右臂常隐隐作痛，难以伸举，明是痰饮为祟，然治饮之法，须论标本，温肾利水是治其本，降气燥湿是治其标，兹合两者兼治之，拟用指迷茯苓丸成法。

制半夏二两，白茯苓二两，风化硝二钱五分，枳壳五钱。

上药四味共研末，姜汁糊丸，如梧桐子大，每服三十丸，姜汤送下，早晚两服。（《南雅堂医案·卷一》）

病经半载未痊，自述饥饱劳倦失度，曾患黄疸，湿热定尚未清，脉形小涩，痰多上涌，食入脘阻，大便不爽，无非湿阻气伤所致，方拟于后。

姜半夏二钱，杏仁二钱（去皮尖），生苡仁三钱，陈皮八分（去白），郁金一钱五分，白茯苓三钱，香豉一钱，姜汁半盏。（《南雅堂医案·卷六》）

肝木郁而不舒，饮邪停蓄，胁肋少腹膜胀，病在肝胃，从厥阴阳明合治，方列后。

制半夏二钱，香附一钱五分，桃仁八分（去皮尖），延胡索一

钱，当归尾二钱，小茴香一钱，炒神曲一钱，白茯苓三钱，橘红一钱。水同煎服。（《南雅堂医案·卷四》）

火邪炎上，熏蒸上焦，肺气被郁，津液受熬，凝结黏块，吐咯难出，此种郁积顽痰，根蒂深固，非一时所能奏效，姑用缓法治之，汤剂再议。

香附五钱（童便炒），橘红一两，瓜蒌仁一两，淡黄芩一两（酒炒），海粉一两，天门冬一两，青黛三钱，芒硝三钱（研），桔梗五钱，连翘五钱。

上药共为末，炼蜜和姜汁半盏为丸，如梧桐子大，每服二钱，用姜汤送下。

前用王氏化痰法，旬日来肺气渐清，吐痰亦顺，知开郁降火，颇获其效，早晚可仍服前丸，并以此剂进之。

川贝母二钱（去心），桔梗一钱，白茯苓三钱，橘红一钱，甘草八分，桑白皮一钱五分，杏仁二钱（去皮尖）。水煎八分服。（《南雅堂医案·卷一》）

面黄色痿，吐痰不已，不食腹中若饥，食则饱闷。常患吞酸溏泄等症，系太阴脾土受伤之故，病不在于阳明戊土也。人身脾胃居中，后天全赖中央土谷以生，脾为阴土，代胃传化。今脾既受伤，不但胃气无以资生，而各脏腑亦无津液灌注，是以有此种种见症，治法宜培养中土为主。

人参一钱，白茯苓二钱，炒白术三钱，怀山药三钱，制半夏一钱，芡实三钱，白扁豆一钱，巴戟天二钱，建神曲一钱，肉果一枚，砂仁一粒（研）。同煎服。（《南雅堂医案·卷一》）

食入气阻，吐涎稍觉通爽，两关脉缓涩数，日前曾吐瘀浊胶黏碗许，系积劳久伤，阳气不能布运，徒恃药石，恐遽难奏效，宜潜心安养，免致反覆。

法半夏二钱，香豉一钱，瓜蒌皮二钱，广郁金一钱，桃仁八分（去皮尖），韭白汁半盏，姜汁半盏。（《南雅堂医案·卷三》）

水泛为痰，涎如清水，入水即化，乃肾寒而精变为痰。此痰系纯阴之水，宜补而不宜攻，须峻补水中之火，火旺则寒气转而为温，不必攻痰而痰自清，所谓益火之源，以消阴霾，非得以别脏痰症，视同一例施之。

熟地黄八钱，怀山药五钱，山茱萸五钱，泽泻三钱，粉丹皮三钱，白茯苓五钱，肉桂一钱，附子八分（炮）。（《南雅堂医案·卷一》）

水气上逆，得阳煎熬，则稠而成痰，得阴凝聚，则稀而为饮，皆以脾肾二经为主，以水归于肾，而受制于脾也。今久嗽不已，气短，时苦眩冒，宜用二陈加味治之，列方于后。

法半夏二钱，陈皮一钱，白茯苓三钱，炙甘草八分，川桂枝一钱五分，白术二钱（黄土微炒），泽泻三钱，加生姜两片。同煎。（《南雅堂医案·卷一》）

水饮流行，归于四肢，当汗不汗，身体疼重，即经所谓溢饮也。此症以得汗为出路，然饮既流溢，亦随人之脏气寒热而化，今饮从寒化，忌用辛凉发汗之剂，宜以辛温发汗利水，方合治法，拟用小青龙主之。

麻黄三钱（去根节，先煎，去沫），白芍药三钱，干姜三钱，炙甘草三钱，桂枝木三钱，五味子一钱五分，法半夏一钱五分，细辛二钱。同煎服。（《南雅堂医案·卷一》）

痰多嗽血，胃纳减少，脉搏数促，喘逆脘闷，拟先清肃上焦。

苏子二钱，桔梗一钱，香豉一钱，杏仁一钱五分（去皮尖），黑山栀一钱五分，瓜蒌皮一钱，广郁金八分，降香五分（研末冲）。（《南雅堂医案·卷三》）

痰盛流溢四肢，身重不得汗，吐痰不已，状似溢饮。然痰之本，水也，天一生水，周流灌输，无处不到，一有瘀滞，则脏污阴浊，必旁溢横流，不复循道而行，故水入胃之后，胃土或有壅滞，则水不顺流，以入膀胱，乃由胃而外溢四肢。四肢原无泄水之路，全凭化汗而出，今胃气不行，汗既无从而化，水自无从而出，身重吐痰，正水湿之明征也。治法宜因势利导，以顺其润下之性，庶乎可矣，方列后。

炒白术三钱，白茯苓四钱，白芍药三钱（微炒），桂枝五分，猪苓一钱，厚朴一钱，泽泻一钱，制半夏一钱。（《南雅堂医案·卷一》）

痰饮之源，皆出于水，三焦为决渎之官，水道出焉。三焦失职，则气道痞涩，聚成痰饮，种种变症多端，先宜通三焦，为正本清源之法。然停积既久，譬如沟渠淤塞，势必倒流逆上，污浊泛溢，无所不至，今幸无内虚诸症，脉象见弦，咳甚，胸苦烦闷，是饮邪上干清阳之位，若缓以图之，势必滋蔓，斯时用猛攻之法，直达病所，可不嫌其峻，拟用十枣法。

芫花二钱（熬透），甘遂二钱，红芽大戟二钱，大枣十枚。

上药三味，捣末筛，水一碗，先煮枣，得半碗，去滓，纳药末，平旦温服两杯许。不下者，次日再服，得快利后，可啜粥汤安养胃气。（《南雅堂医案·卷一》）

吐痰不已，肠胃间漉漉有声，诊得右关细滑，是胃气虚弱，不能消水，是以下流于肠而作声，水之精华，渐变混浊，致成痰饮，常聚结于呼吸难到之处，动则上涌，故常吐痰不已。然痰饮之成，由胃虚水盛之故，治痰必先消水，消水必先健胃，方为正本清源之法，但胃土不能自旺，补其母则子气生矣。心包之火，胃之母也，火旺自能生土，土厚自能制水，握要以图，庶合治法，兹列方于后。

白术三钱（土炒），白茯苓三钱，法半夏一钱，薏苡仁三钱，山药三钱，人参五钱，肉桂五分，陈皮八分。（《南雅堂医案·卷一》）

先后天俱见不足，痰盛鼻衄，是阴亏阳亢之征。胃纳少，腹常作痛，是木旺土衰之兆。是以二九年华，尚未发育，面无华色，精气薄弱，尤显而易见。第无情草木，非一时所能速图，姑取"丸者缓也"之义，久服庶可奏效。

人参二两，白术一两，白茯苓一两，炙甘草六钱，陈皮五钱，怀山药一两，白扁豆八钱，缩砂仁五钱，黑芝麻八钱，莲肉八钱，陈粳米二合。

上药为末，水泛为丸，如绿豆子大，早晚用米汤服三钱。（《南雅堂医案·卷一》）

胸为人身之太空，乃阳气往来之道路，今饮邪弥漫，上蔽君阳，横溢支络，是以胸胁支满，且水气荡漾，随其所变而作，故常苦头旋目眩，心悸，呼气短，皆水势扰动所致，宗《金匮》法，用苓桂术甘汤主之。

白茯苓四钱，白术二钱，川桂枝二钱，炙甘草一钱五分。（《南雅堂医案·卷一》）

血止三日，而痰吐如污泥且臭，是胃气大伤，血液败腐，防成肺萎内痛等症，终属劳损沉疴，治法最为棘手，《外台》引用炙甘草汤，取其益气生津，以救枯萎，后人参用其法，恒以姜桂之卒热，去而不用。今面青不渴，正宜辛温以扶阳，但大便溏，应将麻仁酌删，兹仿其例，制方如后。

人参一钱五分，炙甘草二钱，阿胶二钱（炒），生地三钱，麦门冬二钱，紫石英二钱，肉桂八分，炮姜八分，五味子八分，生

苡仁二钱，粉丹皮一钱。(《南雅堂医案·卷三》)

饮浊上干，咳唾涎沫，阳微恶寒，食减胃衰，寒疝积于下焦，浊阴见症多端，脉弦右濡。喻氏谓浊阴上加于天，非离照当空，氛雾焉能退避？若反以地黄、五味等滞腻阴药，附和其阴，恐阴霾弥漫，饮邪滔天莫制。今师长沙法，维阳气以立基本，扫群阴以逐饮邪，方为合宜。

人参一钱，白茯苓三钱，炮附子八分，生姜汁半盏，大枣五枚。(《南雅堂医案·卷一》)

诊得脉形小弱，吐涎沫甚多，四肢微冷，周身时觉寒凛，胃纳减少，系胃阳虚极，浊阴窃踞，致成为膜胀，拟温中培土为主。

附子五分，淡干姜八分，吴茱萸一钱，白茯苓三钱，人参一钱五分，川连一钱。水同煎服。(《南雅堂医案·卷四》)

诊得脉左小右虚，背恶寒，肢亦微冷，痰多兼呕，胃纳少。此症乃胃阳衰弱，卫气不足之故，宜以建中为主。

人参二钱，炒归身二钱，桂枝八分，芍药一钱，大枣三枚。(《南雅堂医案·卷一》)

◆ 口渴

津液被劫，阴不上承，口渴而不知饥，心中烦热，脉形虚数，舌红，宜用炙甘草汤，去桂。

炙甘草二钱，麦门冬二钱，阿胶二钱，人参一钱，生地八钱，麻仁二钱，大枣四枚。(《南雅堂医案·卷七》)

厥回脉续，两足筋渐舒，晨指上螺纹亦还，邪势略已减轻，然四肢尚觉微冷，恶热，口渴不止，呕泻时作，热毒邪势犹盛，必得肢和呕平庶可无虑。

飞滑石三钱，西瓜翠衣一两，白茯苓三钱，陈皮八分（去白），大腹皮三钱，川石斛五钱，猪苓二钱，泽泻二钱，淡竹茹一两，枇杷叶五片（拭去毛），川连六分（吴茱萸拌炒）。(《南雅堂医案·卷七》)

口干烦渴不止，小便黄赤，内热未清，于法宜利小便，拟用四苓导赤合剂。

生地黄二钱，麦门冬二钱，人参二钱，泽泻三钱，猪苓二钱，炒白术二钱，赤茯苓二钱，木通一钱，甘草一钱。(《南雅堂医案·卷八》)

◆ 汗证

病经误表，大汗不止，时作呕恶，食入即吐，是津液外泄过多，胃阴虚乏之故，法宜和中养阴为主。

大熟地三钱，白茯苓二钱，沙参二钱，甘草一钱，当归身二钱，麦门冬二钱，陈皮一钱，制半夏一钱，生姜三片。水同煎服。(《南雅堂医案·卷六》)

恶寒自汗，脉细弱，卫阳盛而不足，宜补其气分。

熟附子七分，黄芪三钱，炒白术二钱，炙甘草五分，煨姜一钱，大枣五枚。水同煎服。(《南雅堂医案·卷四》)

寡居数载，夜热盗汗，体倦，饮食少进，经期久阻，肌肤甲错，系内火暗烁真阴，肝血枯燥已极，宜滋水养木，略佐以开郁之品，拟方于后。

大熟地五钱，当归身三钱，元参二钱，葳蕤一钱，白芍二钱，粉丹皮一钱，地骨皮一钱，柴胡五分，白芥子五分。(《南雅堂医案·卷一》)

汗出呃逆，大便溏，脉见歇止，系劳倦伤阳，胃中虚冷，阴浊上干，恐为难治。

人参二钱，干姜一钱，白茯苓三钱，代赭石三钱，川椒八分，乌梅肉三个。水同煎服。（《南雅堂医案·卷三》）

汗为心液，心阴不足，则心神易动，是以汗多善惊，精藏于肾，肾阴不足则肾气不固，是以无梦遗泄，兹从手足少阴经并治。

大生地三钱，麦门冬二钱，白茯神三钱，炙甘草七分，左牡蛎三钱，川连五分，玄参一钱，五味子八分（炒），柏子仁一钱（炒），沙苑蒺藜一钱（炒），大枣三枚。（《南雅堂医案·卷四》）

劳伤心神，食减，五心汗出，乃火与元气相并，发而为热为汗，非因实热也，实热宜清，虚热宜补，斯不失其治。

人参一钱五分，炒白术二钱，白茯苓二钱，五味子七分（炒），麦门冬二钱，左牡蛎三钱，炙甘草五分。（《南雅堂医案·卷四》）

脉伏，头汗淋漓，腹痛，肢微冷，系肝气挟瘀之证，防厥。

旋覆花二钱，制香附八分，五灵脂一钱五分（醋炒），乳香一钱，延胡索一钱，金铃子一钱，没药一钱五分，丁香八分，代赭石二钱，白蔻仁八分。水同煎服。（《南雅堂医案·卷二》）

神色萎悴，知饥，食纳减少，自汗、体冷、肢节酸痛，脉形细弱，病在营卫，当以甘温进之。

桂枝木一钱，生黄芪三钱，炒白芍二钱，炙甘草五分，煨姜八分，大枣五枚。（《南雅堂医案·卷四》）

素禀不足，憎风畏寒，动则汗出，系阳虚之证。

炮附子八分，炙黄芪三钱，炒白术三钱，人参二钱，白茯苓二钱，炙甘草五分。（《南雅堂医案·卷四》）

痰动风生，真气发泄，汗出寒凛，宜用辛甘化风法，方列后。

桂枝八分，生黄芪三钱，白茯苓二钱，防风五分，炙甘草五分，煨姜一钱，大枣五枚。（《南雅堂医案·卷四》）

体质素薄，入春汗泄，精神困惫，大便溏泄不爽，色白脉弱，系脾阳不振，生气无由发舒，拟先用和中之法。

生谷芽三钱，白茯苓三钱，炮姜七分，益智仁八分，陈皮一钱。(《南雅堂医案·卷四》)

血脱益气，古有成法，盖血脱则气无所依附，外卫不固，是以恶寒汗出。今血虽已止，而神气益惫，唇白面青，最怕喘呃暴脱，措手莫及。亟宜固其根蒂，冀合阳生阴长之旨，兹仿其例。

人参三钱，大熟地三钱(砂仁拌)，白扁豆二钱，炒陈皮八分，附子七分，炮姜五分，五味子一钱，麦门冬一钱，炒白术二钱。水同煎服。(《南雅堂医案·卷三》)

阳明胃弱，厥阴来乘，夜半汗常出，少寐多梦，系阴虚火升之故，兹以镇摄为主。

人参一钱五分，酸枣仁二钱，龙骨三钱，白茯神三钱，炒白芍二钱，五味子八分，炙甘草五分。(《南雅堂医案·卷四》)

阳虚之体，痰湿居多，脉复短涩无神，阳衰邪伏，更觉显然，肌肉微白，属气虚。外似丰硕，内实虚怯，试观肌疏汗淋，唇舌俱白，烦渴引饮，干呕胸痞，皆由脾胃阳气消乏，阴邪得以僭踞，所谓肥人之病，虑虚其阳是也。停留不解，正衰邪炽，势恐增剧，况寒凉之剂，未必能攻其热，邪未清而胃阳先伤，于法岂为妥全？亟行调和胃气，犹虑其晚，毋再逡巡致误，拟方列后。

人参一钱，炒白术三钱，白茯苓三钱，制半夏二钱，枳实一钱，生姜一钱。水同煎服。(《南雅堂医案·卷三》)

夜间盗汗，善惊，烦躁不能安眠，气血皆虚，用归脾汤加味治之。

黄芪三钱(炙)，人参二钱，炒白术二钱，白茯神二钱，酸枣仁二钱(炒研)，龙眼肉一钱，当归身二钱，远志五分，木香五

分，麦门冬一钱，五味子八分（炒），炙甘草八分。(《南雅堂医案·卷四》)

夜间发热汗出，骨髓内燔如焚，至五更方止，食减，吐痰如白沫状，此为阴虚火动，水不能制火之故，治法以滋补水脏为主。

川石斛三钱，丹皮三钱，麦门冬二钱，地骨皮一钱，白茯苓三钱，牛膝一钱。(《南雅堂医案·卷一》)

用表太过，病经三候不解，气促似喘，大汗不止，舌卷而黑，脉洪数无根，症已垂危，虑有挽救莫及之势。急宜大剂壮水，冀得勉强以图功，倘药后汗止喘定，庶有转机之望。

大熟地八钱，怀山药二钱，枸杞子二钱，炙甘草一钱，陈萸肉一钱，白茯神一钱，人参二钱，麦门冬二钱，五味子一钱。水同煎服。(《南雅堂医案·卷六》)

真阴不足，夜常发热盗汗，拟用当归六黄汤主之。

生地黄三钱，熟地黄三钱，黄芩三钱，当归身三钱，川连三钱（炒），黄柏三钱（酒炒），黄芪六钱。水同煎服。(《南雅堂医案·卷四》)

诊得脉象虚细，夜间发热，平明始退，烦倦口渴汗出，乃真液已亏，元气多耗，治宜酸甘化阴法。

人参五钱，熟地五钱，五味子一钱，白茯苓三钱，炙甘草一钱，湖莲肉三钱。(《南雅堂医案·卷一》)

诊得脉虚弱无力，汗出振寒，闻谷干呕，胃阳大虚，不必因寒热之故，遽宜攻邪，兹先用降逆法。

乌梅肉三个，人参一钱，白茯苓三钱，陈皮八分，制半夏三钱，生姜汁半盏。水同煎服。(《南雅堂医案·卷三》)

诊得左寸独大，口干，汗常出，善怒血逆，系心阳独亢，阴气不足，拟用犀角地黄加味治之。

生地黄四钱，白芍药二钱，粉丹皮一钱，犀角五分，黑山栀二钱，茅根一钱，甘草五分。水同煎服。(《南雅堂医案·卷三》)

◆ 虚劳（虚损）

虚劳之证，多由邪伏血郁所致，不独在阴亏一端也。晡后寒热往来，时减时增，其为阳陷于阴无疑，滋肾疏肝，斯为合法，方列于后。

大熟地五钱，炒白芍二钱，白茯苓三钱，怀山药三钱，粉丹皮二钱，炙甘草一钱，柴胡一钱，鳖甲二钱，当归二钱。(《南雅堂医案·卷一》)

殒胎多至九次，冲任奇脉俱损，阴血内耗尤甚，发而为胀为痛。时或气逆上冲，胸脘痞闷欲绝，此属血干液枯，非寻常止痛消胀可愈。

炙龟板三钱，淡苁蓉二钱，当归身一钱五分（酒洗），枸杞子一钱五分，炒沙苑蒺藜二钱，怀牛膝一钱，舶上茴香一钱，桂心八分。(《南雅堂医案·卷八》)

早年斫伤太过，致形瘦肌削，面色痿黄，腰膝乏力，不能任劳，盗汗时出，脉细弱，是为损精无疑，然精足之人，举世绝无，所以肾有补而无泻法，但填精之法，不能独求诸少阴一经，必合阳明太阴两经同治，方为合法。

熟地黄六钱，人参二钱，白术三钱（黄土微炒），麦门冬一钱，山萸肉一钱，五味子八分，巴戟天三钱，白茯苓二钱，肉豆蔻一粒（研）。(《南雅堂医案·卷一》)

病后元气大伤，神倦，不思纳食，四肢弛懈无力，口中微渴，脉虚。拟用清暑益气汤法。

北沙参三钱，竹叶三十片，川石斛四钱，麦门冬二钱，西瓜

翠衣五钱，黄连六分，益元散三钱，荷叶一角，知母一钱五分，梗米四钱。(《南雅堂医案·卷七》)

素患遗浊，喉间时作哽噎声，系肾中真阴，渐被消烁，龙雷不能潜伏，现届隆冬收藏之候，反挟而上升。盖少阴脉循喉咙，挟舌本。今真阴受伐，津液无以上承，虚阳蒸灼，发为痹疝，此为阴虚阳亢之证，治宜壮水之主，以制阳光，方为合法。

熟地黄五钱，山萸肉二钱，怀山药三钱，白茯苓三钱，阿胶三钱，秋石一钱（煅），左牡蛎四钱，莲肉一钱，炒黄柏一钱。(《南雅堂医案·卷一》)

气虚嗜卧，不思饮食，背脊拘急酸痛，足膝乏力，痰多汗出，时有潮热往来，脉象细滞，是伤于气也，气伤则清肃不行，运化无权，是以诸症叠出，宜用补金培土之法。

人参三钱，当归三钱，白术三钱，麦门冬三钱，怀山药三钱，五味子一钱，芡实二钱，柴胡五分，荆芥五分。(《南雅堂医案·卷一》)

病损有年，脉见空虚，寒热时作，大便或溏。现虽起居如常，元气尚未恢复，若不潜心静养，一时恐难挽回中和，议用脾肾双补法，冀可徐图功效。

人参一钱，菟丝子二钱，白茯苓三钱，沙苑蒺藜一钱，陈皮一钱，益智仁一钱（研）。(《南雅堂医案·卷一》)

平时思虑劳心，致形容憔悴，精神恍惚，腰重肢酸，此乃操心过度，元神受伤。盖神藏于心，宜静而不宜动，久动不已，神益困疲，如寡弱之君，势将出亡，左右良臣，辅佐亦觉无权，四塞边地，自然失其驾驭，所以忽忽如有所失，而腰肢觉其重酸也。先安心神，方合治法。

人参五钱，白术三钱，茯神三钱，酸枣仁三钱，远志二钱，柏子仁一钱，丹参二钱，巴戟天一钱，炙黄芪三钱，当归三钱，怀山药三钱，甘草五分，辰砂三分（研末冲）。水同煎服。(《南雅堂医案·卷一》)

寿命之本，积精自刚，荣卫之道，纳谷为宝，此治虚劳之不易良法也。今年华正富，中气衰馁，四肢酸痛厥冷，小腹急满，多汗遗精，且斑疹呕吐，诸症叠出。系无根失守之火，发现于外，虚劳已成，非一时所能疗治，宜取稼穑作甘之本味，急建其中气，俾胃纳渐增，津液滋生，徐图补救之法。列方于后。

黄芪一钱，当归一钱，白芍一钱（炒），桂心一钱，人参一钱，炙甘草一钱，制半夏二钱，炮附子二钱，加生姜三片，大枣两枚。煎服。(《南雅堂医案·卷一》)

◆ 痹证（鹤膝风）

春深温暖开泄，骤加外寒，三气和而为痹，游走无定，致作酸楚，邪已入于经隧，拟用宣通一法。

桂枝木一钱五分，木防己一钱，杏仁二钱（去皮尖），通草一钱，川草薢二钱，飞滑石三钱，石膏二钱，生苡仁三钱。(《南雅堂医案·卷五》)

风寒湿三气合而为病，膝盖渐大，腿骨愈形细小是即鹤膝风症，乃风痹中之最重者。又复左肘偏痹，屈伸不利，人身左半属血，血分已亏，致腰脊形亦凸出，此症由膝而肘而脊，病情渐入渐深。至于色黄肌瘦，鼻流清涕，咳嗽溺黄，是久病正气已虚，三气渐有化热之象。施治颇难着手，姑拟一方，开列于后。

羚羊角七分，桂枝八分，当归身二钱，知母一钱，制僵蚕一钱，白茯苓二钱，白芍药一钱，杏仁二钱（去皮尖），羌活一钱，苡仁二钱，秦艽一钱，桑枝七分，淡竹沥一盏，鹿角霜四分，怀

牛膝一钱。(《南雅堂医案·卷五》)

风湿化热，灼及经络，气血交阻而为痹痛，阳邪主动，化风自为行走，脉数右大，先以清热利湿为治。

桂枝木八分，杏仁二钱，木防己一钱，生石膏二钱，郁金一钱，天花粉一钱。(《南雅堂医案·卷五》)

风湿雨露之气，从口鼻上受，流入经络，与气血交混，致成痹痛。病已一月有余，外邪已变火化，徒用攻表之剂，岂能济事，速宜清解宣通，毋使久延增剧。

杏仁二钱，生石膏二钱，木防己一钱，滑石三钱，姜黄八分，晚蚕砂一钱五分。水同煎服。(《南雅堂医案·卷五》)

风湿阻遏经隧，致作肿痛，汗出不止而痛仍未减，是湿邪内着，阳气受伤，拟用固卫却邪一法。

桂枝木一钱，绵黄芪三钱，生白术三钱，炙甘草五分，炒当归一钱五分，人参一钱，煨姜七分，大枣二枚。(《南雅堂医案·卷五》)

寒湿下注，右膝肿痛而色不变，脉迟缓小，胃纳少而辄呕，中气虚可知矣。宜先调和中土，为扶本培元之计，风淫末疾，姑作缓图。

人参一钱五分，制半夏二钱，白茯苓三钱，宣木瓜二钱，益智仁一钱，陈皮一钱，粳米三钱。(《南雅堂医案·卷五》)

气体素亏，真元不足，脉细濡，其湿必盛，故手足流注走痛，左肢麻木不仁，难以伸屈，症系风湿相搏，关节为之不通，因虚成湿，因湿成热，因热生风，其由者渐矣。若徒祛风利湿，不先治元气之虚，恐未易奏效。宜以补气为主，稍用祛风利湿药佐之。

白术三钱，人参二钱，白茯苓二钱，芍药一钱，薏苡仁二钱，黄芪二钱，当归一钱，防风五分，甘草五分，肉桂三分，半夏一

钱。(《南雅堂医案·卷一》)

气血素亏，风寒湿三气乘虚侵入筋骨致成痹痛，拟以三气饮加味主之。

大熟地四钱，人参一钱五分，炒白术二钱，当归身二钱，杜仲二钱，枸杞子二钱，白茯苓一钱，怀牛膝一钱，炒白芍一钱，炮附子一钱，肉桂一钱，独活一钱，白芷一钱，炙甘草一钱，生姜三片。水同煎服。(《南雅堂医案·卷五》)

热留营分，骺骨觉有微痛，脉沉小数。拟先通经络，并清营热为宜。

细生地三钱，当归须二钱，白蒺藜二钱，粉丹皮二钱，钩藤三钱，姜黄八分。水同煎服。(《南雅堂医案·卷五》)

素有湿热，近复忽患臂痛。仲景云：一臂不举为痹。此乃寒凉之气侵袭于内，是以屈伸不利，痛无虚日，治法须宣通阳气，滋养阴血，并佐以祛寒通络者为宜，可制为丸剂治之，拟方列后。

桂枝木一两，熟附子一两，人参四两，白术四两，大熟地六两，当归身四两，阿胶三两，白芍三两，制半夏四两，白茯苓六两，绵黄芪二两，橘红二两，枳壳二两，风化硝一两，姜黄一两，海桐皮一两，羌活一两，沉香五钱，炙甘草八钱，虎掌一对。(《南雅堂医案·卷五》)

外寒里热，风湿相搏，一身尽痛，甚则发厥，是为周痹，邪着经脉使然。

大豆卷三钱，木防己二钱，海桐皮一钱五分，天花粉一钱五分，羚羊角五分，桂枝木一钱。(《南雅堂医案·卷五》)

卫阳不足，风寒湿三气侵袭尤易，脉形小弱，当夏四肢痹痛，筋骨不得舒晨，宜先从阳明施治。

生白术三钱，绵黄芪三钱，汉防己二钱，川独活一钱，生苡

仁三钱，白茯苓三钱。(《南雅堂医案·卷五》)

卫阳不足，风邪由虚袭入四肢，是为痹症，风为阳，阳主动，故上下游走无定，必先宣通经脉，冀可却邪，拟方列后。

羚羊角五分，桂枝木八分，木防己一钱，海桐皮一钱，杏仁二钱，姜黄八分，天花粉一钱，桑枝三钱。(《南雅堂医案·卷五》)

下焦痹痛，重着不得伸舒，就病理而论，定系寒湿居多，但左脉搏大而数，痛处无形，且时有遗泄，岂尽是三气杂合之邪。兹从阴伤血虚例治。

沙苑二两，枸杞子二两，肉苁蓉二两，杜仲三两，天门冬三两，白茯苓三两，虎骨胶一两五钱，鹿角胶一两，桑椹三两。

上药九味，先将胶溶化，和匀为丸，每服二钱，淡盐汤下。(《南雅堂医案·卷五》)

营卫不足，风湿易于袭，项背拘急，肢痹，腰膝沉重，乃三气合而为痹，法宜固卫和营，并以祛风利湿者佐之。

炙黄芪三钱，当归身三钱（酒洗），赤芍二钱，炙甘草八分，羌活一钱，防风一钱，姜黄一钱（酒炒），生姜两片。(《南雅堂医案·卷五》)

脉细，膝头独大，乃风寒湿三气合痹而成，所谓鹤膝者即是。色白，脉弱无神，病属于虚可知。扶正托邪，是为一定成法，方列后。

人参一钱五分，炒白术三钱，白茯苓三钱，川芎八分，生地黄三钱，当归身二钱，白芍药二钱，炙甘草一钱，绵黄芪二钱，肉桂五分，附子五分，防风二钱，杜仲二钱，独活一钱五分，牛膝一钱五分。(《南雅堂医案·卷五》)

病因发表过多，致津液内竭，血不荣筋，故手足拘挛而痛，大小便艰涩，拟用逍遥散加味。

柴胡一钱，大熟地三钱（炒），枸杞子一钱（炒），炙甘草八分，白术一钱（土炒），白芍一钱五分（酒炒），当归身一钱五分，黑山栀一钱，粉丹皮一钱，白茯苓一钱，钩藤一钱，煨姜五分，薄荷五分。水同煎服。(《南雅堂医案·卷六》)

◆ **痿证**

望六之年，阳气渐衰，阳明脉络空虚，不主束骨以利机关，入夏阳气升泄，头目如蒙，肩肢痹麻，两足痿疲乏力，络热内风旋动，为下虚上实之证。若徒事利湿化痰，奚望有济，拟先清营热以熄内风为合。

鲜生地三钱，连翘二钱，玄参一钱，钩藤一钱，冬桑叶二钱，粉丹皮二钱，明天麻一钱，犀角五分。(《南雅堂医案·卷六》)

病痿有年，两足软弱，不能步履，是症治法，拟独取足阳明一经。盖足阳明胃为五脏六腑之海，主润宗筋，藉以束骨而利其机关，阳明虚则不能受水谷之气，以布化精液，是以致成痿躄。今师丹溪法以虎潜丸主之。

大熟地三两（酒炒），黄柏三两（盐水炒），肥知母三两（盐酒炒），龟板四两，当归身二两，炒白芍二两，怀牛膝二两，锁阳一两五钱，虎胫骨一两五钱，陈皮一两五钱，干姜五钱。

上药十一味，杵研为末，用羯羊肉酒煮为丸，如梧桐子大，每服三钱，盐汤或姜汤送下。(《南雅堂医案·卷六》)

病已半载有余，热邪留于肺胃，胃热故消谷易饥，肺热则躄痿难行。当春天气暴热，卧不成寐，舌心干红，阴气更伤可知。今师长沙法以甘寒主之。

生地三钱，沙参三钱，麦门冬二钱，白茯苓三钱，知母一钱

五分，酸枣仁一钱五分，滑石三钱（飞），百合六钱。(《南雅堂医案·卷六》)

病已三载有余，遇冷筋掣，两足痿弱无力，溺后精滑，肝肾虚已可知，拟用通摄下焦法。

生白术三钱，川杜仲三钱，肉苁蓉二钱，白茯苓三钱，金毛狗脊三钱，川石斛二钱。水同煎服。(《南雅堂医案·卷六》)

当夏两腿酸软无力，口干溺黄肤热，咳嗽时作，常患鼻衄，上焦阴液受耗，胃中湿热之气，熏蒸于肺，肺为娇嫩之腑，金受火刑，肺热叶焦，乃生痿躄。揆诸经旨，理当不谬，拟用东垣清燥汤加减治之。

黄芪二钱，当归身一钱，麦门冬一钱，炙甘草八分，炒黄柏八分，猪苓一钱，川连五分（炒），五味子五分，人参七分，白茯苓一钱，生地黄一钱，白芍一钱，枇杷叶一钱，神曲八分（炒），陈皮八分，泽泻八分。(《南雅堂医案·卷六》)

肺为百脉之长，肺热叶焦，则津液不能灌输经络，致成为痿躄。脉细而数，舌绛无苔，肌肉瘦削，咳嗽痰臭，何一非津液内涸，燥火亢烈之象。然稽诸《内经》，治痿独取于阳明，以胃为气血之海，主润宗筋故也。兹拟生胃津以上供于肺，使土旺而金自生，是即养母壮子之义。

枇杷叶三钱（去毛），沙参三钱，阿胶二钱，杏仁二钱（去皮尖），天门冬一钱五分，麦门冬一钱五分，白茯苓二钱，玉竹一钱，冬桑叶二钱，玄参一钱，火麻仁一钱，甘草八分。(《南雅堂医案·卷六》)

肝肾俱虚，热淫于内，肝主筋，肾主骨，痿弱不能步履，是肝肾为病也。拟用《三因》四斤丸法，加减主治。

干地黄二两，肉苁蓉二两（酒浸），怀牛膝一两五钱（酒浸），木瓜一两五钱（酒炒），杜仲二两，菟丝子二两（炒），鹿茸一两五钱（酥炙）。

上药共研为末，炼蜜丸，如梧桐子大，每服二钱，温酒或米汤送下。（《南雅堂医案·卷六》）

精血不足，肝肾失养，致筋骨痿弱，行动不便，但病已两年有余，正气多虚，亦应兼顾为妥，兹酌列两方如下。

炙龟板四两，虎胫骨一两（酥炙），黄柏三两（酒炒），知母三两（酒炒），熟地黄三两，怀牛膝二两（酒蒸），白芍二两（酒炒），陈皮二两，锁阳一两五钱，当归身一两五钱（酒洗），白茯苓二两，炙甘草八钱。

上药共研为末，以羯羊肉酒煮烂，捣匀和前药为丸，早晨每服三钱，盐汤或黄酒吞下，下午可用汤剂。

又方：人参一钱五分，炒白术二钱，白茯苓二钱，炙甘草五分，制半夏二钱，陈皮八分，黄柏二钱（酒炒），苍术二钱（米泔浸炒），淡竹沥一盏，姜汁半杯。水同煎，午后服。（《南雅堂医案·卷六》）

脉数、左略大，足痿，右腰拘紧，时复盗汗梦遗。探此病原，大半系天禀素弱，水木之气不足，是以精血受伐，致病尤易，须取血肉有情之品，为培养补益之方，声气相应，久或有效，所谓王道无近功也。

人参二钱，鹿茸二钱，当归身一钱，枸杞子二钱，核桃仁三枚，小茴香一钱，雄羊内肾一对。（《南雅堂医案·卷一》）

脉数，肌瘦色苍，左肢偏痿，拟从《金匮》肺热叶焦则生痿躄例治。

大沙参三钱，麦门冬二钱，甜杏仁二钱，玉竹二钱，地骨皮一钱五分，百合四钱。水同煎服。（《南雅堂医案·卷六》）

《内经》治痿独取阳明，以主润宗筋，束骨而利机关也。今胃土虚弱，不能运化水谷，津液无以灌输，宗筋失于所养，痿躄由是而作，兹宗经旨制方列后。

紫菀三钱，苍术二钱（米泔浸炒），黄柏一钱，天门冬五钱，淫羊藿一两（去刺）。水同煎服。（《南雅堂医案·卷六》）

肾为癸水，藏精而主骨；肝为乙木，藏血而主筋。若肾肝两脏精血衰耗，则筋骨失其所养，而湿热痰由空隙乘虚入络，肢痿无力，舌强言謇，是类中之萌芽也。宜温补精血，宣通经络，并以化痰之药佐之，多服或克有济。

人参三钱，淡苁蓉二钱，怀牛膝一钱，半夏一钱，枸杞子二钱，白茯苓二钱，续断一钱，巴戟天一钱，陈皮一钱，桑枝半尺。（《南雅堂医案·卷一》）

湿热沉着下焦，足跗疲软无力，拟主以苦辛之剂。冀由经络而达阳明，始有转机。

细茵陈三钱，白术三钱，茯苓皮三钱，黄柏一钱五分，寒水石三钱，晚蚕砂一钱。（《南雅堂医案·卷六》）

素性嗜饮，湿热必盛，致气血阻滞，肌肉痹麻不仁，下体重着难移。大凡痿躄在下，病属肝肾居多，无非湿邪沉着为患，但久病不宜速行攻伐，缓图当有转机。

细生地三钱，川石斛二钱，怀牛膝一钱五分，黄柏一钱五分，肉苁蓉二钱，当归须二钱，刺蒺藜一钱，川草薢二钱。（《南雅堂医案·卷六》）

外受雨湿之气，加以水谷湿热内蕴，伤及经脉，渐致筋骨痿弛，气隧不通，慎弗久延致剧。

大豆卷二钱，杏仁三钱（去皮尖），飞滑石三钱，通草一钱，木防己二钱。水同煎服。（《南雅堂医案·卷六》）

下元虚惫，痿弱不耐步履，当夏湿热内淫，经脉流行不利，腿足时觉酸楚，大便忽溏忽闭，皆由肝肾为病。然益下之剂，并须宣通脉络，斯为正治之法，久服冀有功效，方列后。

大熟地三两（炒），肉苁蓉二两，巴戟天二两，远志一两，当归身三两，白茯苓三两，桑椹二两，炒白术三两，鹿角霜五钱，小茴香一两，金毛狗脊一斤。

上药十一味，先以狗脊用酒蒸透，熬成膏，和前药捣烂为丸，每服三钱，淡盐汤送下。（《南雅堂医案·卷六》）

心热烦渴，腰膝两足屈伸不利，脉象濡弱右大，乃下焦真阴已亏，热烁筋骨而为痿躄，今仿丹溪虎潜丸法加减。

熟生地三钱（炒），知母三钱（酒炒），川黄柏三钱（酒炒），当归身二钱，炒白芍二钱，怀牛膝二钱，龟板四钱，玄参二钱，干姜五分，虎胫骨钱半。（《南雅堂医案·卷六》）

形体充壮，色苍脉实，平时酒醴甘肥，酿成湿热蕴结下焦。自述少腹有气上冲作胀，两足沉重，艰于行动，大小便涩，腿中觉有热气，此即《内经》所谓：湿热不攘，大筋软短，小筋弛长，软短为拘，弛长为痿是也。拟用苦寒为驱湿清热之计，方列后。

细茵陈三钱，黄柏一钱五分，茯苓皮三钱，晚蚕砂一钱，川草薢一钱，汉防己二钱，黑山栀二钱，青黛八分，龙胆草一钱，怀牛膝一钱。（《南雅堂医案·卷六》）

长夏气泄太过，入秋收肃无权，右肩臂及足跗渐致痿躄，阳明脉络空虚，厥阴风木内动，症属虚候。拟先用通摄一法。

大熟地三钱，肉苁蓉二钱，枸杞子二钱，白茯苓三钱，川石斛二钱，远志一钱（炒），石菖蒲一钱，牛膝一钱五分。（《南雅堂医案·卷六》）

诊得脉形弦迟，舌苔滞腻，便溏溺少，口角流涎，左肢痿而不用。中虚湿胜之体，易于生痰动风，内风既动，外风自招之易入，法以扶中和阳，祛风化痰为主。

白附子八分，制半夏二钱，炒僵蚕八分，白茯苓一钱，桂枝五分，白芍药一钱，橘红一钱，蝎梢八分，甘草五分。水同煎服。（《南雅堂医案·卷六》）

诊得左手脉动数兼弦，右脉稍和，而按之觉虚，证患足痿无力，不良于行，左目流泪，时苦头晕，舌生红刺，微带痰咳，是风阳升于上也。缘今夏火热已久，热则真气泄越，虚则内风旋动。经言：痿生大热，热耗津液，致有此种现状。法宜清上安下，并甘凉不伤脾胃诸品，补肝肾以摄纳真气为主。

制首乌四两，天门冬二两，炒杞子一两五钱，黄菊花一两五钱，黑绿豆皮二两，川石斛八两（熬膏用），茺蔚子二两（蒸透），虎骨胶二两（水溶化），白茯苓二两（蒸透）。

以上各药合为末，以川斛膏同溶虎骨胶捣，丸如梧桐子大，空心用滚水服三钱。（《南雅堂医案·卷一》）

自述素有梦遗之患，精血内夺，无以营养筋骨，腰脊伛偻不伸，周身骨节尽痛，漐然汗出不解，冬月尤甚，拟温通太阳督脉，以香茸丸主之。

麝香一钱，鹿茸三两，当归身二两，生川乌五钱。

上药四味，各研细末，以雄羊肾三对，用黄酒煮烂，将前药和匀捣为丸，每服一钱，开水送下。（《南雅堂医案·卷六》）

◆ 腰痛

跌挫，腹痛如折，伛偻不能起动，内必有瘀血凝滞，然肾有补无泻，专事逐瘀，恐反伤肾脏，宜于补肾活血之中，少佐以逐瘀之品，斯为妥合。

大熟地六钱，白术五钱，桃仁五枚（去皮尖）。水同煎服。

另吞鹿角散三钱，鹿角切片，酒拌，瓦上焙黄，勿令焦枯，研为末，空心用黄酒送下。(《南雅堂医案·卷二》)

动则腰痛，空虚如无所着，证系肾虚之候，肾有水火两脏，虚在何脏，岂容浑而不辨！经谓：诸痛皆属于火。惟肾虚腰痛，不得专属于火也。盖肾中真火不衰，腰自不痛，真火不足，其痛始作，故治肾虚腰痛，宜补命门之真火，但徒补火而不补水，则火无水制，火势独旺，其痛未得遽止，必须水火并补，使水火既济，则肾气足而痛自除矣。方列于后。

大熟地六钱，白术四钱，川杜仲三钱，补骨脂二钱。(《南雅堂医案·卷二》)

风寒湿三者结而为痹，致腰重着作痛，宜阳明太阴合治，使中土健运，润宗筋通经脉，而机关自利矣。

生白术六钱，薏苡仁五钱，附子三分。水同煎服。(《南雅堂医案·卷二》)

劳倦挟湿，致发为腰痛，法宜温通。

桂枝木五分，薏苡仁三钱，白茯苓三钱，木防己二钱，草薢一钱，蚕砂二钱。水同煎服。(《南雅堂医案·卷二》)

脉洪，按之有力，口中热，腰痛筋挛，不得舒伸，宜取之阳明，方列后。

薏苡仁一两，白术五钱，牛膝二钱，宣木瓜一钱五分。(《南雅堂医案·卷二》)

脉滑，腰痛时作时止，游走无定，系痰积所致。

炒白术五钱，白茯苓三钱，制半夏三钱，陈皮二钱，炙甘草一钱，制南星一钱，牛膝一钱，广木香五分。(《南雅堂医案·卷二》)

脉涩，腰髀作痛，遇烦劳即发，下元不足，络脉虚而致痛，拟用温通之法。

川桂枝八分，当归身三钱，杜仲三钱，沙苑蒺藜二钱，牛膝二钱，萆薢一钱，木防己一钱，小茴香一钱（炒）。（《南雅堂医案·卷二》）

脉弦而紧，色青，腰痛不止，病在厥阴。经云：肝，足厥阴也，是动则病腰痛。兹仿《金匮》法，方列于后。

当归身三钱，桂枝木三钱，白芍三钱，细辛二钱，木通二钱，吴茱萸一钱五分，生姜二钱，大枣八枚。（《南雅堂医案·卷二》）

肾水亏耗，时若腰痛，兹从虚证施治。

大熟地五钱，山萸肉三钱，怀山药三钱，粉丹皮二钱，白茯苓三钱，泽泻一钱，牛膝一钱，当归身二钱。水同煎服。（《南雅堂医案·卷二》）

肾主骨，肝主筋，《灵枢》曰：能屈而不能伸者，病在筋；能伸而不能屈者，病在骨。肝肾虚则风湿内攻，腰膝隐隐作痛，屈伸不便，拟用《千金》独活寄生汤法。

川独活一钱五分，桑寄生一钱五分，秦艽一钱，防风一钱，当归身一钱五分（酒炒），杜仲一钱五分（炒），怀牛膝一钱五分，人参一钱，熟地黄三钱，白茯苓二钱，细辛八分，白芍一钱五分（酒炒），川芎八分，甘草五分，桂心五分。（《南雅堂医案·卷五》）

数日前曾经跌仆，腰间受伤肿痛，败血凝滞，故痛甚如刺，用桃仁承气加味治之。

桃仁十枚（去皮尖，打），大黄三钱，芒硝二钱，桂枝木二钱，当归身二钱，芍药二钱，穿山甲二钱，附子五分。水同煎服。（《南雅堂医案·卷二》）

外感寒湿之气，腰痛不能转侧，胁间掣引作痛，血络凝瘀，宜驱湿宣络为主。

木防己一钱，防风一钱，制苍术一钱，羌活八分，当归身二钱，柴胡一钱，独活八分，川芎八分，炙甘草八分，神曲八分，桃仁五粒（去皮尖）。（《南雅堂医案·卷二》）

望七高年，肾气本虚，复感寒湿之气，腰部隐隐作痛，拟用温补之法。

杜仲二钱，胡桃肉二钱，补骨脂一钱。同煎服。（《南雅堂医案·卷二》）

下焦湿郁，痛引腰部，右脚酸软无力，方列后。

杏仁二钱（去皮尖），木防己二钱，飞滑石三钱，川朴一钱，茯苓皮三钱，草果一钱，晚蚕砂二钱，萆薢一钱。（《南雅堂医案·卷二》）

腰间骤然作痛，病系外感，即经所谓：太阳所至为腰痛是也，用加味桂枝汤。

桂枝木三钱，白芍三钱，生姜三钱，炙甘草二钱，白术三钱，附子一钱（炮），大枣四枚。水同煎服（《南雅堂医案·卷二》）

腰痛，脉细色夺，是肝肾虚候，用血肉有情之品，以遵之。

当归身三钱，白茯苓二钱，胡桃肉三钱，枸杞子二钱，小茴香一钱，炒羊内肾一个。水同煎。（《南雅堂医案·卷二》）

腰痛，溶溶如坐水中，系带脉为病，寒湿之邪，停滞于肾之外府，故痛在腰部。若徒温肾以散寒，焉能济事？必须燠土以胜水，方合治法，兹用肾着汤主之。

炒白术四钱，白茯苓四钱，干姜四钱，甘草二钱。（《南雅堂医案·卷二》）

腰痛，饮食如常，小便艰涩，日重夜轻，症非专属肾虚，乃膀胱水闭所致。盖腰为肾府，肾与膀胱相表里，在外为太阳，在内属少阴，兹以利膀胱并通肾气为主。

生白术五钱，生苡仁四钱，白茯苓四钱，车前子三钱，肉桂三分。水同煎服。(《南雅堂医案·卷二》)

腰痛不得动摇，右尺弱，命门火衰无疑，宜用温补法。

大熟地四钱，山萸肉二钱，怀山药三钱，粉丹皮二钱，泽泻二钱，白茯苓三钱，川杜仲二钱，当归身三钱，川牛膝一钱，枸杞子一钱，肉桂八分，附子八分。水同煎服。(《南雅堂医案·卷二》)

腰为肾之府，酸痛不能转移，是为肾虚之候。诊得左尺脉洪大，水亏更无疑义，拟用六味加味治之。

熟地黄六钱，山萸肉三钱，白茯苓二钱，川杜仲二钱，怀山药三钱，泽泻二钱，牛膝二钱，补骨脂一钱，粉丹皮二钱，肉苁蓉一钱。水同煎服。(《南雅堂医案·卷二》)

腰中痛引背胁，系风气乘虚，入于肾络，宜补虚养阴，并以祛风通络者佐之。

生地三钱，怀山药三钱，川杜仲二钱，当归身二钱，桑寄生二钱，白蒺藜一钱，独活二钱，黑大豆二钱，炙甘草八分。(《南雅堂医案·卷五》)

瘀血内攻，腰痛如刺，宜急下之，用承气加减法。

大黄三钱(酒洗)，芒硝二钱，附子二钱，甘草二钱，桂枝木二钱，桃仁二钱(去皮尖)。(《南雅堂医案·卷二》)

自述大病之后，腰痛如折，连服补肾之剂，反伛偻不得转伸。检阅前方，多是熟地、山药等一派滋腻之味，前医只认腰痛一症，专属肾虚，故拘定成见，误施方药，致酿成斯患。不知大病后，血气必虚，虚则脾胃不运，邪湿常阻滞其间，不祛湿而反助湿，补之适足以害之矣。一误之后，岂容再误，亟宜反其道而为之，或克有济，兹将拟方列后。

白术一两（土微炒），薏苡仁八钱，炙黄芪五钱，杜仲三钱（炒断丝），防风五分，附子一分（炮）。水同煎服。(《南雅堂医案·卷二》)

脉沉而数，口中热，腰重坠作痛，方列后。

生白术六钱，生杜仲六钱，黄柏一钱。水煎空心服。(《南雅堂医案·卷二》)

◆ 腰重

病由房劳而得，兼外感风湿之气，两腰重坠，不能俯仰。乃前医一味漫补，致风湿停留于内，无路可出，是以病益增剧。岂知此症宜先利腰脐之气，以祛除其风湿，而后再补肾脏之虚，以顾其本原，于治法，庶不乖误。兹列两方于后。

生白术八钱，薏苡仁八钱，防己四钱，白茯苓四钱。水煎服两剂，腰轻则风湿已去尽，不必再服，即服下方可也。

川杜仲八钱，生白术五钱，山萸肉三钱。(《南雅堂医案·卷二》)

◆ 疟病

疟疾半月未痊，每日晡时即发，但热而不寒，烦躁口渴欲呕，夜半始退，脉洪弦数，是夏伤于暑，邪热内蓄，表虽已解，而阴气先伤，阳乃独发。此即《内经》所谓肺素有热，气盛于身，发则阳气盛而不衰，故致消烁肌肉，名曰瘅疟是也。宜泻阳明蕴热，并令饮邪外出，拟方列后。

柴胡一钱五分，石膏五钱，黄芩二钱，甘草八分，麦门

冬三钱，知母二钱，天花粉一钱，竹叶二十片。(《南雅堂医案·卷七》)

湿聚热蒸，互相纠结，初起身苦烦疼，渐至连及心脘，面黄舌白，口渴烦躁，疟邪痞结心下，用泻心汤加减。

半夏六钱，黄芩三钱，黄连二钱，枳实三钱，生姜三钱。(《南雅堂医案·卷七》)

发热，呕恶时作，骨节烦疼，是名温疟，阴气先伤，阳乃独发，是以但热不寒，拟用白虎汤加桂枝。

石膏一两（生用），知母六钱，桂枝木三钱，炙甘草二钱，白粳米一合。水煎，分作三次服，得汗后再服一剂。(《南雅堂医案·卷七》)

伏暑之邪，至秋深乃发，热多寒少身痛，兼作呕恶，不饥不食，小便短数，脉象右数而左小弱。病自手太阴而起，必挟湿，兼有痰火纠结为患，邪在气分，当从温疟例治。

石膏五钱，知母一钱五分，桂枝五分，甘草五分，制半夏二钱，粳米一盏。水同煎服。(《南雅堂医案·卷七》)

背寒脘闷舌白，宜化痰浊以宣通阳气。

鹿角霜五分，桂枝木八分，杏仁二钱，陈皮一钱，麻黄五分，白茯苓三钱，石菖蒲八分，制半夏二钱，炙甘草八分。(《南雅堂医案·卷七》)

病久正气必虚，正虚邪必留伏不去，大易所谓：小人道长，君子道消。邪正势不两立，理有同揆，病机亦何莫不然。今患疟九月余矣，邪仍留恋三焦，寒热迄未少减。中气虚馁已极，邪势更无外达之机，攻之固犯所忌，和之亦未必能解。惟先以升阳益气立法，或可冀其有效，拟用补中益气汤。

黄芪一钱五分（炙），人参一钱，炒白术一钱，炙甘草一钱，

当归身五分，陈皮五分，柴胡三分（炙），升麻三分（炙），生姜三片，大枣二枚（去核）。(《南雅堂医案·卷七》)

此太阴三疟也，腹胀呕水而口不渴，是脾胃有寒之故，主以温脾汤。

草果仁二钱，蜀漆三钱（炒黑），川朴三钱，白茯苓五钱，桂枝木三钱，生姜五钱。(《南雅堂医案·卷七》)

烦劳致伤，中阳不振，正虚，邪必凑之，故疟来日迟，背寒，胸脘痞结，乃邪热固结，将欲渐入阴分之象，是太阴偏寒，阳明独热也，治宜责诸脾胃，方列后。

草果一钱五分，制半夏三钱，川朴二钱，知母二钱，黄芩一钱五分，乌梅一钱五分，花粉一钱五分，姜汁一盏（冲）。(《南雅堂医案·卷七》)

伏邪挟积，疟发日轻日重，重则神昏烦躁，起卧不安，乃食积蒸痰，邪热化火，痰火上蒙为患，防有风动痉厥之虞，脉象沉实，舌黄，邪在阳明，拟用通下法，仿大柴胡例，加减主治。

柴胡四钱，半夏三钱，川朴一钱五分，枳实五分，大黄一钱，瓜蒌仁二钱，黄芩一钱五分，生姜三片，大枣两枚。(《南雅堂医案·卷七》)

久患三疟，营卫俱受其伤，况产后八脉空虚，病已半载未痊，腹有结块而偏于左，乃疟邪留于血络，聚在肝膜之处，名为疟母，延久防成疟痨。兹从产后立法，以和阳生阴为主，佐以搜络泄邪，方列后。

香附一钱五分，当归身二钱，炒白芍二钱，川芎八分，杞子二钱，地骨皮二钱，炒白术三钱，青皮一钱，乌梅肉两个，制首乌二钱。

另吞鳖甲煎丸。(《南雅堂医案·卷七》)

疟发，但热不寒，即《内经》所谓阴气先伤，阳气独发之瘅疟也。此系阴伤阳独之症，以甘寒救胃阴，自是一定治法，昔仲圣于此条未出方，谓以饮食消息之，细绎其旨，须知饮食云者，乃即指胃气而言，故嘉言老人专以甘寒立论，可谓独具灼见，兹特遵是以制方。

连翘二钱，竹叶二钱，知母一钱五分，玄参一钱五分，生地三钱，滑石三钱，杏仁一钱，麦门冬二钱，梨汁半杯（冲），（此处缺字，编者注）汁半杯（冲），荸荠半杯（捣汁冲），藕汁半杯（冲），鲜苇根半杯（捣汁冲）。水同煎服。（《南雅堂医案·卷七》）

疟发寒热，口苦心烦喜呕，胸脘痞闷，胁间隐隐作痛，脉弦，邪在少阳，用转枢法。

柴胡三钱，制半夏一钱五分，淡黄芩一钱五分，炙甘草一钱五分，天花粉二钱，人参一钱，生姜三片，大枣二枚。（《南雅堂医案·卷七》）

疟发间日，但寒而不热，此为牝疟，仿仲景法而减其制。

柴胡二钱，桂枝木一钱五分，干姜一钱五分，陈皮八分，制半夏二钱，白茯苓二钱，川朴一钱，草果仁八分，炙甘草一钱，生姜二钱，大枣三枚。（《南雅堂医案·卷七》）

疟发口不渴饮，形寒嗜卧，脉微舌淡，是为少阴疟，邪入至深，久与卫气相失，虑有积重难返之势，元阳式微已甚，急宜固卫扶元，使其领邪外出，以图转机。

嫩鹿茸五钱，人参二钱，蜀漆三钱，当归二钱，桂枝木三钱，熟附子三钱。

上药六味，先以鹿茸生锉为末，用黄酒煎透，另行倾出。俟诸药煎就，去渣取汁，始将鹿茸酒冲入药汁内同服。（《南雅堂医案·卷七》）

疟疾间日一发，寒多热少，近又忽然下痢，腹痛后重，脓血稠黏，日夜无度，脉左关弦数，右沉滑。乃风暑之邪，客于少阳，兼有湿热郁于肠胃，是以疟痢并作，拟先调和营卫为宜。

白芍药二钱，黄芩二钱，当归尾二钱，甘草八分，黄连一钱五分，大黄三钱（酒炒），木香八分，槟榔一钱，肉桂五分。(《南雅堂医案·卷七》)

疟疾日必举发，口苦咽干，热多寒少，脉形弦数而滑。由风暑湿邪伏于募原，不能发越外泄，是以往来寒热，进退不已，此为阳疟，其邪尚浅，拟用运中转枢一法。

柴胡一钱五分，川朴一钱，淡黄芩二钱，青皮八分，制半夏一钱，沙参二钱，白茯苓二钱，草果仁五分，甘草五分，生姜两片。(《南雅堂医案·卷七》)

疟久发未止，烦闷痞呕，舌左半光红如镜，右半白苔湿滑，系过服柴桂升阳等剂，营分被劫，而痰浊又受变于胃，致有痞呕之作，是少阳过升，阳明失降故也。应变柴胡之剂，更而为泻心之法，和阳明即所以和少阳，庶可冀其有效。

制半夏六钱，川连二钱（姜汁炒），淡竹茹三钱（姜汁炒），陈皮一钱，白蔻仁一钱五分，藿梗二钱，生姜三钱。(《南雅堂医案·卷七》)

疟来日迟，寒热，腹中微满，手足不温，脉濡。此属脾疟，乃太阴虚寒之候，宜主以甘温，为补正托邪法。

人参一钱，生姜一钱。

水同煎，露一宿，次早重汤炖温服。(《南雅堂医案·卷七》)

疟来四肢厥冷，腹中气胀，上塞咽喉，势如欲厥，乃中气虚弱，少阳疟邪挟痰浊上僭为患，脉细舌白，病机偏在太阴可知。拟以辛温通阳，转运中枢为主。

炮附子五分，干姜八分，白茯苓二钱，通草一钱，川朴一钱五分，白蔻仁一钱，槟榔一钱，丁香五分，草果仁八分，陈皮八分。（《南雅堂医案·卷七》）

疟扰中焦，必伤脾胃，不饥不纳不寐，小便赤浊，即《内经》所谓：中气不足，溲溺为变是也。必得清气转旋，安然纳谷乃昌。

人参一钱五分，川朴一钱，白茯苓二钱，陈皮一钱，制半夏二钱，益智仁二钱，姜汁半匙（冲）。（《南雅堂医案·卷七》）

疟邪伏于太阴，脾主四肢，故寒由四末而起，人身五脏，脾为阴土，土病木必乘而侮之，是以心脘烦热，口渴，时作呕吐。病偏于热，法当清热敛阴，两和肝胃为宜。

制半夏三钱，黄连二钱，黄芩二钱，白芍三钱，枳实一钱五分，姜汁一杯（冲）。水同煎，分三次服。（《南雅堂医案·卷七》）

疟邪伏于至阴之地，病经三月不减，梦遗盗汗，大便燥结，皆邪伤真阴，津液就涸之象，养阴一说，亦未尝不是，但沉疴之邪，将何由使之外达，果尔，恐邪无出路矣，病有偏胜之处，治无拘泥之法，庶几合乎病情。鄙意特遵仲景，早服鳖甲煎丸一钱，欲藉蠕动以搜络邪，午用汤剂，以复脉加减，乃是育阴通阳法，备呈末议候裁，汤剂方列后。

鹿角霜一钱，阿胶二分，生牡蛎三钱，炙甘草二钱，大生地三钱，麦门冬二钱，酸枣仁二钱，桂枝木一钱五分，大枣三枚。水同煎服（《南雅堂医案·卷七》）

疟邪久伏中焦，伤及胃阳，气逆不降，胃津亦受耗劫，致嗳气吞酸，口渴而不喜饮，不饥不食不便，偏伤于阳居多，宜扶胃阳为主，并以清热存阴者佐之。

人参二钱，干姜一钱五分，黄连一钱五分，枳实一钱，牡蛎二钱，生姜三片。水同煎服（《南雅堂医案·卷七》）

疟邪久羁成劳，左胁结有疟母，邪留正虚，故脘腹时作胀痛。经云：劳者温之。当先补气养血，使营卫调和，夙恙渐得平复，拟用异功散加味。

肉桂一钱五分，炒白术三钱，白茯苓三钱，炙甘草二钱，人参三钱，当归身一钱五分，陈皮二钱，生姜三钱，大枣两枚。（《南雅堂医案·卷七》）

疟邪久结，清阳不运，浊阴窃踞，致气阻痰凝血滞，结成积块，此为疟母，系正气久虚，邪势胶结。断非和解所能疗，宜主以苦辛通降，藉以透络搜邪，然必持久乃效，尊用仲景鳖甲煎丸，每服开水吞送十颗，按朝晚两次服之，附录原方于后。

鳖甲十二分（炙），乌扇三分（烧），黄芩三分，柴胡六分，大黄三分，干姜三分，鼠妇三分（熬），芍药五分，桂枝三分，葶苈一分（熬），石韦三分（去毛），厚朴三分，牡丹皮五分，瞿麦二分，紫菀三分，半夏一分，人参一分，蜃虫五分（熬），阿胶三分（熬），蜂窝四分（炙），赤硝十二分，蜣螂六分（熬），桃仁二分。

上药共二十三味，或作一剂，或两或钱，各照上列份数为例，将诸药研为细末，取灶下灰煅过，以灰浸入清酒内，待酒尽至半，纳鳖甲煮令透烂如胶，绞取汁，和诸药合煎，丸如梧桐子大，瓷罐收藏。（《南雅堂医案·卷七》）

疟邪久扰，伤及胃阴，寒热有时，不饥不纳，得食烦热愈甚，津液有内涸之虑。拟用甘酸化阴法。

何首乌三钱，麦门冬五钱（不去心），火麻仁四钱，知母二钱，生白芍四钱，乌梅肉二钱。（《南雅堂医案·卷七》）

疟邪客于半表半里，阴出与阳争则寒，阳入与阴争则热，今寒热有时，日晡必发热，天明乃止，口渴喜饮，脉弦，少阳有偏胜之热。法以清热护阴，兼取蠕动入络搜邪，冀可却病。

青蒿三钱，鳖甲五钱，粉丹皮二钱，知母二钱，冬桑叶二钱，天花粉二钱。(《南雅堂医案·卷七》)

疟邪深伏厥阴，三日乃发，腰腹作痛，气逆，上升为呕，邪在肝络，木火内寄肝脏，木乘土位，故呕逆腹痛。邪留不解，必成有形积聚，是为疟母之根。

鳖甲三钱，炒半夏二钱，知母一钱，飞滑石三钱，草果仁八分，桃仁八分（去皮尖）。水同煎服。(《南雅堂医案·卷七》)

疟转间日，阳虚而阴亦伤，邪有渐入阴分之势，梦遗迄未稍痊，真阴损耗尤甚，最怕延入三疟。

炮附子五分，人参一钱，蜀漆二钱（炒黑），龙骨二钱，桂枝木八分，生牡蛎三钱，炙甘草一钱，生姜三片，大枣二枚。午后煎服。

早晨另吞《金匮》肾气丸四钱，淡盐汤下。(《南雅堂医案·卷七》)

热多寒少，脘闷不爽，舌干口渴，此乃瘅疟之属，从手太阴治。

石膏三钱，竹叶二十片，杏仁一钱五分，橘红一钱，制半夏二钱，连翘二钱。(《南雅堂医案·卷七》)

三疟久发不愈，胸脘痞积，气逆欲呕，劳则发热，乃厥阴之邪，侵犯阳明故也。阴阳久已两伤，宜从肝胃立法，柔以和阴，刚以护阳，庶几各剂其平，今仿乌梅丸酌量减味治之。

乌梅肉三个、川连一钱五分，干姜八分，炒白芍二钱，吴茱萸一钱五分，白茯苓三钱，半夏二钱，川椒八分（炒黑），桂枝木一钱。(《南雅堂医案·卷七》)

三疟久发不止，邪伏阴分，非和解可愈，补正必兼以升阳，引阴分内伏之邪，从阳分达而外出，斯吉。

鹿茸一钱，鹿角胶二钱，白茯苓三钱，刺蒺藜二钱，附子八分，人参一钱五分，枸杞子二钱，当归身二钱。(《南雅堂医案·卷七》)

三疟久发不止，邪在阴分，热解无汗，气逆脘闷痰多，自述寒自背起，故从督脉升阳。

鹿茸一钱，人参一钱五分，白茯苓二钱，川椒八分（炒黑），小茴香一钱（炒），当归身一钱（酒炒），制半夏一钱。(《南雅堂医案·卷七》)

三疟是阴分伏邪，汗之清之不解，又从而峻补之，杂药乱投，邪无出路，致有吐衄之患，治之不易，今仿仲景法。

桂枝木一钱，蜀漆三钱（炒黑），炒白芍二钱，生牡蛎三钱，制半夏一钱。(《南雅堂医案·卷七》)

三疟邪伏厥阴，左胁瘕聚有形，此为疟母，夜则魂梦纷纭，惊惕善醒。盖厥阴肝木，为藏魂藏血之所，热邪内燔，藏守失司，非可施以攻补，拟解血分之热，搜肝络之邪。

生地黄三钱，生鳖甲三钱，粉丹皮二钱，桃仁五分（去皮尖），柏子仁一钱，郁李仁一钱，生牡蛎三钱。(《南雅堂医案·卷七》)

三疟邪伏至阴之分，病人至深，难以迅速图功，今病已至一载，阴阳俱伤，内热不止，脘腹闷痞，气逆欲呕，乃厥阴之邪，干犯阳明故也，今仿乌梅丸法，酌减其制。

乌梅肉三个、桂枝一钱五分，制半夏三钱，干姜八分，吴茱萸二钱，炒白芍二钱，黄连八分，川椒八分。(《南雅堂医案·卷七》)

三疟邪入至阴，表散和解，岂能去病，询知食物不慎，水谷蕴腐之气，亦能助邪，非可全恃药石。

草果仁八分，生鳖甲三钱，淡黄芩一钱五分，知母一钱五分，桂枝木一钱，乌梅肉两个，常山一钱，陈皮一钱。(《南雅堂医案·卷七》)

少阴三疟甫痊，面唇俱白，形瘁神倦，食纳不运，脉象微弱无力，病经一载有余，久病必虚，补正自不待言，连进六君无效，益气不应，宜与温中。

熟附子一钱，人参二钱，白茯神三钱，益智仁二钱，炒白芍一钱五分，生姜三片。(《南雅堂医案·卷七》)

暑风相搏，发为时疟，胸满，时作呕恶，以苦辛温法清解之。

杏仁三钱（去皮尖），川朴一钱五分，制半夏二钱，通草一钱，竹叶三钱，藿香三钱，陈皮一钱。(《南雅堂医案·卷七》)

暑湿内伏，发为时疟，胸满呕恶，用和解表里法。

半夏一钱五分（姜制），川朴八分，淡黄芩二钱，知母一钱，竹叶二钱，白茯苓三钱，陈皮一钱，生姜两片。(《南雅堂医案·卷七》)

太阴脾土虚寒，疟发寒战不已，腹鸣溏泄，时作呕吐，脉象弦缓，主以苦辛温法。

草果一钱，人参一钱，制半夏二钱，陈皮一钱，青皮一钱（炒），生姜二钱。(《南雅堂医案·卷七》)

温疟由伏暑而起，初则咳嗽背寒，其邪尚在肺分，近忽神昏谵语，热多烦渴，舌绛，中心黄，脉数，乃邪势内陷，逆传心包之象。急宜清热泄邪，并芳香宣窍，免闭厥致变。

犀角一钱五分，连翘三钱，银花二钱，玄参一钱五分，麦门冬一钱五分，竹叶一钱。

另化安宫牛黄丸半颗冲服。(《南雅堂医案·卷七》)

阴疟愈后，不耐劳动，恶寒，时有汗出，元气外泄，卫阳不固，宜护元扶阳，免有反覆之虑。

熟附子二钱，桂枝木一钱，於潜术五钱，生姜三片，大枣两枚。(《南雅堂医案·卷七》)

◆ **虫证**

厥阴为风木之脏，木中有火，其病多从热化。消渴，气上冲心，是火盛上逆之象；心中疼热，是火盛邪逼于上；食入则吐，蛔虫为风化，脏寒，故虫不能自安。种种见症，无非厥阴为病，兹宗仲景乌梅丸法。

乌梅九十三枚（去核），干姜一两，当归身四钱，川连一两六钱，蜀椒四钱，炒桂枝六钱，人参六钱，黄柏六钱，附子六钱，细辛六钱。

上药各研为末，先将乌梅去核，用苦酒浸一宿，在饭锅上蒸之，捣成泥，和药令匀，入炼蜜，捣千下，丸如桐子大，日三服，每服十丸。(《南雅堂医案·卷六》)

厥阴为乙木之脏，木能生火，火下守则肾水温，火上升则肾水寒。今病消渴，气上撞心，心中疼热，皆由火升之故；饥不能食，食则吐蛔，皆属肾寒之故。此经所病，阴阳错杂，寒热混淆，审症处方，必须合乎病机，今宗长沙法主治。

乌梅三个，川连一钱五分，干姜一钱，黄柏五分，桂枝五分，附子五分，当归身五分，川椒三分，炒细辛五分，人参五分。水同煎服。(《南雅堂医案·卷六》)

面色青晦，鼻煤舌绛，脉象沉弦，腹痛呕吐，时值夏秋之交，伏暑发热，非冬月伤寒可比，乃被误表禁食，致胃气受伤，木来侮土，蛔虫上出，病势增剧，时有厥逆之患。兹拟和胃疏肝，冀得痛平呕止，始有转机，方列于后。

乌梅肉三个，川黄连二钱，白茯苓三钱，芍药二钱，川楝子一钱，人参一钱，川椒八分，干姜八分。（《南雅堂医案·卷三》）

此虫痛也，故闻甘香之味，虫上攻而痛益剧，唇红舌间有白点，是其明征，宜引而歼之，待腹饿极时，先食肉脯，以半饱为度，少顷服下药，方列于后。

吴茱萸一钱，青皮一钱，茴香一钱，乌药一钱五分，香榧子三钱，乌梅二枚，生甘草八分，朱砂五分（飞净研冲），雄黄五分（研冲），上药先煎成，再入雄黄、朱砂末，冲服。（《南雅堂医案·卷二》）

舌黑，渴不欲饮，厥阴吐蛔，寒热干呕，胸脘格拒，症属危急之候，药奈其病何，姑拟一方，并候采择。

乌梅肉二枚，川桂枝一钱，白芍药一钱，干姜一钱，黄芩一钱，川连三分，川椒三分（炒黑）。（《南雅堂医案·卷三》）

木旺土必被克，胃伤呕吐，肝脏木火内炽，虫不自安，扰动致发痛厥，是名蛔厥，今援是例主治。

桂枝木一钱，人参二钱，干姜一钱五分，川椒一钱五分，乌梅三个，川连一钱，生白芍二钱，川楝子二钱。（《南雅堂医案·卷五》）

◆ 脚气

湿从下受，入于经络，两足腿膝酸痛，不能屈伸，起卧转侧均苦不便，此系脚气为病，且少腹胀闷，小便艰涩而痛，舌苔白底绛，脉濡，微觉寒热，防有气逆上冲之患，拟用东垣防己饮加减主治。

木防己二钱，木通二钱，生苡仁三钱，酒炒黄柏一钱，炒白术二钱，川萆薢二钱，秦艽一钱，怀牛膝一钱，防风一钱，丝瓜络二钱，独活一钱五分，桑寄生一钱五分，当归尾一钱五分，威灵仙一钱，泽兰一钱，延胡索一钱。(《南雅堂医案·卷五》)

湿热邪留着下焦，阴血久伤，两胫顽麻，艰于步履，近由两足渐入少腹，甚则胸脘胀闷，觉有逆气上攻，是即脚气之症，岂可玩视。倘再增喘促，更为棘手，宜早图治为佳。

生地黄三钱，炒白芍二钱，当归身二钱，川芎一钱，怀牛膝一钱五分，独活一钱五分，苍术二钱（米泔浸炒），泽泻一钱，绵茵陈二钱，黄柏一钱，知母一钱。(《南雅堂医案·卷五》)

◆ 麻木

寡居多年，平时操持家政，少逸多劳。当夏令阳气大泄，陡患右肢麻木，不能提举，冷汗时出，心复卒痛，便秘不通，呵欠连连。诊得脉象小弱，知非外感，似乎痱中之象，盖意伤忧愁则肢废，若穷治风痰，恐被劫烁，非徒无益，而又害之，于治法非其所宜。兹拟先固卫阳，而佐以宣通脉络法。

桂枝、生黄芪、附子、远志、羌活、片姜黄。(《南雅堂医案·卷一》)

倦劳致伤，阳气不交于阴，内风烁灼筋络，两跗痹麻，入暮尤甚，脉左弦大，面赤痰盛，大便艰，病在脉络，拟先分利湿邪为主。

川萆薢二钱，汉防己二钱，制半夏二钱，黄柏一钱，金石斛三钱，晚蚕砂一钱，槟榔五分。(《南雅堂医案·卷五》)

脉濡，按之则弦，右肢麻木，两足跗酸痛难忍，此系肝风痰饮合而为病，类中之渐，切宜慎之。

明天麻二钱（煨），白芍一钱，丹皮一钱，半夏一钱，何首乌二钱，刺蒺藜一钱，陈皮一钱，炙甘草八分，竹沥一盏，姜汁半

匙。（《南雅堂医案·卷一》）

情怀郁勃肝风上引，初患左边麻木，痰阻咽喉，舌强筋吊，脑后作痛，宜用清熄法。

鲜生地三钱，连翘二钱，玄参二钱，郁金一钱，羚羊角八分，石菖蒲一钱五分。水同煎服。（《南雅堂医案·卷四》）

壬戌岁，念祖在保阳供职，制宪熊大人召诊。诊得两手脉厚而长，惟左手略兼弦象，两寸稍紧。念祖谓：脉厚，得土之敦气，以厚道载厚福，脉长寿亦长。非谀语也。但弦为风脉，紧为痛脉，紧在两寸，恐上半身有痹痛等症也。大人云：所言俱对，但臂上及手腕痛，或愈或作，约有五年余；指头麻木，十年前颇甚，今略麻而不木矣。念祖曰：风在骨节而作痛，妙在痛处，痛是气血与风邪相拒，非若偏枯之不痛也。书谓中指麻木，三年内必有中风之患，以中指属手心主之经故也。今拇指、食指为甚，特肺与大肠之气不调，不甚为害，然必须治之于早也。薛氏云：服风药以预防中风，适以招风取中。念祖师其意而不用其方，拟用黄芪桂枝五物汤常服：

黄芪、桂枝尖、生芍药以上各二钱，大枣二粒擘，生姜四钱，水煎服。

昔人云：人在风中而不见风，犹鱼在水中而不见水。风即气也。人在气交之中（指阴阳二气的交会），得风以生，即宋儒所谓和风一至万物皆春是也。因风以害，即释氏所谓业风（佛家语，指不正之风）一吹金石乌有是也。人身五脏，而肝为风脏，乃生死之门户。无病则风和，而气息、脉息俱和，不见其为风；有病则风疾，而气息、脉息亦疾，遂露出风象，甚至目直，手足动摇抽掣，汗出如珠，痰涎如涌等症，大显出风象，治之不及矣。惟指头麻木，时或眩晕，时或历节作痛，病未甚而治之于先，则肝得所养，斯不为风病矣。肝属木而主春，阳春有脚，能去而亦能来，别有所以留之道，吾于邵子之诗悟之。《内经》云：神在天为风。又曰：大气举之。庄子云：万物以息相吹也。孟夫子谓：塞乎天地之间。佛经以风轮主持大地。异同处实有一贯之道焉。兹方也，认定肝为风脏，取桂枝通肝阳，芍药滋肝阴，阴阳不偏，是为和气，亦即和风也。盖天地间皆风而皆气，气贵善养。黄芪之补，是养气章勿忘工夫；大枣之缓，是养气章勿助工夫，且倍以生姜之雄烈，所以还其刚大浩然之体段。圣贤之一言一字，包涵万有，自可以互证而益明。

又拟丸方：时常服食之方与救病之方不同，故取和平之品，与五谷五菜同功。古云：药以治病，食以养人。此方取义等于食物，即勿药意也。

熟地黄六两，於潜白术六两（米柑浸一宿，去皮，切片，饭上蒸晒），怀山药三两（生姜汁拌炒），甘枸杞三两（隔纸烘），川附子二两（炒），上肉桂一两（去皮，不见火研），人参二两（饭上蒸软，切片，隔纸烘，研），鹿茸（去毛，切片，酥炙勿伤焦），麦冬二两（绍酒润晒烘），五味子二两（盐水浸，炒珠）。

依制研末，炼白蜜丸如桐子大，用朱砂五钱研末为衣，晾干。每早以米汤送下三钱。忌食萝卜、芸薹、诸血、生蒜。

此方与黄芪桂枝五物汤相表里。黄芪桂枝五物汤补气以治风，所重在肝。肝为风脏，风者，天地之噫气也。气和即风和，鼓舞动荡，无有不周，即孟子所谓"塞乎天地之间"是也。此方补肾，亦是养肝，肝属木，为东方之生气也。《庄子》云：野马也，尘埃也，生物之息以相吹也。然而木生于水，乙癸同源，所重尤在于肾。《内经》云：肾藏志。又云：肾者，作强之官。夫曰作强，则为刚大浩然之根本，即孟子所谓"夫志，气之帅"是也。圣贤言包万有，虽养气章主学问而言，而尊生之道亦在其中。自汉医后，无一人谈及，鲜不以念祖之论为创，其实有所本而言。方中熟地补先天肾水，白术补后天脾土。然欲补肾，必先聚精，故取枸杞涵精气之完足，以佐熟地所不及；欲补脾，必先厚土，故取山药具土气之冲和，以佐白术所不及。而为脾肾之总根者，则在命门。命门之外为两肾，坎外之偶也。两肾之中为命门，坎中之奇也。方中附子入命门血分，肉桂入命门气分，二药温养水脏，为生生之本，即邵康节先生所谓"地下有雷声，春光弥宇宙"是也。又合生脉散人参、五味子、麦冬之酸甘化阴，俾辛热之阳药不僭，再加鹿茸，为血气所长，较无情之草木倍灵。外以朱砂为衣者，取其色赤入心。《内经》云：心藏神，肾藏志。朱子《论语》注云：心之所之谓之志—是也。各家之说不足凭，而《内经》为三坟之一，证之圣经贤训，字字相符，医与儒原非二道也。(《时方妙用·卷一》)

色黄脉涩，不饥不食，四肢痹麻不仁，午后尤甚，夏令湿胜气阻，阳被湿邪所遏，劫汗之剂岂宜妄投。

川萆薢二钱，白茯苓二钱，木防己一钱，泽泻一钱，晚蚕砂一钱，金狗脊三钱。水同煎服。(《南雅堂医案·卷五》)

◆ **奔豚**

脐下有形，发则觉有气自小腹上冲心脘而痛，名曰奔豚，是为肾积。

炮附子五钱，肉桂五钱，吴茱萸五钱，当归身五钱，川楝子一两，李根白皮一两，白茯苓四两，川朴一两（姜炒），炙甘草一两，川芎五钱，瞿麦穗五钱，沉香一钱五分，木香一钱五分。

上药十三味，共研细末，每服三钱，姜汤送下。(《南雅堂医

案·卷六》)

◆ **霍乱**

腹中阵痛如绞，爪甲色渐变青，两足转筋，肢冷如水，欲吐不吐，欲泻不泻，此即干霍乱之证。上下势成格拒，热毒内攻，邪势不得外泄，内燔如焚，症候最为险恶，防有神昏内闭之虑。急以涌吐泄毒，并芳香宣窍，冀其邪从吐解，候平，再议。

生栀子七枚，香豉六钱。

上药两味，水煎分作两次服，得吐即止，不必尽剂，不吐再服。

吐后，随服紫雪丹五分。(《南雅堂医案·卷七》)

热邪骤然而发，上吐下泻，汗出不止，手足厥冷，热毒内攻肠胃，津液被逼，上下势成格拒，三焦不通，腑气欲闭。拟用千金鼠矢汤。

两头尖五钱，飞滑石五钱，晚蚕砂五钱，猪苓二钱，大豆黄卷四钱，白茯苓三钱，仙半夏一钱，郁金一钱，栀子皮一钱五分（姜汁炒），川连八分（姜汁炒），淡茱萸二分，降香末五分，黄芩八分（酒炒）。(《南雅堂医案·卷七》)

霍乱热毒初发，头重昏眩，胸痞，腹中胀闷而无汗出，乃三焦气闭，上下升降不通，宜清火泄邪，渗湿祛热，并以芳香逐秽者佐之。

大豆黄卷四钱，细茵陈三钱，飞滑石五钱，木通一钱，象贝母二钱，猪苓二钱，淡黄芩八分（酒炒），川连八分（吴茱萸二分拌炒），茯苓皮三钱，石菖蒲根一钱，晚蚕砂五钱，枳实一钱（炒焦），薄荷一钱，枇杷叶二钱，鲜荷叶三钱。用阴阳水煎服。(《南雅堂医案·卷七》)

霍乱吐泻并作，壮热口渴，自汗不止，用白虎汤。

生石膏八钱，知母三钱，生甘草一钱，人参一钱五分，陈粳米四钱。（《南雅堂医案·卷七》）

霍乱吐泻不止，目眶深陷，爪甲色变紫黯，两足转筋，此邪毒深入血分，热郁不达，急宜清络泄毒，免致邪闭为患。

飞滑石五钱，金银花三钱，连翘二钱，白茯苓三钱，粉丹皮二钱，紫花地丁三钱，五灵脂二钱（炒透），丝瓜络三钱，生苡仁五钱，石菖蒲八分，川连八分（吴茱萸拌炒），晚蚕砂五钱，桑枝三尺，金汁一杯。（《南雅堂医案·卷七》）

霍乱转筋，胸腹胀痛，呕吐泻利不止，脉浮弦滑，乃内伤饮食，外袭寒邪，至阴阳痞隔，上下奔迫，中宫扰乱尤甚，拟以正气散主治。

藿香三钱，苍术二钱（米泔浸炒），制半夏二钱，川朴一钱，生甘草八分，生姜三片，大枣二枚。（《南雅堂医案·卷七》）

上吐下泻，陡然而作，憎寒壮热，口渴便赤，脉形虚浮，乃外感暑湿之邪，兼以饮食内伤，脾胃俱受伐克，是以阴阳不和，清浊相干，至成霍乱之证。法以调气和中为主。

藿香三钱，杏仁一钱五分（去皮尖），川朴一钱五分，生甘草一钱，炒白术二钱，人参五分，赤茯苓三钱，缩砂仁一钱五分，炒半夏一钱五分，白扁豆二钱，宣木瓜一钱，生姜两片，大枣两枚。水同煎服。（《南雅堂医案·卷七》）

暑湿郁而化热，势必扰及中宫，是以清浊相干，阴阳乖隔，致有霍乱吐泻之患。今遵河间法，主以桂苓甘露饮。

滑石二钱（飞），生石膏一钱，寒水石一钱，甘草一钱，白茯苓五分，炒白术五分，泽泻五分，猪苓三分，肉桂三分。（《南雅堂医案·卷七》）

妇科医案

◆ 月经先期

脉弱迟细，经水先期而至，淋漓不断，肌瘦食减，腰酸腹痛，由忧虑损及心脾，气血俱虚，致乏固摄之权，拟用归脾汤加味治之。

人参二钱，炒白术二钱，白茯神二钱，炙甘草五分，酸枣仁二钱（炒），炙黄芪二钱，龙眼肉二钱，当归身一钱（酒洗），远志一钱，广木香五分，杜仲二钱，川续断一钱，五味子七分，熟附子。（《南雅堂医案·卷八》）

脉虚而数，经期渐早，阴虚不足，血海有热，拟用四物汤加味。

当归身三钱（酒洗），干地黄三钱，炒白芍二钱，川芎一钱，炒黄柏一钱，知母一钱，丹参二钱，制香附二钱，川续断一钱，炒地榆一钱，川连五分（炒），炙甘草一钱。（《南雅堂医案·卷八》）

情志抑郁寡欢，气血窒滞，经先期色变，肌肤刺痛，晨泄不爽，此系郁症，于法宜通。

生香附一钱五分，当归身三钱，川芎三钱，白茯苓三钱，小茴香二钱，炒楂肉二钱，艾叶一钱，郁金八分，益母膏一钱。（《南雅堂医案·卷八》）

阴虚易生内热，火旺善能动血，是以经水先期而至，色紫且浓，乃血热阴分不足也，拟养血滋阴清火为务。

当归身三钱，炒白术二钱，白芍药二钱，丹参二钱，生地三钱，白茯苓二钱，地榆一钱（炒），淡黄芩二钱，北五味八分，川续断一钱，女贞子二钱，炙龟板二钱，粉丹皮二钱。(《南雅堂医案·卷八》)

月经先期而至，腹中胀痛，脉滑弦数，系肝脾不调，阴虚致生内热，滋阴凉血之法，宜可冀效。

当归身三钱（酒拌），大熟地三钱，炒白芍二钱，川芎一钱，阿胶二钱，淡黄芩二钱，艾叶五分，香附八分，续断一钱，益母草三钱。(《南雅堂医案·卷八》)

◆ 月经后期

肌躯丰肥，气分必虚，经水后期而来，且觉涩少，是中气不足，痰滞经络故也。宜行血补气为主，并以消痰者佐之。

当归身二钱，川芎一钱，白茯苓二钱，甘草八分，炒白术二钱，制半夏二钱，橘红一钱。(《南雅堂医案·卷八》)

经事来迟，胃纳日减，久嗽，背常恶寒，右卧咳甚，脉如数而虚，乃情怀抑郁致伤，延久恐成劳怯。凡苦寒燥烈之剂，均在禁例，当以建中补气，敛阴和血为法。

炙黄芪三钱，炒白芍二钱，桂枝八分，炙甘草一钱，饴糖三钱，大枣三枚。(《南雅堂医案·卷八》)

经水后期而至，色淡稀少，气上冲则心痛呕涎，气下坠则腹胀作泻，是肝胃不和，冲脉为病也，从厥阴阳明合治，方列后。

桂枝五分，川连八分，白茯苓二钱，橘红一钱，川楝子一钱，小茴香八分（炒），半夏二钱，当归尾三钱。(《南雅堂医案·卷八》)

阴分素亏，经水行后，白带绵绵不绝，头晕，腹常作痛，脉数色苍，乃肝阳内动，木乘土位，法宜和阳坚阴，以苦酸咸剂主之。

阿胶二钱，黄柏一钱五分（酒炒），生白芍一钱五分，左牡蛎三钱，细生地三钱，樗根皮一钱。(《南雅堂医案·卷八》)

经水愆期，来则色紫成块，脉形浮数，乃虚火内灼，水亏血衰使然，滋阴养血清火，当可图效。

大生地三钱，大熟地三钱，麦门冬二钱，炙甘草一钱，地骨皮一钱，炒白芍二钱，知母二钱，当归身三钱，阿胶二钱，女贞子一钱。(《南雅堂医案·卷八》)

◆ 月经过多

经来甚多，胸脘嘈杂作痛，时吐涎沫浊水，病由惊怖而得，肝阳化风内旋，木火上逆为患，拟主以咸苦之剂，并以微辛者佐之，是乃固阴和阳法也。

川连三分，阿胶二钱，左牡蛎三钱，当归身一钱，川楝子一钱，川芎三分。(《南雅堂医案·卷八》)

年已四旬又八，经水来而且多，冲脉收摄失司，防有崩漏之虑，姑用补摄一法。

人参二钱，炙黄芪二钱，当归身一钱，左牡蛎三钱，炒白术二钱，酸枣仁二钱，白茯神二钱，阿胶二钱，茜草一钱，乌贼骨四钱，龟板二钱，陈皮一钱。(《南雅堂医案·卷八》)

◆ 月经色淡

经来色如漏水，头目昏眩，口觉腥臭，咽候不利，恶心吐逆，兼患带下，脉沉迟无力，乃血虚气滞为病，拟方列后。

制香附二钱，当归身二钱，大生地二钱，白芍八分，炒白术

二钱，延胡索二钱，黄芩一钱五分，柴胡一钱五分，木香五分。（《南雅堂医案·卷八》）

经水色淡，来常后期，时呕痰浊，脉形右缓左涩，乃久郁气滞痰凝，拟先从肝胃治。

茅术二钱，吴茱萸一钱五分，法半夏二钱，陈皮一钱，川朴八分，香附八分，山楂肉一钱，白茯苓二钱。（《南雅堂医案·卷八》）

形体丰肥，乃水土禀质，脉沉缓，阳气少于运行，是以水谷蒸郁聚湿，下焦时有重着，经来色淡，亦水湿交混所致，食入稍有不运，易致泄泻，若不加意调治，防有胀满之虑。

炒白术三钱，人参一钱五分，白茯苓三钱，陈皮一钱，防风二钱，羌活一钱，独活一钱，泽泻一钱，炙甘草五分。水同煎服。（《南雅堂医案·卷四》）

◆ 月经淋漓不断

经漏淋漓不断，脉络虚空，腰脊时作酸楚，症属肝肾内损，久则冲任奇脉俱病，调治匪易。

熟地黄三钱，鹿角霜五分，阿胶二钱，炒白芍一钱，人参一钱五分，炒白术二钱，白茯苓三钱，炙甘草五分，蕲艾八分（焙存性），紫石英三钱，制香附一钱，小茴香一钱。（《南雅堂医案·卷八》）

脉沉迟细，经水淋漓不止，似崩非崩。病由劳虑损脾，气虚不能摄血，用归脾汤加味主治。

炙黄芪二钱，炒白术二钱，白茯神二钱，炙甘草五分，人参一钱五分，远志一钱，当归身一钱（酒洗），广木香五分，龙眼肉二钱，酸枣仁二钱（炒），炮姜八分，莲房一钱（焙存性），棕榈

炭一钱，藕节二钱，大枣三枚。(《南雅堂医案·卷八》)

天癸当止之年，经淋不止，右肢痹麻，渐不能举，周身牵掣，阳明胃气式微，冲任督带俱病，最为难治。

黄芪三钱，人参二钱，当归身二钱（酒炒），炙甘草一钱，沙苑蒺藜二钱，枸杞子二钱（炒）。(《南雅堂医案·卷八》)

天癸将绝之年，经水淋漓不止，色夺脉弱，下焦未寒先冷，系冲任虚寒，收摄无权，故以温摄通阳为法。

鹿茸一钱，人参二钱，当归身三钱，沙苑蒺藜三钱，紫石英三钱，蛇床子一钱，小茴香一钱（炒），鹿角霜五分，枸杞子二钱。(《南雅堂医案·卷八》)

月事不调，乃冲任之脉为病，医者不明奇经脉络，故久治罔效，近日经水已来，色淡，淋漓不止，少腹疼痛，必以通阳摄阴为务，斯为合法。

鹿角霜七分，当归身二钱，白茯苓二钱，川椒五分（炒），淡苁蓉二钱，紫石英三钱，小茴香二钱（炒），补骨脂二钱。(《南雅堂医案·卷八》)

◆ 闭经

阴虚内热，经停两月，投以养血通经之剂，热减经行，已得所效，但脉来仍数，舌红无苔，乃虚阳尚亢，阴津未复之象。仍当善为调理，冀图全功。

大生地三钱，当归身二钱，炒白芍一钱五分，粉丹皮一钱五分，阿胶二钱，制香附八分，白茯苓二钱，陈皮八分，人参一钱，地骨皮一钱。水同煎服。(《南雅堂医案·卷八》)

肌瘦，经水三月不至，夜热盗汗，饮食减少，脉弦细数，乃思虑过度，血虚肝燥，是以经闭不行，先以解郁和肝，经通诸恙自平。

柴胡一钱，当归身二钱（酒炒），炒白芍二钱，炙甘草一钱，炒白术二钱，白茯苓二钱，粉丹皮一钱五分，栀子一钱五分（炒黑），川贝母一钱（去心），左牡蛎三钱。（《南雅堂医案·卷八》）

经闭四月，小腹胀闷而痛，漏下成块，奇脉不和，故与温通法。

鹿角霜五分，桂枝五分，生杜仲四钱，当归身三钱，白茯苓三钱，沙苑蒺藜二钱，红枣十二枚。（《南雅堂医案·卷八》）

经闭已久，脉上出鱼际，此情怀失旷，郁而成热，少火化为壮火，形瘦食减，久嗽，已具损象奈何，急养心脾营血，疏肝胆郁结，图尚未迟，然必候通经纳谷始佳。

柴胡一钱，当归身二钱，炒白芍二钱，炙甘草五分，炒白术二钱，白茯苓二钱，粉丹皮一钱五分，钩藤一钱五分，陈皮五分，大枣二枚。（《南雅堂医案·卷八》）

经水百日不至，脐下瘕聚有形，逆气上冲，胸脘痞闷，咽喉不利，后攻背部胀痛，口渴引饮不止，食入胀闷尤甚，小便通利如常，大便不爽。由情志抑郁，肝胆木火内炽，气血瘀滞不行，冲任奇脉，内损为病，拟用苦辛清降一法。

芦荟一钱，山楂肉三钱，山栀一钱五分（炒黑），胡黄连八分，鸡内金五钱（瓦上焙）。水煎服。

另化回生丹半丸。（《南雅堂医案·卷八》）

经水百日不至，左脉弦滑流连，乃为有孕之象，肌瘦气促脘闷，时作咳嗽，此热气上乘，损及肺金，但清其上，勿犯中下两焦。

桔梗八分，川贝母一钱（去心），地骨皮一钱，甘草八分，冬桑叶二钱，白茯苓二钱，栀子一钱五分（炒黑），陈皮五分。（《南

雅堂医案·卷八》)

经水两月不至，胸闷不爽，内热，暮夜尤甚，脉形沉数。此由情怀郁勃，损及心脾，热伏营分之中，火郁不达故也。

人参二钱，炒白术三钱，生地黄三钱，炒白芍三钱，当归身二钱（酒炒），制香附五分，青蒿梗一钱，炒谷芽（剂量缺，编者注），粉丹皮一钱五分，丹参一钱五分，柴胡八分。（《南雅堂医案·卷八》）

经阻，血虚内热，用逍遥散加减。

柴胡八分，当归身二钱（酒炒），炒白芍一钱五分，炙甘草五分，栀子一钱（炒黑），白茯苓一钱，粉丹皮一钱，煨姜三分，薄荷三分。水同煎服。（《南雅堂医案·卷八》）

经阻半载，遇劳怒逆气上冲，腹痛，脉弦右大，系邪郁日久，少大变为壮火，气不循行，宜泄木培土，庶几郁热可平。

人参一钱，炒白术二钱，当归身二钱，白茯苓三钱，柴胡八分，粉丹皮一钱，炙甘草五分。（《南雅堂医案·卷四》）

经阻不行，发热咳嗽，时有寒热往来，脉形洪大，口渴便秘，内有实热阻蓄，拟用四物汤加味主治。

干地黄三钱，当归身二钱，炒白芍二钱，川芎一钱，红花二钱，桃仁十枚（去皮尖），大黄二钱（醋炒），乌药一钱，茜草一钱。（《南雅堂医案·卷八》）

经阻不至，带淋甚多，有形结瘕，痛胀妨食，食入而痛尤剧，由冲任脉络为病，肝胃气逆不和，延久防成蛊胀之症，慎毋玩忽。

当归须三钱，吴茱萸一钱五分，桃仁一钱（去皮尖），青皮八分，延胡索二钱，川楝子一钱，小茴香八分（炒），降香五分（研末冲），青葱管二条。水同煎服。（《南雅堂医案·卷八》）

久咳不已，发热汗出，食减，腹痛便溏，脉弱无力。经阻几近半年，虑其内损成劳，治之匪易，若再以寒凉清肺治嗽，徒然克伐生气，势必增剧，今与以建中法，必须经行纳谷，方可进图。

桂枝五分，当归身一钱五分，生白芍一钱五分，炙甘草五分，饴糖二钱，大枣十二枚（去核）。(《南雅堂医案·卷八》)

脉来弦数，潮热经阻，气血流行不利，最怕干血成劳，慎勿藐视。

生地黄三钱，生白芍一钱五分，麦门冬一钱五分，炙甘草五分，火麻仁一钱五分，阿胶一钱五分，桂枝三分。(《南雅堂医案·卷八》)

面色㿠白，脉右弦左涩，经闭四月，冲气上攻，左胁作痛，腹常胀闷，两跗浮肿，防其延成痞满，治法最为棘手。

桂枝七分，延胡索二钱，左牡蛎三钱，泽泻二钱，白茯苓三钱，金铃子一钱五分。(《南雅堂医案·卷八》)

中年阴虚，八脉失调，渐致经阻，带下不已，气血郁痹已久，宜先清理上焦，勿以滋腻投之，徒呆其气机也。

枇杷叶三片（去毛），杏仁二钱（去皮尖），川贝母一钱（去心），橘红八分，瓜蒌皮一钱五分，黑山栀一钱五分，黄郁金一钱。(《南雅堂医案·卷四》)

◆ 月经早断

产育频多，未至七七之年，癸水已绝，八脉约束失司，足跗疲软乏力，腰脊酸疼，身常畏热，时有带淋之患，此系阴虚，仿虎潜法，减味酌治。

熟地黄三两，当归身一两五钱（酒洗），黄柏三两（盐酒炒），知母三两（盐酒炒），炙龟板四两，虎胫骨一两（酥炙），白芍药二两（酒炒），怀牛膝二两（酒蒸）。

上药八味为末，酒煮烂，合捣为丸，淡盐汤送服三钱。(《南雅堂医案·卷八》)

◆ 痛经

经行腰肢闪痛，呼吸不利，畏冷不能屈伸，奇经八脉交伤，故以温通脉络为治。

当归身三钱，淡苁蓉二钱，小茴香一钱五分炒、杞子一钱五分(炒)，沙苑蒺藜二钱，鹿角霜八分。(《南雅堂医案·卷八》)

经来腹必作痛，行后痛仍不减，四肢倦疲乏力，不思饮食，脉虚沉细，此乃先天不足，气血虚寒之证，主以温补当效。

熟附子一钱，炮姜一钱五分，当归身三钱，牛膝一钱五分，熟地黄三钱，枸杞子二钱，杜仲二钱(炒断丝)，肉桂八分，破故纸二钱，炙甘草一钱。(《南雅堂医案·卷八》)

脉弦，经至必腹痛筋挛，时作干呕，此冲任为病，肝气厥逆所致，温燥之剂忌投。

胡黄连八分，粉丹皮三钱，生白芍一钱五分，延胡索一钱，泽兰二钱，炒楂肉二钱，川楝子一钱，当归须二钱。(《南雅堂医案·卷八》)

◆ 崩漏

崩后常作寒热，口发牙疳，腹有积块，此气血虚亏，虚火妄动，积滞不行，拟培元养阴清火以为治。

人参一钱五分，当归身二钱，炒白芍一钱，陈皮八分，粉丹皮二钱，白茯苓三钱，麦门冬一钱五分，玄参一钱五分，黑山栀一钱五分，女贞子一钱，建莲肉二钱。(《南雅堂医案·卷八》)

崩漏不止，食减腹痛，脉虚，用升阳固阴法。

鹿角霜一钱五分，龙骨二钱，左牡蛎三钱，杜仲二钱，沙苑蒺藜二钱，怀山药二钱，白茯苓三钱，枸杞子一钱，女贞子一钱，棕榈二钱（焙存性）。（《南雅堂医案·卷八》）

病由劳伤而来，崩漏不止，身热自汗，短气倦怠，不思饮食，宜益气升阳，清热敛阴为主，兹仿东垣例治。

黄芪一钱五分（蜜炙），人参一钱，炒白术一钱，陈皮五分，当归身五分，柴胡二分，升麻二分，炙甘草一钱，炒白芍一钱，栀子一钱（炒黑），生姜三片，大枣二枚。（《南雅堂医案·卷八》）

曾患崩漏，忽然寒热汗出，腹胁痛，口渴而喜凉饮，脉数，此乃阴虚阳搏，为热所乘故也，拟先以甘缓和中。

当归身一钱，白芍一钱，白茯神二钱，炙甘草二钱，大枣十二枚（去核），淮小麦三钱。（《南雅堂医案·卷八》）

肌躯昔盛今瘦，胃纳日渐减少，饮食无味，夜热汗出，四肢常冷，腹鸣气短，下则频频泄气，大便久溏，腰腿酸软乏力。近复经漏不止，白带甚多，此阳明脉络已空，冲任二脉，俱被损伤，血去液耗络热，内风旋转未已，延久虑其增剧。

黄芪三钱，左牡蛎四钱，人参二钱，淮小麦三钱，白茯神三钱，苦参二钱。（《南雅堂医案·卷八》）

经漏不止，紫黑成块，脉数，系烦劳致伤，冲任脉虚，不能约制，致成漏下，虚而挟热，故有火极如水之象，主以固经丸。

炙龟板四两，白芍三两（酒炒），黄柏三两（酒炒），黄芩二两，香附一两五钱，樗皮一两五钱（炒）。

上药捣研为末，以黄酒糊丸，早晚各服三钱。（《南雅堂医案·卷八》）

经漏久而不愈，肌瘦肤燥，畏冷，冲任二脉俱伤，阴气走入阳位，宜温摄以固下元，益气以培生阳。

鹿角霜五分，人参二钱，白茯神三钱，炮姜八分，桂心八分，紫石英三钱，当归身一钱，蕲艾八分（焙存性）。(《南雅堂医案·卷八》)

经漏最易伤阴，阴不固守，阳乃浮越，是以心常怔悸，四肢酸痛，肝阳内风旋动，非甘柔清熄无效。

人参二钱，阿胶二钱，白茯神三钱，炙甘草一钱，生白芍二钱，麦门冬。(《南雅堂医案·卷八》)

经水非时而至，崩漏不已，头目昏眩，腹腰胀痛，脉虚细数，乃肝脾俱伤，血不归经，势必妄行，致有崩下之患。经云：阴虚阳搏谓之崩，又云：脾统血，肝藏血。故暴下崩中，当责诸足太阴厥阴二经，是为正治。

白术三钱，怀山药三钱，炒白芍二钱，炙甘草五分，杜仲三钱，香附一钱五分，地榆炭二钱，川续断一钱，北五味八分，荆芥穗八分（炒黑），乌梅二个。(《南雅堂医案·卷八》)

经血非时而行，淋漓不止，是为漏下，脉虚，面唇俱白，阴血亏损已极，非急涩以止血，温以守中，将何措治。

乌梅肉一钱，棕榈炭一钱，煨姜一钱五分，人参二钱，当归一钱，桂心五分，黄芪一钱五分。(《南雅堂医案·卷八》)

据述经漏八年之久，冲任二脉俱病，阴液久已耗伤，每届夏秋之交，病必增剧，入冬稍愈，心常震荡，腹中热，腰膝两跗亦然，皆血去阴伤所致。昔贤所谓暴崩宜温，久崩宜清，故遵之。

生地黄二两，人参二两，阿胶二两，白茯神二两，天门冬一两五钱，柏子仁一两五钱，酸枣仁一两五钱，白芍一两五钱，知母一两，人乳粉二两。

上药为末，炼蜜丸如梧桐子大。每服三钱，开水送下，早晚两服。(《南雅堂医案·卷八》)

脉大弦数，忽然崩漏不止，乃阴虚阳搏，为热所乘，冲任脉损，是以血热妄行，须凉血清热为主，并以固涩佐之。

大生地三钱，粉丹皮二钱，白芍药二钱，川续断一钱，淡黄芩一钱五分，栀子一钱五分（炒黑），侧柏叶一钱，炒棕榈炭一钱，乌梅肉二枚。水同煎服。（《南雅堂医案·卷八》）

郁损肝脾，崩漏不止，用逍遥散加减主治。

当归身三钱（酒洗），川杜仲三钱，人参二钱，炒白芍一钱，白茯苓二钱，桑螵蛸二钱，薄荷五分，煨姜三分。（《南雅堂医案·卷八》）

◆ **月经不调**

经水不调，忽迟忽早，来则色淡而少，行后少腹反痛，脉沉虚涩，系素体亏弱，阴分多伤，心虚不能生血，肝虚不能藏血，脾虚不能统血，致经期错乱，失其常度，拟先用温补法。

炮附子七分，人参一钱，炒白术一钱，炙甘草八分，炙黄芪一钱，当归身一钱（酒炒），白茯苓一钱，远志五分，炒白芍一钱五分，桂心八分，熟地黄一钱，五味子七分（炒），陈皮八分，生姜两片，大枣三枚。（《南雅堂医案·卷八》）

经水不调，咳嗽，潮热往来，骨蒸劳热，口干，大小便不爽，血虚肝燥使然，拟用逍遥散。

柴胡一钱，当归身一钱（酒炒），炒白芍一钱（酒炒），炙甘草五分，炒白术一钱，煨姜四分，薄荷四分。（《南雅堂医案·卷八》）

脉虚迟细，经期不调，肢倦乏力，腹胀腰酸，胃纳渐减，气血俱虚之候，怡养悦情为上。

人参二钱，炒白芍二钱，白茯苓三钱，川芎八分，当归身二

318

钱，炒白术三钱，益母草一钱，益智仁一钱，补骨脂一钱，炙甘草八分，沉香五分。(《南雅堂医案·卷八》)

虚热盗汗，食少不寐，胸胁胀痛，月事不调，脉弱弦数，乃思虑伤劳，心虚血少，肝郁气滞所致，拟用归脾汤加味主治。

人参二钱，炒白术二钱，白茯神二钱，酸枣仁一钱五分（炒），黄芪一钱五分（炒），当归身一钱五分，远志八分，广木香五分，炙甘草五分，龙眼肉二钱，陈皮八分，川续断一钱。(《南雅堂医案·卷八》)

阴亏则血虚，木旺则土衰，因而痰浊不化，气火易升，是以经水不调，腹常作痛，右胁有块，舌苔白，口中甜腻无味。法宜养阴和肝，扶脾运中为主。

人参一钱五分，当归身三钱，炒白芍二钱，白茯苓三钱，炒白术三钱，制半夏一钱，陈皮八分，粉丹皮二钱，制香附七分，广木香五分。(《南雅堂医案·卷八》)

月事不调，头晕，胸脘胀满，心腹隐隐作痛，脉形两寸浮数，左关弦，乃阴虚内热，肝郁血滞所致。宜养血舒气，佐以解郁平肝。

当归身三钱（酒炒），大熟地三钱，炒白芍二钱，川芎一钱，阿胶二钱，黄芩二钱，郁金一钱，制香附八分，泽兰叶二钱，粉丹皮二钱，艾叶七分（炒）。(《南雅堂医案·卷八》)

◆ 带下病

带下淋漓，肢臂痹麻不仁，足跗常冷，阳明脉络虚空，用通摄一法。

桂枝八分，人参一钱五分，川杜仲三钱，白茯苓三钱，桑螵蛸二钱，当归身二钱。水同煎服。(《南雅堂医案·卷八》)

带下频频不止，阴液从下走泄，头胀身热，舌绛无苔，此皆阳气浮越，热从内蒸之象，升举扰动，例尤大忌。

熟地黄三钱（砂仁二分拌），白茯苓三钱，怀山药三钱，芡实二钱，阿胶二钱，莲肉三钱。（《南雅堂医案·卷八》）

带下如注，五液多耗，阴气必伤，八脉收摄无权，若治以桂附刚烈，反恐重劫真阴，即施以地归阴柔，又虑妨碍脾胃，偏寒偏热之治，究非所宜，必引之收之固之，如是乃冀可效。

鹿角霜三钱，人参一钱，桑螵蛸三钱，炙甘草五分，沙苑蒺藜三钱，白茯神三钱，炒杞子一钱五分。

上药七味，午前用井水煎至八分温服，午后再作煎服之，早晚另服丸药，开水送下。

附录丸方：鹿茸二两（切片，焙研），人参二两（烘研），紫石英一两二钱（生研），禹余粮一两二钱（生研），补骨脂二两五钱（炒），菟丝子二两（研），白茯苓一两五钱，小茴香五钱（炒黑），远志五钱（去心炒）。

上药九味，共研细末，炼蜜为丸，如梧桐子大，每早以开水吞送三钱。

又录丸方：怀山药二两（姜汁两匙炒），黄芪一两（炙），人参一两，白茯神一两，白茯苓一两，远志一两（去心炒），木香二两五钱，桔梗二钱，炙甘草二钱，麝香一钱。

上药十味，共研细末糊丸，以辰砂二钱研细，水飞净为衣，晚服二钱，开水送下。（《南雅堂医案·卷八》）

淋带日久不止，阴液渐就干涸，心悸汗出，腹痛，按之稍缓，八脉俱见空虚，拟先从肝肾治。

当归身二钱，杜仲二钱，紫石英三钱，白茯神三钱，枸杞子二钱，海螵蛸二钱，柏子仁一钱，沙苑蒺藜二钱。（《南雅堂医

案·卷八》)

血崩后赤带频下，逡巡半载未痊，头眩心悸，腰肢酸软无力，脉形虚弱，气血久已亏损，近复腹痛食减，防其病增为虑，拟用固摄法。

人参一钱五分，白茯苓三钱，炒白芍二钱，粉丹皮一钱，阿胶二钱，女贞子二钱，海螵蛸四钱，茜草一钱（焙存性），莲子肉三钱，荷叶蒂七个，藕节一钱，旱莲草八分。（《南雅堂医案·卷八》）

自述产后漏淋成带，今已四载不痊，胃纳减少，脘中不舒，抚摩始觉稍宽，少腹拘急而痛，大便艰涩，小溲不爽，此久病腑脏阳阴俱伤，拟先和阳固阴为法。

人参二钱，阿胶二钱，当归身一钱，炙甘草五分，白茯苓三钱，麦门冬二钱，生白芍一钱五分，川楝子一钱。

上药八味，水同煎服。

临晚另吞震灵丹二十丸。（《南雅堂医案·卷八》）

◆ **妊娠便秘**

怀孕四月，热病伤阴，阳气上越，势必有升无降，此耳聋便难所由来也。今宗长沙法，用炙甘草汤加减。

炙甘草二钱，阿胶二钱，生地黄四钱，麦门冬二钱，天门冬二钱，生白芍一钱，火麻仁二钱，人参一钱。（《南雅堂医案·卷八》）

◆ **妊娠恶阻**

呕恶，胸脘烦闷，气逆上冲，乃脾寒气弱，痰浊停阻胃脘，致胎气上通。法以益气和中，呕逆自平。

人参二钱，炒白术二钱，白茯苓二钱，炙甘草五分，制半夏一钱，陈皮八分，缩砂仁八分（研冲），藿香一钱，生姜一匙（《南雅堂医案·卷八》）

怀妊三月，呕吐时作，饮食少思，此为恶阻，主之以六君。

人参二钱，炒白术二钱，白茯苓二钱，炙甘草一钱，制半夏一钱五分，陈皮八分，生姜两片，大枣三枚。（《南雅堂医案·卷八》）

妊娠恶阻，本有恶心厌食之象，今身热头痛而欲呕，必挟有外邪可知，宜先清热为是。

连翘二钱，淡黄芩二钱，苏梗八分，生甘草一钱，竹叶一钱，天花粉一钱。（《南雅堂医案·卷八》）

孕已两月有余，呕恶胁痞，觉有热气上攻，痰作粉红色，此乃肝气为病，调之自平。

生白芍二钱，淡黄芩二钱，瓜蒌皮一钱五分，橘红八分，淡竹茹三钱，川楝子一钱，半夏曲二钱，生姜三片。（《南雅堂医案·卷八》）

◆ 胎漏

孕百日忽患胎漏，益气以固其下，大旨如是。

熟地黄二钱，人参三钱，炒白术三钱，白芍一钱五分，阿胶一钱，缩砂仁五分（研末冲），艾叶一钱（焙存性），炙甘草八分。（《南雅堂医案·卷八》）

◆ 胎动不安

怀妊八月，胎气不安，胸脘烦闷，不能纳食，须以调气凉血之剂主之。

当归身二钱,淡黄芩二钱,知母一钱,橘红八分,生白芍一钱,白茯神二钱,缩砂仁七分(研冲)。(《南雅堂医案·卷八》)

脉形虚数,腰腹常痛,胎气不安,势若下坠,系脾胃不足,气血俱虚,失于营养使然,主以补养之剂。

生地黄二钱,当归身二钱(酒洗),白芍药二钱,砂仁三分,人参二钱,炒白术二钱,白茯苓二钱,杜仲二钱(炒),川续断一钱,炙甘草八分,大枣三枚。(《南雅堂医案·卷八》)

脉虚食减便溏,明是中焦虚寒,胎气为之不安,阅某方竟误认为胎火,药不对症,不知何所依据,岂非大谬!无怪病反增剧。

熟地黄二钱(砂仁三分拌),当归身二钱,炒白芍一钱,艾叶一钱(焙存性),炒白术二钱,阿胶一钱,杜仲二钱。(《南雅堂医案·卷八》)

恼怒动肝,肝脏木火内寄,气火上冲,胎乃不安,日晡潮热,心烦口渴,胸胁胀痛,皆木郁不达之象,拟用小柴胡汤加味治之。

柴胡八分,当归身一钱,炒白芍一钱,炙甘草五分,炒白术一钱,白茯苓一钱,粉丹皮一钱五分,黑山栀一钱五分,薄荷三分。(《南雅堂医案·卷八》)

怀妊六月,胎动不安,腰腹作痛,乃由脾胃素弱,血虚气郁使然,宜养血调气而胎自安。

当归身一钱五分,阿胶一钱,杜仲二钱,砂仁三分,炒白术二钱,白茯苓二钱,桑寄生五分,甘草一钱。(《南雅堂医案·卷八》)

胎气不安,胸腹胀满,呕吐酸水,脉形弦数,系肝郁气滞所致,以调气为重。

制香附一钱五分,藿香一钱,制半夏一钱,陈皮八分,川朴八分,白茯苓一钱,枳壳五分,苏叶八分,芍药一钱,缩砂仁五

分（研冲），生姜两片。(《南雅堂医案·卷八》)

胎热不安，脘闷妨食，清其郁火当痊。

干地黄二钱，生白芍一钱五分，当归身一钱五分（酒洗），川续断二钱，淡黄芩二钱，白术三钱（土炒）。(《南雅堂医案·卷八》)

阴亏火旺，血不养胎，致胎动不安，养血清火，便是安护胎元，无庸过虑。

干地黄三钱，炒白芍一钱五分，当归身一钱五分，杜仲二钱，白术二钱，淡黄芩二钱。(《南雅堂医案·卷八》)

◆ 子悬

怀孕至八九月，心痛，引及少腹，乃胎吸母气，是名子悬。

大生地三钱，阿胶二钱，天门冬二钱，白茯神三钱，女贞子一钱，柏子仁三钱。(《南雅堂医案·卷八》)

◆ 子满

腹满跗肿而患泄泻，此属胎水，由脾虚生湿故也。

炒白术三钱，川朴八分，白茯苓二钱，泽泻一钱，淡黄芩二钱，川芎三钱，苏叶一钱，生姜皮一钱，陈皮八分，缩砂仁五分（研冲）。(《南雅堂医案·卷八》)

脉虚迟细，脾胃虚寒，气逆不降，致腹中胀满，呕吐清水，饮食不思，大便溏泄，宜温中以安胎元，方列后。

人参一钱五分，炒白术三钱，干姜八分，陈皮一钱，白扁豆一钱，当归身二钱，炙甘草五分。(《南雅堂医案·卷八》)

◆ 子肿

怀妊五月，气短，肢倦乏力，不思饮食，两跗先肿，渐及腰胁，此乃肺脾气虚，不能化湿，湿淫于内，势必发为漫肿。法宜益气补中，庶湿走肿消而恙自平，今仿东垣法，略为加减。

炒白术四钱，炙黄芪二钱，人参二钱，陈皮一钱，当归身一钱，白茯苓三钱，升麻三分，柴胡三分，炙甘草五分。(《南雅堂医案·卷八》)

◆ 子嗽

胎前喘咳胸满，乃脾土虚弱，湿郁不行，上焦肺气被阻，当从手足太阴治。

当归身二钱，白茯苓三钱，川朴五分，炒陈皮八分，苏梗一钱，杏仁二钱(去皮尖)，白芍一钱，泽泻一钱。(《南雅堂医案·卷八》)

◆ 妊娠发热

怀妊四月，忽而憎寒壮热，鼻流清涕，咳嗽不已，肢体疼痛，兼作呕恶，眼赤颧红，此非恶阻，乃感受时气，痧疹欲发之候。法宜安胎清热为主，方列后。

生地黄二钱，炒白芍二钱，淡黄芩三钱，川芎五分，当归身二钱，艾叶一钱，炒白术二钱，缩砂仁一钱(研冲)。(《南雅堂医案·卷八》)

妊期已至九月，乃足少阴肾脉养胎，近以风温上受，风为阳邪，温渐化热，肺阴先已受伤，是以发热口渴，咳嗽不已，胸中痞满，大小便艰涩，此肺与大肠相表里之明征也。宜先从上焦治，燥者润之，热者凉之，上通则下自降矣。

鲜生地三钱，阿胶二钱，淡黄芩二钱，知母一钱五分，天门冬一钱五分，花粉一钱。(《南雅堂医案·卷八》)

妊已五月，寒热往来如疟，心烦而无汗出，从外感治。

麻黄三分（煮去沫），细辛五分，淡黄芩二钱，炒白芍一钱五分，当归身一钱，柴胡八分。（《南雅堂医案·卷八》）

◆ 妊娠心烦

口渴心烦，而喜凉饮，脉数，是血虚有火，胎气内热不安，于法宜凉。

生地黄二钱，川石斛一钱，当归身一钱，黄芩二钱，白茯苓一钱五分，白芍一钱五分，枳壳八分，甘草七分，黄柏八分（酒炒），知母八分（酒炒）。（《南雅堂医案·卷八》）

◆ 妊娠痢疾

怀妊八月，下痢腹痛，胎气逆而上攻，足冷，脉两尺沉微，显系土困于中，火衰于下，阳气无由宣达，水谷之气，乃顺趋下出，津液既伤，营血亦耗，胎元失养，势必攻动不安。证属棘手，故与温中扶阳，以图妥全。

附子五分（炮），干姜八分，人参一钱五分，白术二钱，炙甘草一钱。水同煎服。（《南雅堂医案·卷八》）

痢必伤阴，孕妇尤以为忌，今滞下经旬未瘥，咽喉不利，气逆，时欲呕恶，舌尖色红。阴液已多耗损，必敛阴和阳，斯无偏寒偏热之治。

熟地黄三钱，白芍二钱，怀山药三钱，白茯苓三钱，建莲肉二钱，乌梅两枚（去核），川石斛三钱。（《南雅堂医案·卷八》）

◆ 妊娠小便淋痛

妊娠下痢半月，痢止，小溲癃闭成淋，口渴引饮，饮毕方去滴许，涩痛异常，诊得脉形虚涩，右寸独大。此乃金被火刑，州都气化不行，溺道乃闭，经旨病在下者治其上，上窍开则下窍自通，且妊娠脉见虚涩，是气血俱虚之候，若再以渗利分消为务，恐势愈顺趋而下，非特病不减，虑或胎动何。

苏子一钱五分，杏仁二钱（去皮尖），桔梗二钱，薄荷八分，紫菀二钱，枳壳八分（炒），干葛一钱。（《南雅堂医案·卷八》）

◆ 产后恶露不行

产后恶露不行，少腹作痛，面浮，时作喘咳，足跗浮肿，此内有瘀血，并挟水气为患，理血兼利水为治。

紫菀一钱，川朴八分，白茯苓三钱，桃仁八分（去皮尖），杏仁二钱，延胡索一钱五分，山楂肉一钱五分，怀牛膝一钱，青皮八分。（《南雅堂医案·卷八》）

产后瘀血不下，走而上逆，急宜引而下之，否则冲逆，防厥。

当归身三钱，赤芍药二钱，飞滑石三钱，通草一钱五分，怀牛膝一钱五分，蒲黄一钱，瞿麦一钱，五灵脂二钱（醋炒）。（《南雅堂医案·卷八》）

新产头目眩晕，胸痞腹痛，汗常出，恶露阻滞不通，逐瘀调血自愈。

香附一钱五分，延胡索一钱，炒山楂一钱，郁金八分，赤芍一钱五分，怀牛膝一钱五分，益母草三钱，童便二盏（冲）。（《南雅堂医案·卷八》）

◆ 产后恶露不尽

产后恶露不止，痛自腰胁攻及少腹，此带脉为病，须通奇经可效。

制首乌二钱，当归身三钱，炒丹皮二钱，泽兰一钱，川断二钱，山楂肉一钱（炒焦）。（《南雅堂医案·卷八》）

恶露未尽，瘀血停滞，少腹坚实而胀，觉有逆气上冲，按之痛甚，实者宜去，通则不痛，今从此例治之。

当归尾二钱，香附一钱五分，乌药一钱五分，青皮一钱，红花一钱，焦山楂二钱，广木香八分，泽泻一钱，延胡索一钱五分，桃仁十枚（去皮尖）。水同煎服。（《南雅堂医案·卷八》）

面浮气短腹胀，由坐蓐过劳，扰动肝阳上升，但恶露未尽，一切腻滞，例应忌投。

细生地三钱，黑绿豆皮二钱，丹参二钱，白茯神三钱，泽兰一钱，琥珀末八分（冲）。（《南雅堂医案·卷八》）

◆ 产后恶露紫黑

营络虚寒，恶露紫黑，痛处按之稍缓，脉濡，治当责之冲任，主以甘辛之剂。

肉桂五分，当归身二钱，炒白芍二钱，白茯苓二钱，杜仲二钱，小茴香一钱。（《南雅堂医案·卷八》）

◆ 产后腹痛

儿枕作痛，瘀未下也，逐之自安。

当归身三钱，炒白芍二钱，川芎一钱，桃仁一钱（去皮尖），怀牛膝一钱五分，大黄二钱（醋炒），青皮一钱，肉桂五分（研末冲）。（《南雅堂医案·卷八》）

腹痛，瘀血不行，用生化汤。

当归身四钱，川芎二钱，炮姜一钱，炙甘草一钱，桃仁七枚（去皮尖）。酒水同煎服。（《南雅堂医案·卷八》）

腹痛而不作胀，手按得宽，尤喜热熨，脉虚，此体气素亏，产后气血损亡，乃虚而作痛也，法宜温补。

当归身一钱，白术一钱，干地黄一钱，桂心一钱，黄芪一钱（炙）。

上药五味，合作一剂，先宰黄童雌鸡一只，燖去毛，并去头足肠翅不用，将肉切剁小块，以水七碗放沙锅内，将鸡煮汁，至三碗为度，每次用汁一碗，代水煎药，日服三服。（《南雅堂医案·卷八》）

脉虚迟细，呕吐不能纳食，四肢厥逆，心腹作痛，乃产后阳气式微，阴邪僭踞。宜和阳育阴，祛寒温中为法。

当归身三钱，白芍药一钱五分（酒炒），白茯苓一钱五分，炙甘草一钱，大熟地三钱，北细辛一钱，炮姜八分，吴茱萸五分，肉桂八分。（《南雅堂医案·卷八》）

◆ **产后痉病**

新产五天，忽手足搐搦，头摇项强，口角微斜，是产后亡血过多，血舍已空，风易乘虚袭入，法宜峻补气血，即为扶正祛邪之法，方列后。

人参三钱，当归身五钱，川芎一钱五分，荆芥一钱。（《南雅堂医案·卷五》）

新产五朝，阴血亏损未复，筋脉失于营养。故项强头摇，四肢抽掣。此亡血过多，阴液枯耗，因而感风成痉，急宜大剂峻补，尚冀可图，用十全大补汤加味主治。

人参三钱，白术三钱（土炒），白茯苓二钱，炙甘草一钱，大熟地三钱，当归身二钱，炒白芍一钱，川芎八分，炙黄芪三钱，肉桂八分（冲），柴胡一钱，钩藤二钱，瓜蒌仁二钱，竹沥一杯

（冲），生姜汁半盏。（《南雅堂医案·卷八》）

◆ 产后发热

产后发热，头不痛，脉洪大而虚，系亡血过多，阴虚致生内热，此非外感为病，法宜温补，以当归补血汤主之。

当归身三钱（酒洗），炙黄芪一两，肉桂八分（冲）。（《南雅堂医案·卷八》）

新产感受风邪，面赤头痛发热，气喘自汗，手足抽掣，角弓反张，此为风痉，症属险恶之候。姑仿《金匮》法，以竹叶汤加减酌治。

炮附子五分，鲜竹叶四十九片，防风一钱，甘草一钱，瓜蒌根三钱，桔梗一钱，人参一钱，桂枝八分，大枣五枚，生姜七片。水同煎服。（《南雅堂医案·卷八》）

新产发热恶寒，产门不闭，气短困倦乏力，脉微，此阴气大虚，不主收摄，先与补中理气法。

炙黄芪二钱，人参二钱，炒白术二钱，炙甘草一钱，当归身一钱，陈皮五分，升麻三分，柴胡五分。（《南雅堂医案·卷八》）

产已旬日，先寒战而后热发，腹中胀满，脐下隐隐作疼，腰肢转折伸屈不利，小便短涩微痛，乃败血流入经络，非逐瘀化滞不为功。

细生地三钱，怀牛膝一钱五分，车前子一钱五分，焦楂肉一钱，五灵脂一钱（醋炒），琥珀八分（研末冲），生姜二钱。（《南雅堂医案·卷八》）

◆ 产后大便难

产后大便不通，虚坐努力，乃血虚而气又不足也，用八珍汤加味。

人参二钱，炒白术二钱，白茯苓二钱，炙甘草一钱，干地黄二钱，当归身二钱，炒白芍一钱，川芎八分，桃仁八分（去尖打），杏仁八分（去皮尖）。（《南雅堂医案·卷八》）

新产便秘，数日不更衣，腹中不胀不痛，纳食如常，脉形虚细，乃产后血去阴伤，肠胃津液不足，致乏传导之力，证属虚候，切忌攻下，兹用五仁加味以润其下，幽门通则其恙自平。

杏仁一钱五分（去皮尖），桃仁八分（去皮尖，炒），柏子仁一钱五分，松子仁一钱五分，郁李仁五分（麸炒），阿胶二钱，枳壳五分。（《南雅堂医案·卷八》）

◆ **产后汗证**

产后血分多虚，风阳已动，是以胸痞而汗常出，卫气不固，切忌苦辛表散，延久防成蓐劳，最为可虑。

生地三钱（炒），金石斛二钱，丹参一钱，白茯神三钱，麦门冬一钱，生扁豆二钱，炙甘草八分，蔗浆一杯。（《南雅堂医案·卷八》）

产后阴从下泄，阳乃上冒，是以头汗出，呕不能食，大便反坚，脉象微弱，即仲景所谓新产郁冒者是，用小柴胡汤主治。

柴胡四钱，人参一钱五分，炙甘草一钱五分，黄芩一钱五分，法半夏二钱，生姜三片，大枣二枚。（《南雅堂医案·卷八》）

乍寒乍热，骨节烦疼，常自汗出，懒言恶食，脉洪大而虚，由产后气血俱亏，营卫不和，阳气陷入阴分，阳盛则热，阴盛则寒，是寒热往来无定，拟用补中益气法。

柴胡三分，升麻三分，炙黄芪二钱，人参一钱五分，炒白术一钱，当归身一钱，陈皮八分，炙甘草八分，生姜两片，大枣三

枚。水同煎服。(《南雅堂医案·卷八》)

◆ 产后呕吐

产后奇脉未固，阳气中虚，脉微肢冷，呕吐清水，食下不化，带下，脊髀酸软微痛，先宜扶阳为急。

人参二钱，附子八分，炮姜五分，生白术四钱，炙甘草五分。水同煎服。(《南雅堂医案·卷三》)

◆ 产后泄泻

新产四朝，气滞，故腹胀而作泻。

炒白术三钱，延胡索一钱，川朴一钱，泽泻一钱，山楂肉二钱（炒黑），白茯苓二钱。(《南雅堂医案·卷八》)

◆ 产后痢疾

产已弥月，忽然下痢，腹鸣作痛，肛坠，着枕气逆上冲，咳嗽吐涎，脉象劲数，神形困倦，纳食渐减，此乃下损及中，成为蓐劳之症，治之匪易。

人参一钱五分，怀山药三钱，白茯神三钱，建莲肉一钱，大熟地三钱（炒），赤石脂二钱。(《南雅堂医案·卷四》)

◆ 产后血晕

产后阴从下泄，阳乃上冒，暮晚头晕，喉中干燥作咳，此阴虚风阳内动，柔而和之，乃冀有效。

细生地三钱，阿胶二钱，天门冬二钱，白茯神三钱，川石斛二钱，淮小麦二钱。(《南雅堂医案·卷八》)

新产头晕神昏，气从少腹上冲胸脘而痛，乃肝肾不足，无以收纳自固，寐中恍惚善惊，亦肝虚魂不内藏之故，宜救逆镇阳，为固摄计，方列后。

紫石英八分（捣碎），人参二钱，当归身一钱（酒炒），龙齿二钱（捣碎），枸杞子二钱（炒），酸枣仁三钱，建莲五钱，白茯神三钱。(《南雅堂医案·卷八》)

◆ 产后疟病

产后疟发间日，口渴胸痞，时作呕恶，乃阴亏血络空虚，暑热内入，最虑耗伤津液，大忌发汗表剂，须用和解一法。

柴胡七分，青蒿梗二钱，淡黄芩二钱，橘红八分，天花粉二钱，川贝母一钱五分，杏仁一钱五分（去皮尖），郁金八分，粉丹皮二钱。(《南雅堂医案·卷八》)

◆ 产门不闭

脉虚弦数，产门未闭，下部肿痛，小溲淋沥，乃产后气血俱亏，阴虚血热使然，主以八味逍遥散。

当归身二钱（酒洗），白芍药二钱（酒炒），白术二钱（土炒），炙甘草五分，柴胡一钱，白茯苓二钱，粉丹皮一钱五分，栀子一钱五分（炒黑）。(《南雅堂医案·卷八》)

◆ 阴挺

脉洪大而虚，子宫下坠不收，乃努力致伤，新产气血俱虚，用补中益气汤法，而主之以附。

炮附子八分，黄芪二钱，人参一钱五分，炙甘草一钱，炒白术一钱，当归身八分，陈皮八分，升麻三分，柴胡三分，大枣两枚。(《南雅堂医案·卷八》)

儿科医案

◆ 痘疹

褓褓未满七月，发热已五六朝，神烦不安，气促，咳呛不已，腹部膨急，询及两日前额间曾见点粒，后即隐没不见，此毒势内蕴必盛，虑有壅遏闷伏之象，即迅速透发，其势亦匪轻，且冲龄哺乳，胃无谷气，又难施以汤剂，姑以紫雪丹进之，即用乳汁调匀一分送服。

附录紫雪丹方：

羚羊角五两，犀角五两，沉香五两，丁香一两，木香五两，玄参一斤，升麻一两，辰砂三两，麝香一两二钱，滑石一斤，石膏一斤，寒水石一斤，磁石二斤，朴硝二斤，硝石二斤，黄金百两。（《南雅堂医案·卷八》）

◆ 脱肛

童年翻肛，脾气虚弱下陷，真阴不充，且面唇淡白无华，宜于益气之中兼以摄阴，庶为合治。

升麻三分（炒），柴胡三分（炒），人参一钱五分，炒白术二钱，当归身一钱，炒白芍一钱，陈皮八分，五味子八分，炙甘草五分。水同煎服。（《南雅堂医案·卷五》）

外科医案

◆ 头面肿痛

风邪上盛，头面肿痛，用辛凉解散之剂。

桔梗二钱，杏仁二钱，牛蒡子二钱，甘草一钱，荆芥穗一钱，马勃二钱，苍耳子一钱，薄荷八分。(《南雅堂医案·卷六》)

◆ 结核

情志郁勃，肝胆相火内风上僭清窍，脉弦涩数，颈项结核，咽喉肿痛痹阻，水谷难下，用清热直降之剂，一时亦骤难奏效，惟怡悦开爽，冀可却病。

枇杷叶三片(去毛)，牛蒡子二钱，杏仁三钱(去皮尖)，射干一钱，苏子二钱，降香五分(研末冲)。水同煎服。(《南雅堂医案·卷四》)

两耳左右，为少阳之部位。今耳后结核肿疼，系伤寒遗毒，清解未尽，致邪结于少阳之经，兹用消散之剂，加以补托之品，盖为病后气虚而设。

柴胡一钱，前胡一钱，白茯苓一钱，生甘草五分，连翘一钱五分，金银花一钱五分，当归身二钱，黄芪二钱，羌活一钱，独活一钱，川芎一钱，枳壳一钱(炒)，桔梗一钱，赤芍药一钱，牛蒡子一钱，象贝母二钱，防风一钱，薄荷三分，生姜两片。水同煎服。(《南雅堂医案·卷六》)

目眶痛，耳后结核，少阳风火内郁，先与辛凉清上。

连翘三钱，赤芍药二钱，浙贝母二钱，生甘草八分，山栀皮二钱（炒黑），前胡一钱五分，牛蒡子一钱五分，薄荷八分。（《南雅堂医案·卷六》）

◆ **痘疹**

地界点粒皆齐，事已涉及坦途，今但求之足太阴可矣，中宫得受温补，则土气充旺，转瞬成浆脱痂，不难早竟全功，主之以理中，盖取其妥捷耳。

人参三钱，白术三钱，干姜三钱，甘草三钱。（《南雅堂医案·卷八》）

点粒繁密，色红，壮热不退，口中燥渴欲饮，面赤，毛色焦枯，睡卧不安，咽喉作痛，小便赤涩，此热盛内壅，故以凉血活血为主，并佐以开提疏利之品，庶火毒得以清解，幸冀维持有成。

生地黄二钱，连翘二钱，红花二钱，木通一钱，当归尾二钱，粉丹皮一钱五分，大腹皮一钱五分，川芎八分，桔梗一钱，赤芍药二钱，葛根一钱，天花粉一钱，飞清石二钱，山栀二钱（炒黑），荆芥八分，生甘草一钱，竹叶十片，灯草十四条。（《南雅堂医案·卷八》）

痘疮黑陷，壮热不退，口渴而喜冷饮，小便赤，大便秘结，此内有实火，邪热未解，故主以白虎地黄汤。

石膏三钱，生地黄二钱，大黄一钱五分，当归身三钱，木通二钱，枳壳一钱，泽泻一钱，甘草一钱。（《南雅堂医案·卷八》）

痘顶不起，壳薄浆不充灌，胃纳减少，食入作呕，大便溏泄，是中土虚寒，元气不足，防有塌陷之虞，必温中扶元，得受补托为佳。

熟地黄四钱，白术三钱（炒），怀山药二钱，炙黄芪二钱，人参三钱,柴胡一钱,炙甘草一钱,麻黄八分,肉桂八分,炮姜一钱,生姜两片。

上药加灶心土,同煎浓汁,滤去渣,入黄酒少许,分数次服。(《南雅堂医案·卷八》)

痘发而毒尚未泄,色滞神倦,痰多咳逆,拟凉血清火,俾痘毒外透为安。

羚羊角四分,连翘一钱五分,玄参一钱五分,生甘草八分,粉丹皮二钱,川贝母一钱,桔梗八分,紫草一钱,僵蚕一钱,射干八分,牛黄一分。(《南雅堂医案·卷八》)

痘痂已回,补剂不应再投,昔仲仁以清凉助结痂,卓有见地,否则余毒未清,倘或气血壅滞,变证在所堪虑,故宗翁氏法,立方于后。

连翘二钱,淡黄芩二钱,生苡仁三钱,甘草八分,川贝母一钱五分,地骨皮一钱五分,金银花二钱,桔梗八分。(《南雅堂医案·卷八》)

痘色灰白,腹胀泄泻,表里俱虚,法宜温通。

桂心一钱,人参二钱,广木香七分,丁香七分,前胡一钱,法半夏一钱,大腹皮二钱,赤茯苓二钱,青皮八分,诃子一钱,甘草五分。(《南雅堂医案·卷八》)

痘虽已发,而身热咳嗽依然,是风温上受未清,故所见点粒,未能起绽高立,此温邪郁遏,气血流行不畅,必先开提上焦肺气,并佐以活血疏利,庶为合法,至苦寒沉降之剂,例应忌投。

桔梗二钱,连翘二钱,牛蒡子二钱,生甘草一钱,郁金一钱五分,粉丹皮一钱五分,红花二钱,炒山楂八分,僵蚕一钱。(《南雅堂医案·卷八》)

痘为胎毒,必藉元气充旺,始克安全托出,今已旬日之期,浆水尚未外达，毒势转欲内陷，渐至滑泄不止，呕恶咬牙，观此症状，已属重险可虑，兹姑以救里托毒为法，勉希扶过险关，方许妥稳。

肉桂八分，人参二钱，当归身三钱，陈皮一钱，川朴一钱五分，木香五分，丁香一钱，诃子皮一钱，肉果八分。（《南雅堂医案·卷八》）

痘为先天之毒，与有生俱来，伏于命门之中，即大易所谓地二成火是也。偶与时邪相感触，其势遂勃然而发，初起毒势正欲外泄，须先从太阳以化其气，气化则内蕴之毒，自然发越无遗，不致留滞以贻后患，又何必率用芩连羚犀诸品，反致有寒中之变耶。今痘乍出，诊视诸状悉顺，因势导之外出，正获事半功倍之效，故援伤寒六经例，先责诸太阳一经，即用以桂枝汤加味主之。

桂枝木二钱，白芍药二钱，炙甘草一钱，紫草一钱五分，金银花二钱，生姜三片，大枣三枚。（《南雅堂医案·卷八》）

痘形干枯而少润泽，初起两颧见细痞，状似红沙，今已五朝，形象虽觉乍齐，尚虑未能透达，还须清凉解毒，维持以竟成功。

羚羊角五分，犀角五分，鲜生地二钱，玄参二钱，川连八分，土贝母二钱，紫草一钱，粉丹皮一钱五分，牛蒡子一钱五分，炒山楂八分，连翘二钱，猪尾血半盏。（《南雅堂医案·卷八》）

痘靥已收，惟回痂太早，防有余毒未尽，小便短，故以清凉分利为法。

川石斛三钱，生苡仁三钱，白茯苓三钱，百合二钱，沙参一钱，麦门冬二钱（不去心）。（《南雅堂医案·卷八》）

痘已回痂，痧疹随之而发，气喘，咳嗽不已，乃火毒内逼，肺热未清，拟用辛凉清解之剂。

连翘三钱，黄芩二钱，杏仁二钱（去皮尖），木通一钱，金银

花二钱，牛蒡子一钱五分，夏枯草一钱，地骨皮一钱，桑白皮一钱，玄参一钱。（《南雅堂医案·卷八》）

痘已透发，鲜红起绽高立，最是佳兆，再以凉血清火，扶助正元，旬日可获全功。

干地黄三钱，当归身三钱，麦门冬二钱，生甘草五分，川贝母五分，粉丹皮一钱，荆芥八分，陈皮五分，元参二钱，生地黄三钱，黄连三分。（《南雅堂医案·卷八》）

痘疹余毒未解，因而上攻为患，是以眼红肿痛，羞明眵泪，此热蕴肝经，宜泻火凉血为主。

川连一钱（酒炒），当归身二钱，草决明二钱，川芎八分，白菊花二钱，蔓荆子一钱，白芍药一钱五分，防风一钱，荆芥穗八分，白蒺藜二钱，车前子一钱，甘草一钱。（《南雅堂医案·卷八》）

痘子透发，全赖气血为之培养，阳气充旺，始能送毒外出，又必阴气充盛，方能助苗成浆，今痘顶不起，空壳无浆，乃阳气不足，阴血又亏也，必气血双补，庶几有成。

炙黄芪三钱，人参二钱，炒白术二钱，炙甘草一钱，熟地黄三钱，当归身二钱，丹参二钱，川芎八分，牛蒡子二钱，荆芥一钱，粉丹皮一钱。水同煎服。（《南雅堂医案·卷八》）

腹膨，呕逆呛咳不止，明是内毒未清，大便溏，小溲短少，倘增喘促，治更棘手矣。

飞滑石三钱，桑白皮二钱，茯苓皮三钱，大腹皮三钱，绿豆皮二钱，甘草梢二钱。（《南雅堂医案·卷八》）

古人治痘毒内陷之法，恒以辛香温煦为主，盖痘之所发由乎络，毒之陷入亦必归于络，今医者略事攻补，是仅知其端而未竟其旨，盖循古法而宗之。

肉桂八分，人参一钱五分，川朴一钱，陈皮八分，前胡二钱，白茯苓二钱，诃子皮一钱，丁香一钱，广木香五分，炙甘草八分。（《南雅堂医案·卷八》）

痂回而臂腿忽觉肿痛，乃余毒流入四肢，贻害最为可虑，宜预防之。

小生地三钱，连翘二钱，赤芍药二钱，粉丹皮二钱，金银花三钱，夏枯草一钱，刺蒺藜二钱，当归身二钱。

上药八味，用水一碗，加黄酒半盏，同煎服。（《南雅堂医案·卷八》）

浆薄回痂太早，致余毒未尽，成为疳蚀，固知非清解不足以泄余毒也，但胃纳未增，大便溏泄，土气虚弱未振，亦应虑顾及之，古人于痘毒有利小便以为治者，即今师其意以制方。

连翘二钱，桑白皮二钱，白茯苓三钱，生苡仁二钱，地骨皮一钱，川贝母一钱，金银花二钱。（《南雅堂医案·卷八》）

浆色白滞不荣，势将塌陷，系气血虚弱，不能运毒外出，是以转而内陷，所望转机之处，全在堆沙而已。

黄芪二钱，人参二钱，当归身二钱，炙甘草八分，桂心七分，广木香五分，川芎一钱，陈皮一钱。（《南雅堂医案·卷八》）

浆水尚未充满，忽而干枯，此为倒黡，继增寒战咬牙，总由元气虚亏之故，非急用温剂补托，难许安然。

鹿茸一钱，桂心一钱五分，人参二钱，当归身三钱，龙眼肉三钱，煨木香八分。（《南雅堂医案·卷八》）

浆水虽已充灌，但元气馁弱不运，宜先培养中土，并稍以利水佐之，庶几早图有成。

炒白术三钱，人参二钱，白茯苓二钱，陈皮一钱，炒白芍一钱五分，炙甘草五分。（《南雅堂医案·卷八》）

浆汁清薄，痂回太早，毒气尚未尽泄，须用分利解毒之法。

生苡仁三钱，川贝母一钱五分（炒），车前子一钱，泽泻八分，金银花二钱，白茯苓三钱。（《南雅堂医案·卷八》）

热毒内壅弥盛，郁遏不得达表，面浮目张，气粗而喘，胸满腹胀，睡卧不安，大小便秘，此内有实热，毒势方炽，非表散无由外解，非渗泄无由分消，非清凉活血无由解毒，所谓热者清之，实者平之，合内外表里以为治，法可毋嫌其复。

连翘二钱，防风二钱，羌活一钱五分，荆芥一钱五分，川芎八分，大腹皮二钱，防风二钱，白芷一钱，桔梗一钱，地骨皮一钱，鼠粘子一钱，紫草一钱，甘草八分，当归身二钱，前胡一钱，灯草十四茎。水同煎服。（《南雅堂医案·卷八》）

热毒上冲，眼赤口疮，咽喉肿痛，宜滋阴润燥，而火毒自得清解矣，方列后。

连翘二钱，生地黄二钱，当归身二钱，荆芥一钱，淡黄芩一钱五分，山栀子一钱五分（炒黑），天花粉二钱，薄荷八分，木通一钱。水两杯，煎至一杯温服。（《南雅堂医案·卷八》）

身小气弱，痘色青白，渐致发痒中塌，寒颤咬牙，腹胀，兼作吐泻，脉沉细无力，种种现状，重险何疑，急宜温补气血，冀其补托外出，免令冰冻致变，始有转机可图。

黄芪三钱（炙），当归身三钱，炒白术二钱，荆芥一钱，人参一钱，炮附子三分。（《南雅堂医案·卷八》）

体小痘多，力弱难胜，致未能运毒化浆，防有塌陷之虞，倘日内受得补托，庶几可望有成。

鹿茸一钱，人参二钱，当归身三钱，炙甘草一钱，生黄芪三钱，川朴一钱，陈皮八分，煨木香八分。（《南雅堂医案·卷八》）

体质薄弱，蕴毒无由发泄，神躁不安，肌肿疮枯，迄未成浆是虑，应先疏通内壅，并活血透表，冀其毒泄为佳。

大黄二钱（酒浸），鲜生地二钱，紫草一钱，青皮八分，连翘二钱，牛蒡子三钱，山萸肉一钱（炒焦），犀角八分，粉丹皮二钱，红花二钱，茅根五钱。（《南雅堂医案·卷八》）

先天不足，气血本属虚馁，又误以寒凉过剂，痘忽塌陷不起，呕吐频作，兼患泄泻，症极重险，治法最为棘手，兹姑以温剂峻补，勉图转机而已。

附子一钱，肉桂二钱，人参三钱，当归身三钱，炮姜一钱，炙甘草一钱。

上药六味，以灶心土用井水搅匀澄清，取水煎药温服。（《南雅堂医案·卷八》）

形点不透，顶有水痕，状似微焦，此感受时气，系水赤之类，痘与内蕴胎毒不同。

飞滑石三钱，连翘二钱，粉丹皮一钱，木通一钱，山栀子一钱五分（炒黑），赤芍一钱五分，牛蒡子一钱，甘草八分。（《南雅堂医案·卷八》）

形怯气弱，点粒已形繁密，寒冷之剂，勿宜多投。

当归身一钱五分，连翘一钱五分，牛蒡子一钱五分，川芎八分，僵蚕一钱，炒楂肉八分，桔梗八分，红花一钱，干荷叶一角。（《南雅堂医案·卷八》）

药后呕吐已平，势觉稍为减轻，但泻仍未止，是元阳不振，中气犹虚，非峻剂补托，曷克回春，故仍以温补之剂主之。

炮附子八分，熟地黄五钱，人参三钱，炙甘草二钱，炒白术三钱，肉桂二钱，怀山药二钱，杜仲二钱，炮姜八分，酸枣仁二钱，枸杞子二钱，陈萸肉一钱，当归身三钱，补骨脂二钱，生姜三片，核桃仁三枚。（《南雅堂医案·卷八》）

诊视痘色紫滞，点粒繁琐，知火毒内壅必盛，症属重险之候，日内冀其堆沙，方许佳兆。

羚羊角五分，犀角五分，连翘二钱，紫草一钱，金银花二钱，桔梗一钱，炒山楂一钱，白僵蚕二钱，石膏二钱，粉丹皮二钱，黄花地丁二钱，冰片一分，牛蒡子一钱，猪尾血二盏。（《南雅堂医案·卷八》）

诊视头面胸背诸部，点粒繁碎，地界不甚清楚，神形困倦，腹痛，大便秘，乃火毒兼挟时邪为患，于法急宜双解，必须腑气宜通，毒势透发，始为顺境。

犀角一钱（磨冲），酒炒大黄二钱，生石膏二钱，桃仁八分（去皮尖），荆芥穗一钱五分，牛蒡子一钱五分，连翘二钱，木通一钱，紫草二钱，青皮一钱，炒山楂一钱。

上药十一味，用笋尖汤代水煎。（《南雅堂医案·卷八》）

肢浮肌肿，食入作呕，此脾胃不和，木乘土位，延久防成疳毒，不可不虑。

人参二钱，炒白芍二钱，白茯苓三钱，陈皮一钱，生谷芽二钱，藿香一钱，半夏曲二钱。（《南雅堂医案·卷八》）

◆ **痧疹**

温邪痧发不透，热毒因而内陷，上则喘咳，下则自利，火淫于内，以苦寒主之。

连翘二钱，川连一钱五分，淡黄芩二钱，甘草八分，金银花二钱，飞滑石三钱，粉丹皮二枚、地骨皮一钱。（《南雅堂医案·卷八》）

风温热从火化，发为痧疹，鼻干唇肿咽痛，自利不止，宜主以辛凉，佐以微苦，是为泄降法。

犀角八分，连翘二钱，牛蒡子二钱，通草一钱，杏仁三钱（去皮尖），玄参一钱，淡黄芩二钱，桔梗一钱。（《南雅堂医案·卷八》）

痧疹发后，牙龈溃烂出血，臭腐难闻，此乃余毒未尽，走而入胃，失治便成险症，即俗所谓走马牙疳是也。今毒已上壅，势匪轻少，幸勿玩视，勉将拟方列后。

生地黄三钱，玄参三钱，麦门冬三钱，甘草五分，青蒿梗二钱，淡黄芩一钱，荆芥五分，白薇八分，白果仁十枚，白茯苓一钱，干葛一钱，陈皮五分。（《南雅堂医案·卷八》）

痧疹已隐，热尚未退，兼有咳逆为患，上焦肺气不清，故从手太阴治。

杏仁二钱（去皮尖），桔梗二钱，象贝母二钱，木通一钱，苏子八分，前胡二钱，桑白皮一钱五分，橘红八分。（《南雅堂医案·卷八》）

痧疹乍发，色紫晦而干燥，乃火毒炽盛，未得透爽外达，须滋阴凉血，兼以清解为法。

生地黄三钱，柴胡一钱，炒白芍二钱，甘草八分，当归身二钱，川芎五分，淡黄芩二钱，干葛一钱，连翘二钱，牛蒡子二钱，红花二钱，飞滑石四钱。（《南雅堂医案·卷八》）

痧疹之发，本由六腑，腑属阳，阳主气，所以有形而无浆，其证属于实热居多，外发须以透密为佳，今疹发既得透密，而又衄血不止，是毒势正向外泄之机，允称佳兆，固不必有所疑虑，只须清凉解之自安。

玄参三钱，淡黄芩二钱，栀子二钱（炒黑），甘草八分，生地黄三钱，荆芥一钱五分，桔梗一钱五分，葛根一钱，茅根二杯（捣汁），京墨半盏（磨汁冲）。（《南雅堂医案·卷八》）

时痧寒热未解，邪欲内陷，是以气喘而腹胀痛，但浮肿未减，腑经尚有湿热阻滞，拟先以分利渗泄为法。

大豆卷二钱，木防己二钱，石膏二钱，杏仁三钱，连翘二钱，生苡仁三钱，通草一钱。(《南雅堂医案·卷八》)

时邪从口鼻上受，游行三焦，发为痧疹，气喘，口渴喜饮，目赤鼻煤，吐泻蛔虫，溅然汗出不止，拟先以苦辛清热解毒为法。

石膏三钱，赤芍药二钱，牛蒡子二钱，甘草八分，淡黄芩二钱(酒炒)，山栀二钱(炒黑)，连翘二钱，薄荷七分，竹叶三钱。(《南雅堂医案·卷八》)

疹发不得透爽，退隐太早，身热咳喘未止，仍宜开上焦肺气为是。

杏仁二钱(去皮尖)，象贝母二钱，连翘二钱，木通一钱，紫菀一钱五分，黄郁金一钱五分，桑白皮二钱，薄荷八分。(《南雅堂医案·卷八》)

◆ **痔疮**

肠红发痔，症系阴虚内热，宜清理阴分为治。

生地三钱，玄参三钱，黑山栀三钱，粉丹皮二钱，黄芩二钱(酒炒)，柿饼一枚(焙存性)，槐花一钱五分(炒黑)，银花一钱五分。(《南雅堂医案·卷三》)

肌黄色痿，痔血久下不止，渐加喘促浮肿，已属血脱气馁之候，若复延及腹胀，事更棘手，症系脏寒腑热，最难调治。

人参一钱，炒白术二钱，白茯苓二钱，陈皮八分，益智仁二钱，菟丝子二钱(炒)，宣木瓜一钱，(《南雅堂医案·卷三》)

◆ **脱肛**

高年下元衰惫，肾气不能摄纳，清阳下陷，肛坠，泄气不已，徒用升柴之属，岂能升举其陷，宜摄肾阴以固元气为是。

嫩鹿茸七分，人参二钱，白茯苓三钱，补骨脂二钱，大茴香一钱（炒），阳起石三分（调冲）。（《南雅堂医案·卷五》）

凤患肠痔，脱肛便血，时复举发，脉形细数。真阴已伤，面黄无神，脾气又困，一切苦寒止血之剂，非惟无益，且恐碍及脾阳。兹仿东垣法，以黑地黄主之。

大熟地五钱，炮姜五分，炙黄芪三钱，茅术一钱五分（米泔浸炒），五味子一钱五分，人参二钱，荷叶蒂二个。（《南雅堂医案·卷三》）

患肠痔有年，脱肛便血，时复举发，脉象细数。阴血早已耗伤，面黄乏神，脾气又见困弱，近复加以腹鸣不和，则脾阳亦且损及矣。一切苦寒之剂，非所宜用，今仿东垣黑地黄丸法。

熟地黄六钱（炒），黄芪三钱（炙），人参二钱，五味子一钱（炒），茅术一钱五分（米泔浸炒），阿胶一钱五分，炮姜五分，荷叶蒂二个。（《南雅堂医案·卷五》）

久痢之后，阴分大伤，脾肾气陷，肛坠而痛，宜用固摄一法。

大熟地四钱（炒），怀山药三钱，白茯神三钱，五味子一钱，山楂肉一钱五分，菟丝子二钱（炒）。

水同煎服，并吞禹粮石脂丸二钱。（《南雅堂医案·卷五》）

气虚下陷，脱肛腹痛下血，面色痿黄，当从中焦施治，拟用甘温益气，并少以酸苦佐之。

人参一钱五分，炒当归二钱，乌梅肉两枚，陈皮八分，炒白芍二钱，川连八分，石莲肉一钱，炙甘草七分。（《南雅堂医

案·卷五》)

肾虚不主收摄，肛坠，少腹痛，法以固阴为主。

大熟地四钱（炒），陈萸肉二钱，白茯苓三钱，五味子八分，菟丝子二钱，远志一钱五分。(《南雅堂医案·卷五》)

诊得脉形濡弱，湿热中气致伤，清阳下陷，肛坠，牵掣作痛，经云：下者举之。兹仿东垣法主治。

炙黄芪一钱五分，人参一钱，炒白术二钱，炙甘草八分，当归身一钱，陈皮八分，升麻三分，柴胡三分，生姜三片，大枣两枚。水同煎服。(《南雅堂医案·卷五》)

◆ 阴茎肿胀

阴茎外囊皆肿，膀胱气化不行，寒湿已入太阳，用五苓散加味主治。

肉桂五分，白茯苓二钱，猪苓二钱，泽泻三钱，炒白术二钱，独活一钱，汉防己一钱。(《南雅堂医案·卷五》)

◆ 睾丸疝

睾丸之病，乃筋主之，大抵治疝一法，不外辛温苦泄之剂。但平素倦劳内伤，中气不足，岂宜再施以苦泄，拟先举其下陷之气，少以辛温佐之，是为标本兼治之法。

炙黄芪二钱，人参一钱五分，炒白术一钱五分，炙甘草一钱，当归身一钱，陈皮八分，升麻三分，柴胡三分，白茯苓二钱，小茴香一钱，延胡索一钱，全蝎三分，木香八分。(《南雅堂医案·卷五》)

◆ 睾丸疼痛

睾丸痛连小肠，小便癃闭不利，是热结膀胱，气化不行，拟用分消清导之法。

白茯苓三钱，沙参二钱，杜若根（即蓝菊花）二钱，泽泻一钱五分。水同煎服。（《南雅堂医案·卷五》）

寒湿之气伏于肾经，睾丸作痛，遇冷即发，宜以祛寒导湿为主。

肉桂五分，生白术三钱，白茯苓三钱，生苡仁三钱，橘核一钱，泽泻一钱。（《南雅堂医案·卷五》）

经云，任脉为病，男子内结七疝，又曰足厥阴肝病，丈夫㿉疝，今睾丸控痛，囊冷结硬如石，脉沉而紧，是即七疝中所谓寒疝是也，拟主以二陈，并用温通佐之。

制半夏二钱，白茯苓二钱，陈皮去白一钱，甘草五分，炒白术二钱，猪苓二钱，泽泻一钱，小茴香一钱五分，木通一钱五分，金铃子一钱，桂枝八分，干姜八分，炮附子五分。水同煎服。（《南雅堂医案·卷五》）

◆ 疝气

病由郁怒而起，初患腹胀，服利气疏泄之剂，势未稍减，近复小腹下坠，青筋外突，肾囊胀大而痛，病在厥阴之经，今仿子和法酌治。

当归身三钱，小茴香二钱，青木香一钱五分，青皮一钱五分，橘核二钱，黑山栀二钱，青葱管两条。（《南雅堂医案·卷五》）

疝证自《素问》而下，诸家多以为寒，然是病之起，亦有始时湿热在经，迫郁遏日久，又复感触外寒，致湿热内郁而作痛，是岂得专属为寒？况宿病有年，脉象沉紧兼大，每遇劳动即发，病系挟虚可知，久病必虚，兹拟温补主之，并佐疏导，斯为虚实兼施之法。

人参一钱五分，炒白术三钱，吴茱萸二钱，枳壳一钱，桃仁一钱（去皮尖），山萸肉二钱（炒），黑山栀二钱，荔枝核二钱（煅）。（《南雅堂医案·卷五》）

寒湿伏于厥阴之分，久则寒化为热，左睾丸偏坠，外囊肿胀出水，兼有寒热往来，延久防成囊痈，拟方列后。

川楝子三钱（用巴豆二枚同炒，候焦透，去豆），吴茱萸二钱，小茴香二钱（盐水炒），川黄柏一钱五分，黑山栀一钱五分，焦楂肉一钱，橘核一钱，苍术二钱（米泔浸炒），薏苡仁二钱。（《南雅堂医案·卷五》）

厥阴肝脉络于阴器，上入少腹，故七疝之病，其症虽见于肾，其实则本乎肝，今阴囊睾丸肿硬如石，不知痛痒，是名㿗病，七疝中此即其一，拟用济生橘核法。

橘核三钱，川楝子三钱，厚朴一钱，木通一钱，枳壳一钱（炒），木香一钱，海藻三钱，昆布三钱，海带二钱，桃仁一钱五分，延胡索一钱，桂心八分。（《南雅堂医案·卷五》）

厥阴肝气不宣，脐下少腹有形坚结，发则痛连腰胁外囊，拟用苦辛之剂，酌加左金治之。

川连六两（姜汁炒），吴茱萸一两（盐水泡），金铃子二两，延胡索一两五钱，穿山甲二两，青木香八钱。

上药水法为丸，开水送下二钱。（《南雅堂医案·卷五》）

厥阴之脉，绕于阴器，思虑恼怒伤肝，气结有形，痛自肾囊连及小腹，是名曰疝，法以宣通下焦为主。

小川连二钱（姜汁炒），川楝子二钱，小茴香一钱，橘核一

钱，黑山栀二钱，郁李仁一钱五分，冬葵子一钱五分，青木香八分。(《南雅堂医案·卷五》)

劳伤有年，脐旁时有动气，少腹结疝，睾丸偏坠于左，乃中阳不足，浊阴凝聚肝络，拟温通一法。

当归身三钱，枸杞子二钱，白茯苓二钱，肉苁蓉二钱，小茴香一钱，安息香五分。(《南雅堂医案·卷五》)

脉象沉牢，肾囊肿胀而痛，形如水晶状，时出阴汗，甚则痒极搔出黄水，此乃水疝病也。宜利水祛湿，以通膀胱气分，拟方列后。

制半夏三钱，白茯苓二钱，陈皮一钱，泽泻一钱，炒白术二钱，猪苓二钱，小茴香二钱，薏苡仁三钱，桑白皮一钱五分，木通一钱五分，金铃子二钱，刺蒺藜二钱，桂枝八分，甘草五分。(《南雅堂医案·卷五》)

七疝皆属肝病，久则血络必伤，浊阴坚聚有形，宜用辛温疏泄之法。

当归身三钱，川楝子二钱，小茴香二钱，柏子仁一钱五分，杜牛膝根一钱五分，穿山甲二钱。水同煎服。(《南雅堂医案·卷五》)

阳明气衰，厥阴来乘，致上有冲逆，下则疝坠，必须胃阳得复，凝寒乃止，法以温通为主。

淡附子一钱，干姜一钱，人参一钱五分，白茯苓三钱，吴茱萸一钱(泡)。(《南雅堂医案·卷五》)

阳虚精气不充，下元多损，疝瘕内结有形，觉有动气绕脐，于法可施以温补，但勿过事刚燥为宜。

当归身三钱，沙苑二钱(炒)，枸杞子二钱，白茯苓三钱，淡苁蓉二钱，小茴香一钱，红枣十枚。(《南雅堂医案·卷五》)

◆ 交肠

气乱于中，病发也暴，大小便忽易位而出，即所谓交肠是也。但此症由久病之后，瘀血内阻，新血不生，肠胃之气失治，致反其常行之道，故所纳水谷，反趋从前阴而出，幽门亦辟为坦途，不司分泌清浊，然较诸交肠症尚有似是而非之处。治法宜先润肠化瘀为主。

制首乌三钱，当归须二钱，旋覆花二钱，猩绛一钱五分，柏子仁一钱五分，青葱管一条，荠菜花一钱。(《南雅堂医案·卷三》)

五官科医案

◆ 耳聋

病已经旬，头胀未痊，渐致耳聋鼻衄，乃邪与正气相混之象，舌色白，咽喉欲闭，上焦邪阻已甚，不解，防有痉厥之变。

连翘三钱，金银花二钱，牛蒡子二钱，马勃二钱，射干八分，金汁一杯。水同煎服。（《南雅堂医案·卷六》）

病已两旬有余，神识不甚清朗，耳聋如故，咳嗽痰黏，乃暑温热气内郁，又复感受新凉，引动伏邪，法以轻清解理三焦，当可望其却病，不谓医者误以攻散消导见施，致胃津被耗，真阴愈涸，齿燥舌边绛，是其明征。邪势留恋营分，久而不愈，防有内闭厥逆之虑，脉右手小数，左涩弱，热在于里可知。然真阴久伤，下之恐犯亡阴之戒，邪阻气血不主流行，上蒙清窍，致有种种见症。一切苦寒重剂，岂宜再行妄投，兹姑拟方列后。

犀角一钱（磨冲），连翘三钱，玄参二钱，橘红一钱，川贝母一钱五分，山栀皮二钱（炒黑），鲜石菖蒲一钱（用根），竹沥一杯，郁金一钱。用水半碗，煎数沸即倾服，勿过煎。（《南雅堂医案·卷七》）

耳聋身热，神识不清，系热气上闭所致，宜清心营并和肺卫为主。

淡竹茹三钱，连翘二钱，飞滑石三钱，川贝母二钱，石菖蒲二钱，绿豆皮二钱。水同煎服。（《南雅堂医案·卷三》）

自述病由感冒暑热而起，患疟久而未痊，身常恶寒，发则寒多热少，口苦耳聋，食入即呕，四肢厥冷，腹痛，兼患泄泻，脉形虚而迟细。由病起之初，未审阴阳病机，失于和解，又复苦寒过剂，致脾胃徒受伐克，正气已虚，力难胜邪，是以邪势留恋不去。法宜温补中焦，为扶正托邪之计。

炮附子五分，人参一钱，炮姜一钱，炙甘草八分，炒白术二钱，木香五分，制半夏一钱五分。（《南雅堂医案·卷七》）

◆ **音哑**

曾经失血，今已音哑，脉形细弱，精气两亏，劳损已成，药石骤难见效。《内经》于针药所不及者，调以甘药。今遵其法，而以黄芪建中汤急建其中气，俾饮食增而津液旺，真阴元气，冀可渐复，姑拟甘润养阴，舍此别无良法，方列于后。

炒黄芪三钱，炒白芍二钱，北沙参二钱，炙甘草一钱，麦门冬二钱五分，川贝母一钱五分，玉竹一钱，白茯苓二钱，橘饼一枚。水同煎服。（《南雅堂医案·卷三》）

少阴脉萦舌本，气厥不至，是名风痱。由肾元虚极，火不归原，津液蒸化为痰，阻塞隧道，清气不能上行，故舌强而喑，宜用地黄饮子温之。

大熟地一钱，山萸肉一钱，川石斛一钱，巴戟天一钱，石菖蒲一钱，肉苁蓉一钱，白茯苓一钱，远志一钱，五味子一钱，麦门冬一钱，附子一钱，肉桂一钱，加薄荷七片。水二杯，煎八分服。（《南雅堂医案·卷一》）

◆ **牙痛**

外寒内热，舌干齿痛，夜不成寐，脉弦涩，乃肝脾郁结之证。

生香附八分，粉丹皮二钱，白茯苓三钱，陈皮八分，广

郁金一钱，夏枯草二钱，钩藤五分，薄荷五分。(《南雅堂医案·卷四》)

◆ **口疮**

平昔思虑太过，五志烦动，真阴损耗已久，是以上则咽干口疮，下则遗精骨痿，精液渐涸。旦夕岂能奏效，宜怡静息欲，持之经年，庶有却病之望。

大生地五钱，丹参一钱，玄参一钱，白茯神一钱，人参一钱，酸枣仁二钱（炒），远志一钱，柏子仁二钱（炒），天门冬二钱，麦门冬二钱，桔梗一钱，当归身二钱，石菖蒲八分，桑螵蛸二钱，炙龟板二钱，煅龙骨二钱，辰砂二分。(《南雅堂医案·卷五》)

湿热蕴于脾胃，热上蒸则口糜，湿内阻则腹胀，拟用清热化湿之法。

川朴八分，炒川连八分，赤茯苓二钱，泽泻一钱，黑山栀二钱，大腹皮二钱，枳壳八分（炒），缩砂仁五分（冲），神曲一钱（炒），陈皮八分。(《南雅堂医案·卷四》)

◆ **喉痹**

秽邪从口鼻吸入，由肺渐干心包，舌燥喉干而痛。宜先清络宣窍，藉以解秽泄毒，莫令窍闭神昏，斯吉。

连翘三钱，玄参二钱，金银花三钱，射干八分，牛蒡子一钱五分，郁金一钱五分，石菖蒲二钱，靛叶一钱。上药水同煎。

另加金汁三匙冲服。(《南雅堂医案·卷七》)

霍乱已止，口中忽作干燥，咽喉肿痛难忍，痰涎壅闭，舌强语謇，乃热毒上攻，金被火刑，化源有欲绝之象，宜主以辛凉重剂。

羚羊角一钱五分，川石斛二钱，玄参二钱，象贝母二钱，飞滑石三钱，金银花三钱，连翘一钱五分，薄荷六分，白僵蚕三钱，麦门冬二钱，杏仁二钱，淡竹叶两杯（加姜汁三滴），生甘草五分，金汁一杯，芦根三钱。（《南雅堂医案·卷七》）

咳呛有痰，喉痛失音，外为风热所搏，故以表散清解为治。

桔梗二钱，麦门冬一钱五分，牛蒡子一钱五分，玄参一钱，荆芥一钱，甘草一钱，防风七分，葱白两茎。（《南雅堂医案·卷八》）

上焦为燥火所郁，咽中干痛，牙龈胀，拟用辛凉之剂。

连翘一钱五分，桔梗一钱五分，山栀皮一钱（炒），生甘草一钱，薄荷八分，绿豆皮二钱。水同煎服。（《南雅堂医案·卷七》）

少阴之脉，循喉咙，挟舌本。今咽中作痛，乃阴火上冲之故，宜主以甘凉，并以辛散者佐之，是乃泻火清热之正法。

生甘草六钱，桔梗三钱。水同煎服。（《南雅堂医案·卷六》）

咽喉肿疼，上膈热盛，用消毒法。

牛蒡子二钱，荆芥穗一钱，防风五分，生甘草五分，生姜一片。水同煎服。（《南雅堂医案·卷八》）

其他医案

◆ 喜唾

大病初愈，元气虚而未复，脉沉迟无力，喜唾，乃胃中虚寒，津液不主收摄，若速以汤剂峻补，久虚之体，恐非所宜，须以丸药温之为合，主以理中丸。

人参、干姜、白术、炙甘草。

上药等分，捣研为末，蜜丸如鸡子黄大，以沸汤和一丸融化温服，日三次，服后约食顷，随啜热粥少许，以助药气尤妙。（《南雅堂医案·卷六》）

◆ 项强

风邪袭于经络，肩项强，唇紫舌干，肿痛处如刺难忍，内必挟有肝火为患。温散之剂，不宜过用，拟以养阴熄火为主。

羚羊角七分，黑山栀二钱，黄芩一钱，钩藤三钱，细生地三钱，粉丹皮二钱，甘菊花二钱，秦艽一钱。（《南雅堂医案·卷五》）

◆ 热邪伤阴

热邪伤阴，风阳内炽，宜清热存阴为主。

大生地四钱，麦门冬三钱，生白芍二钱，玄参二钱，粉丹皮二钱，竹叶心三钱。水同煎服。（《南雅堂医案·卷五》）

◆ 痰热为病

东南地卑，气温而多湿，由湿生痰，痰生热，热生风，由来者渐。斯症外状恰似中风，其实非风也，系湿痰热相挟而为病耳。急则治标，方为合法，用二陈汤加味治之。

半夏二钱，白茯苓三钱，陈皮一钱，炙甘草八分，沙参一钱，苍术一钱，白术一钱，淡竹沥半盏，生姜两片。水同煎服。(《南雅堂医案·卷一》)

◆ 真阴耗竭

脉来稍静，神气略清，但风阳未熄，五液早已耗伤，宜育阴滋液以救内焚，拟主以甘寒之剂，冀得津液来复，始有转机之望。

鲜生地三钱，川石斛三钱，阿胶二钱，人参二钱，天门冬三钱，左牡蛎三钱。(《南雅堂医案·卷五》)

内损已久，继以暴邪，加以厥阴误进刚剂，津液被劫尤甚，阳气内风益炽，真阴已竭，症属难治。

大熟地四钱（焙成炭），生白芍二钱，白茯神三钱，远志二钱，灵磁石三钱，宣木瓜二钱。(《南雅堂医案·卷五》)

◆ 下虚上实

证是下虚上实，当先治其下，不必徒清其上，真气归元，余邪自降，列方于后。

干地黄六钱，山茱萸三钱，怀山药三钱，白茯苓三钱，粉丹皮二钱，泽泻二钱，炮附子八分，肉桂八分，车前子一钱，怀牛膝一钱。水同煎服。(《南雅堂医案·卷二》)

◆ 内风旋动

真气失藏，内风旋动，舌苔滞而边赤，攻风劫痰之品，在所忌投，宜清肝补肾为主。

大生地六钱，元参一钱，枣冬一钱，川石斛二钱，石菖蒲一钱，远志一钱，白茯苓二钱，白蒺藜一钱。（《南雅堂医案·卷一》）

◆ 四肢烦重

风从外入，挟寒作势。症见四肢烦重，兼心中恶寒不足，有渐凌少阴之象。幸燥热未甚，神识尚清，若专以表里为治，非不能令风邪外出，惟虑重门洞辟，驱之出者，安保不侵而复入？势将莫药，为之奈何，因悟《内经》有塞其空窍之说。空窍填塞，则旧风尽出，新风不招，补虚熄风，斯为万全，用侯氏黑散方。

甘菊花四钱，白术一钱，防风一钱，桔梗八分，黄芩五分，人参三分，茯苓三分，细辛三分，干姜三分，川芎三分，桂枝三分，牡蛎三分，矾石三分，当归三分。

上药十四味，合杵为散，温酒服方寸匕，每日一服，忌鱼肉蒜辛诸物，常宜冷食，六十日止。盖冷食能助药力，使药积腹中而不下，良工苦心，不足为庸俗人道也。（《南雅堂医案·卷一》）

◆ 麻痹

时值孟春，阳气上升，肝木司令，肝为风脏，亦属乎阳，两阳相合，其势益张，内风挟阳动旋，津液暗受耗损，而麻痹作焉。风淫末疾，故独甚于四肢也。《内经》云：风淫于内，治以甘寒。津液复，则风熄而患自止。

北沙参二钱，明天麻一钱（煨），天门冬二钱，麦门冬二钱，白茯苓一钱，鲜竹沥一盏，天花粉一钱，大生地五钱。(《南雅堂医案·卷一》)

霍乱之后，泄泻虽止，中气被伤，肢体萎倦无力，是为虚象，宜用补中之法。

人参一钱五分，炒白术二钱，白茯苓二钱，陈皮八分，宣木瓜二钱，乌梅肉二个，炒白芍二钱，炙甘草五分，生姜两片，大枣二枚。水同煎服。(《南雅堂医案·卷四》)

◆ 疳蚘

古云热深厥深，热邪深入至阴之地，真阴受伤，津液无以上承，势已内涸，致有疳蚘阻咽之虑，于养阴之中，并以解毒者佐之。

细生地三钱，阿胶二钱，玄参二钱，天门冬二钱，银花露两盏，真金汁一杯。水同煎服。(《南雅堂医案·卷五》)

◆ 肝阳偏亢

肝为风脏，老年精血衰耗，水不涵木，木少滋荣，故肝阳偏亢，内风时起，宜以滋液熄风为治。

大生地五钱，甘菊花二钱，麦门冬二钱，川石斛二钱，枸杞子二钱，白蒺藜一钱，淡竹沥半盏。同煎服。(《南雅堂医案·卷一》)

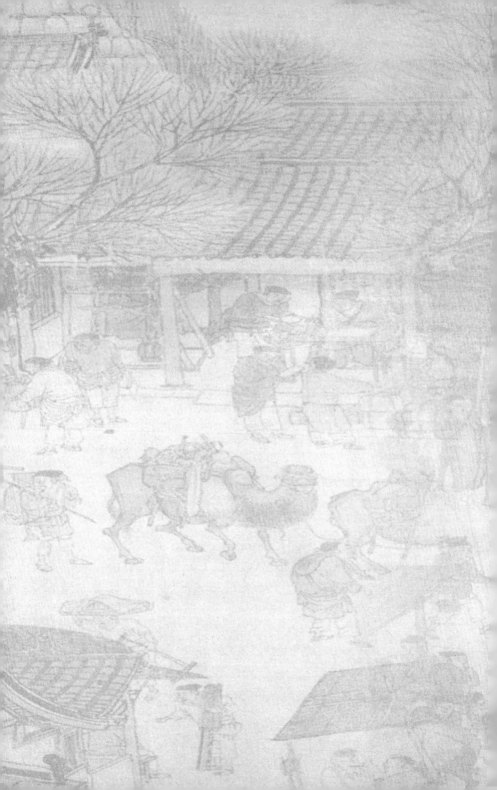

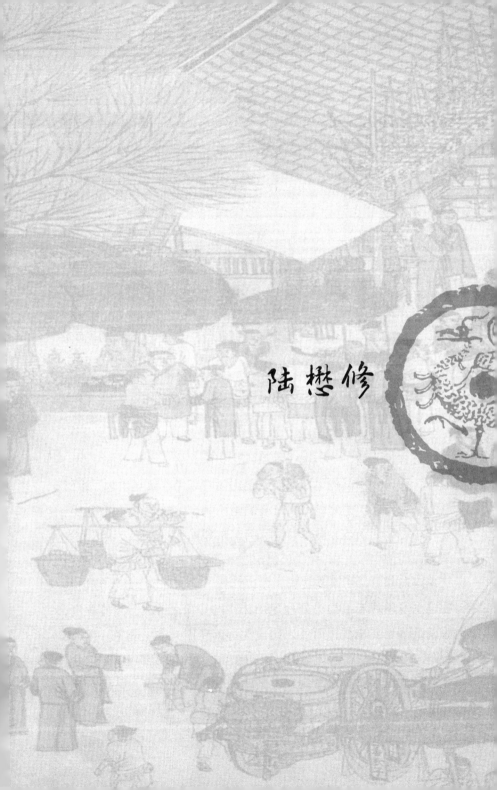

陆懋修

内科医案

◆ 伤寒

沈鼎甫侍郎之外姑刘病伤寒，热象上浮，医进苦寒转剧。独府君曰：此面赤戴阳也。投以真武汤，热退。然后清之，乃愈。（《文十六卷·卷十六》）

有友唐君春舲，盛夏畏冷，以麻黄三分，附子三分，甘草一分强之服。唐曰：七分药未必能毒我也。一服解一裘，两服而重裘皆弛矣。（《文十六卷·卷十六》）

◆ 温病

损书及诗，赐题拙著。花近楼小，草推许过，当窃滋愧矣。阶自五保河来游沪上，舍于夫己氏之以医名者。车马喧阗，其门若市。而阶一室洒然笔床研匣，仍得闭户著书，致足乐也。惟常有小病，夫己氏为之处方，已与病情不甚合。及今得温热病，乃伤寒中之阳明病也。脉得浮大，为葛根芩连证。夫己氏认以为太阳病，而用桂枝。以其在夫己氏也，未便过而问焉，但劝其少服药耳。初六日，丈亲临敝寓，挟以偕行。因感丈意之深，复切友朋之念，不肯不往而为处白虎加味，以其脉之滑数为阳盛故也，服此病当解。未服，而反以阴虚为辞，药则元参、麦冬、生地、石斛，于是热益壮，神渐昏。至初八日，又迫丈命再往诊之，则潮热已作，手肢习习风动，疑其病已入腑。按其腹，坚满实硬，具询其仆，已十日不更衣。而脉见沉数，尚非燥屎而何？治之以

承气汤，或尚可转危为安。乃夫己氏归，以其神昏，遂投犀角。且曰：伯仁由我，死可矣，何必有人相助耶？自是闻犀外再加珠、黄二物。及初十日，遗伻往省，则神益昏，口遂噤，表热转微，风动反静，而知其不能生矣。嗟乎！仲景之法亡，而温病无生理。谁知其舍馆之定即伏死机哉？其实此等病，不过失用苦寒药耳。病在阳明，利用苦寒，不利甘寒者也。苦寒为清，甘寒为滋。自世人以麦、地辈之滋法认作清法，而宜清之治于是乎失传矣。阶精于六书之学，又长于诗。拙稿亦承评泊，前月上瀚，会得其赠诗一律，有"故山西北雁云边"之句。今雁云尚杳，人琴已亡，有太息不置已尔。今岁暑气早来，惟餐卫珍重是祷。

修于是年之夏，以葛根芩连、白虎、承气活不相识者十余人。而故友如阶曾不得进一匙，命矣夫。(《文十六卷·卷十四》)

再，余（指陆懋修）于癸亥仲夏在沪上患温热，诸恶具备，不省人事者，几半月余。子润庠求治已遍，思惟大承气一服或有生机，然持而未敢决也。赖吾友胡君渭滨赞成之，始获愈。而方中有元明粉。(《文十六卷·卷十六》)

◆ 不寐

曦叔足下不寐者经月矣，岂小病耶？嘱拟接服方，并询以不寐证共有几种。其最浅者，为胃不和则卧不安。其最大者，则心肾不交而不成寐。子松深于《易》者也，宜其以天地交、天地不交、水在火上、火在水上之辞为否、泰、既、未济，作通卦验。而所检用之磁珠丸独遗神曲，则心为婴儿，肾为姹女，而不得入脾之黄婆为之媒合，即婴姹亦终不和，此交通之媒，所以全在神曲一味。若以为克脾而舍之，将并胃亦不得而和矣，何以使卧之能安也？《灵枢·邪客》篇：卫气昼日行于阳，夜半行于阴。行于阳则阳气盛，阳气盛则阳陷；不得入于阴则阴气虚，阴虚故目不瞑。治之以半夏秫米汤，覆杯即卧。此以阴阳一通，其卧立至。半夏秫米亦不过和其胃而已。然此数味服之已多，何以卧仍不安？即可见病之不仅在是矣。此外则有胆虚不眠，胆热亦不眠者。利叔检得之酸枣仁，只治胆虚，未足以清胆热。固知堆书满案，按图刻舟，于病未必尽合也。仆则独以为，胆之热者，以近日肝火旺盛。素不作疾言遽色，而今乃多怒，若此谓非乙木之不戢，即甲木之不清乎？肝与胆相表里，卧则魂舍于肝。今之不寐而神魂若颠倒者，魂不归于肝也。鄙意仿许学士珍珠丸法：用珍珠母一两，臣以龙齿、犀角，各如其数之半。佐以参、茯、归、地、枣、柏二仁，又递减之。使以沉香、薄荷各少许。作为汤液。

珍珠母为凉肝要药。龙齿与肝同类，可以安魂。犀角兼清心热，赖以安神。而沉香以降逆上之气。薄荷亦养育心神之品。治相火以安君火，正与交通心肾之说不甚相悬。木平则不侮土，亦何尝不可以和胃耶？贡愚如此，惟足下图之。寻闻其服此方，而神大倦。及三服后，一卧三日，病遂以愈。不诚如经所云：一剂知，二剂已耶？卧几及三日者，久不游黑甜乡，乐而忘返也。近有知医者，亦以不寐商投桂、附，余以芩、连、柏、栀兼进石膏而愈，尚能见信，幸哉！（《文十六卷·卷十四》）

◆ **厥证**

及我（指陆懋修）先人方山府君，以经学词章名于时，于大父医学尤得心传大旨。不狃于习俗之病名以为治，而于阴阳、寒热、表里、虚实、真假辨而得之。于药则先后缓急以其时施之，故同一刀圭也，而治效独神。东临某患时邪厥冷已半日许，惟心口尚温，灌之以石膏一物，厥回，汗大出，复生。（《文十六

卷·卷十六》）

◆ 便秘

余（指陆懋修）自庚辰就养入都，大约以余体不耐北地之燥，每旬日不更衣，亦无所苦，此不近于脾约证乎？然以麻仁丸治之，效而不速。经云：燥胜则地干，火胜则地固。今地道不通，如此非独燥胜，直是火胜矣。非独干之谓，直是固之谓矣。所以润药虽行，其坚如故。且以大肠回薄间阻隔水道，则并泾溲不行，而腹部之胀满不可耐，甚至不能饮食。此则脾家实，腐秽当去，而不去为害滋大。爰仿硝蜜法，蜜一两，硝半之。而蜜之甘又不利于脾之实，遂亦独用元明粉一味，不用大黄，且不用槟、枳，亦得无坚不破，无积不摧。服此越两时许，宿垢尽化。而下此一日中，必有一餐饭不如常。仅以糜粥养之，至第二餐则饮食倍进，精神顿爽。此即速去病实，不使体虚之要道也。若迁延坐待，真气一衰，则不可为矣。由是以思经言：水谷入口，则胃实而肠虚；食下，则肠实而胃虚。肠胃互为其虚实，仅当留水谷三斗五升，故平人日再后则不病。盖以魄门为五脏使，传导失职则使道闭塞而不通，不通则肠实，肠实则胃不得虚，不虚则不能受食。不益可见人身有以虚为贵者乎？上年火燥司天，病此者多，不独余也。今年已转湿寒，此证遂少。而以之治燥，则其足以软坚者，正不必为司天囿也。余于元明粉两得其力，是不可以不记。癸未夏日。

（《文十六卷·卷十六》）

◆ 中风

上年壬午九月十五日，车行道上忽为邪风中伤，右手食指越日痛作，甚剧臂不得举。自用喻嘉言祛风至宝膏，减小其制，而方中亦有元明粉。接服四剂，始渐向愈。然且一两月不能握管。若依陈修园一用黄芪五物，以血痹虚劳之治，治真中风，则病当何如？余于元明粉颇有缘也，不足为外人道也。（《文十六卷·卷十六》）

◆ **霍乱**

昔我（指陆懋修）宣公尝集录古今方，吾家世守厥绪，于读书有成后皆兼通医学。高曾以前事不可知，及曾大母韩太君，于余大父少游赠公年九岁时，伤寒斑不出，太君亲检方书，得药与证合。询诸医，医穷于术，漫应之。卒以此愈。事见顾南雅通政所为墓志中。少游公以理学名世，亦精于医。尝客游河洛，所至以医学见知于当道钜公。及道光二年壬午家居，值天行时疫，曾制一方以活人。其证吐泻腹痛，脚麻转筋，一泻之后大肉暴脱，毙者不可胜数。维时我苏大医如徐炳南、曹仁伯诸公，金谓脾主四肢、司肌肉，今病脚麻肉脱，显然脾病，法当补土。而参、术并投讫无一效。先祖曰：此属土败，补土是矣。然土之败也，木贼之；木之旺也，风动之。《洪范》云：木曰曲直。左氏传云：风淫末疾。肢麻为末疾之征，转筋即曲直之象。本岁木运太过，风气流行，而后脾土受邪，故欲补土必先平肝，欲平肝必先定风。风定而后以脾药继之，庶可及救。若专补土，无近功，非救急法。然定风之药如钩藤、天麻辈，亦未必能奏效。乃取《金匮》方中蜘蛛散一法，以蜘蛛、肉桂二物锉为散。盖谓蜘蛛临风结网，长于定风，炙焦则微变其寒性而为温，有开散之力。佐以肉桂，木得桂而枯，使风先息而木自平，然后以本年运气应用之药另制汤液。此方一出，投无不利。徐、曹二公奇之，登门索方，畀之而去。由此风行全获无算。（《文十六卷·卷十六》）

儿科医案

◆ 痘证

余（指陆懋修）师海门袁雪斋先生，故府君之门弟子也。其儿困于痘，医方杂进犀黄、紫雪，将殆矣。府君施以肉桂，一指撮得苏。师乃以桂生名其儿。府君所治类如此，此第就余所记忆者言之。桐城张子畏观察传府君，谓府君有经世才，未为世用。儒而医，亦以学问行之，即为心术救世之一端，洵不诬也。余自中年遭难，先代藏书尽散，独所藏医家言有先人手泽者皆携出。何敢谓能读父书？而亦不敢薄斯道为技术。诚以一匕之投，动关生命，非他语言文字仅为一己之得失者比也。昔我远祖士衡，既述祖德，又作述先一赋，余故谨叙如上，以寄凿楹捧砚之感云尔。

（《文十六卷·卷十六》）

五官科医案

◆ **目疾**

余（指陆懋修）自幼体弱，长老恒以未必永年为虑。余诗有云"爷惜形尪羸，娘怜骨瘦削"，盖纪实也。而以不事滋补，故得无恙。即有感受、停滞，总不畏虚留病，亦惟达表通里，使病速去，以保其虚，而虚亦不为余害。惟自咸丰辛壬间，罹难居乡，不耐风寒薄中，时有目疾。始也红肿羞明，继而迎风下泪，每以金为火诊。至于八月有凶，此身有如临卦。经云：风入系头，则为目风眼寒。又云：目得血而能视。始以祛风，继以养血，迄无成效，而频发不已。驯至翳障起星，看花雾里，见异书而眼不明，心窃忧之。最后得朴、硝、桑叶之法，择光明日如法熏洗，果渐入云水光中。于是小变其法，自岁首以至年尾，每晨盥漱时，独用元明粉一物撮于左掌心，用水调化，而以右手指蘸其清者用擦左右眦，不使间断。两年后，非特前证绝不复作，并能于灯下观书，红纸写字，如是者盖有年矣。其故盖以风之为患，必由于火，无火必不召风。元明粉味咸微寒，能降火，且能涤秽，眼之所以能清也。此方纪载甚多。而梁茝林《归田琐记》以朴硝误作厚朴，则一润一燥，大误病人，不可不正。且元明粉为朴硝之已升清者，用之尤为洁净。终年无间，则光明日包在其中。亦省切记，此余以元明粉取效之一也。（《文十六卷·卷十六》）

章 楠

内科医案

◆ 温病

城东有徐姓人，种园为业，年近五旬。丙戌夏初，患温病六七日。云医者回覆不治，恳余视之。其人昏愦不省人事，大便流粪水不止。按脉寸关散漫不应，尺部摆荡下垂。轻按皮肤则凉，重按肌肉热如火。其妻言病初起时，发热畏寒而口渴，今泄利不止，口即不渴，而神昏矣。余意必因服蒌仁等凉药，脾气滑泄，热邪陷入太阴也。病家检方出，果系柴、薄、羚羊、知、芩、枳、半、蒌仁等药。因思贫苦人劳力，非同内伤，或可救治。遂告病家曰，若服余药，必要仍然发热口渴，及有汗出，方有生机。遂用生党参三钱，加柴、葛、升麻、苏、朴、甘草、姜、葱两剂。次日视之，脉弦数，身热汗出，而口大渴。即于前方去苏、朴、姜、葱，加生石膏一两，知母五钱，又进两剂。大汗淋漓，下利止而神渐清，遂思粥食。乃减党参钱半，加鲜生地根，连服数剂，调理渐安。

按是证救回后，脉弦数，左尺甚微，右尺独大，数如沸汤。此因贫苦人，力食衣单，冬受寒冷，邪伏少阴。至春阳旺，郁邪化热，劫烁肾阴，故尺脉如此，即余《温暑提纲》中所论之证也。热蕴少阴，乘春升少阳之气而动，兼外感虚风，表里俱病。故初起畏寒发热者，外感风邪也；口渴者，内热勃发也。《内经》云：火郁则发之，木郁则达之。先须辛甘微温，升散其郁，使外风解而汗出，则内热透发，然后清之可愈。若不透达，见其口渴，即投凉药，遏其内发之火。又见大便不解，以蒌仁滑之，脾气下泄不止，火邪内陷，变成坏证矣。夫热邪在经，必从汗解，既无实积腹胀，其大便不解本无妨碍，何必通之，反使外邪内陷乎。总因不究仲圣六经治法，但以吴又可《瘟疫论》为规则，不辨邪之浅深，人之虚实，谓通大便即可退病。或不效而变坏证，未知其故，则云不治。反谓仲圣之法，止可治伤寒，不可治温病，而不思伤寒、温病虽不同，其辨邪之浅深，人之虚实岂有异乎。若又可之论，偏执一隅，未达至理。余于《温暑提纲》已辨其弊，岂可师法。且仲圣麻桂、四逆、理中、真武、白通等汤，则为治伤寒之法。若黄芩、白虎、泻心、大小柴胡、承气等法，岂不可以治温热乎。而伤寒、温病皆有虚实不同。故如理中、桂枝新加、小柴胡、人参白虎、半夏泻心、复脉等汤，皆用人参，补泻兼备。又如后世之参苏饮、人参败毒散、温脾汤、黄龙汤等法，或发表，或和中，或攻里。而参、地、芩、连、大黄、姜、附，错杂并用者，不可枚举。良由正虚挟邪，不得不攻补兼施。但必审其虚之多少，邪之浅深，而使药病相当，方能奏功，不比纯虚纯实之易治耳。

今也则不然，无论体之虚实，邪之浅深，总以柴、薄、知、芩、枳、朴、杏、半、连翘、栀子、郁金、豆蔻、犀角、羚羊等为主。一闻大便不解，不论寒热，先用蒌仁。如不应，继以大黄。更不辨有无实积，总谓通便可以去病。若诸药用遍不效，反见坏证者，即言不治。凡见身热头痛之病，即用前药，名为时方。如有擅用他药者，即谓其方不时，众必咻之，而不敢服。或有风寒之邪，亦混称风温湿温，而用前药。风寒为凉药所闭，其人委顿，气化不行，大便反结，亦必用蒌仁、大黄以通之，终至不救而后已。如是受枉者，殆不可数计。嗟乎！轩岐仲圣之道，一至于斯，诚可痛也。余既浅陋，年力已衰，断不能挽狂澜于既倒矣。或因刍荛之言以发其端，引伸触类，得以渐明圣道，是则望于后之君子。吾今再拜叩首，泣告当世明贤，务师轩岐仲圣，研究历来古法。审病用药，切勿揣摩时方，作医门捷径，不顾人之虚实，邪之浅深而致害。则积德无遗，获福亦无穷尽矣，幸甚祷甚。(《医门棒喝·卷四》)

又有一面白体盛人，夏月患暑温，服凉解数帖而愈，以邪轻故也。旬日复感，自服苏合丸，覆被发汗，津液大泄，热邪内陷。又兼少年多欲，其脉空数无根，余告以难治。盖苏合丸中冰麝等，辛温走窜，治寒尚可，温暑大忌也。勉进甘凉薄味之药，养阴和阳。四五日，脉象稍转，而尺部甚空。身热不退，夜则语，天明即清。舌有薄苔，边淡黄，中白滑。每日饮粥二三碗，如是十余日病不增减。药稍疏利，则委顿不堪；稍补助，则邪热愈炽。余不能治，病家笃信，不肯更医，一日因换床起动，即大汗口开，眼闭欲脱。余急视之，几如死状。细审脉象，虽虚数无神，尚不至于即脱。因思其二便尚通，能进粥食，胃气未绝，胸腹不胀，则腑气无碍。正气欲脱，不得不先扶本元。且因多欲肾亏，而粤东木火之地，肝风易炽，常多痉厥。故参不能用，恐助虚阳上越，则下元根脱。乃用熟地一两二钱，附子四钱，厚朴二钱，合二陈汤如数，煎一大碗。黄昏时服一半，即熟寐。二更醒后又服一半，亦无所觉。子后仍语，大明即清。余视之，脉稍有神而加数，舌苔中心亦黄，胸腹仍宽，能进粥食。乃用白虎汤加细生地等，连服数日，脉渐好，粥稍加。惟身热不退，夜仍语，左关独滞且沉。因思昼清夜昏，为热入血室，血室厥阴所主，故左关独滞。而仲圣有刺期门之法，是邪结血分也。余不知刺法，乃用归须、赤芍、新绛、青蒿、鳖甲、柴胡、黄芩、细生地之类。五六服，全然不效，此时已一月有二日矣。因病家笃信不获辞，药总不效，彻夜思之，未得其理。倦极而寐，醒后忽记来复丹方，中有灵脂，专入厥阴。暑湿浊邪，与伤寒不同，故前药不效。灵脂以浊攻浊，兼有硝黄，直达至阴，助本元以祛邪，必当奏功。遂于前方去柴胡，送来复丹一钱，果然神效。夜即安睡至晓，而无语。又连进三服，身热即退，忽解小便甚长，色深碧，稠如胶浆，病家惊疑询余。余曰，此病根除矣。因其少年多欲，湿热之邪，乘虚陷入肝肾，故与伤寒之热入血室，病同而邪不同。邪不同，故药力不能胜邪，则不效。此来复丹，以浊攻浊，所以神效也。所谓有是病，必用是药，此见医理幽微，难测如是。即进补剂而愈。呜呼！此证若非病家笃信专任，余虽竭尽心思，无从着力。或多延数医，乱投杂试，则万无生理矣。仲圣治伤寒变热之邪内陷，用芩、连、大黄，水渍取汁以泄热，和入煎熟附子汁扶阳，其法妙矣。

以上两证，一以外热中寒而挟痰，先治中寒，用二陈汤加附子；一兼肾元空虚，先救其本，故又重加熟地，虑其碍中，又加厚朴。皆师仲圣之意，而变化其法，因宜裁制也。设非熟地、附子先扶肾元，邪陷至阴之经，而正气将脱，又何能使邪外出乎！若肾元既空，腑气又窒者，熟地不能进，参又不可用，则为无法可施矣。管见是否，以俟高明教之，并为临证者鉴焉。

或问热入血室，昼则明了，夜发谵语何也？答曰：人之卫气，昼行于阳，夜行于阴。邪入血室至阴之地，卫气行于阳分，昼当阳旺之时，心神自清。邪伏阴而不动，至夜卫气入阴，与邪角争，则扰乱神魂，而发谵语也。冲脉为血海，故昔人指血室为冲脉。然肝为藏血之地，故血海为肝所主，而仲圣有刺期门之法。期门，肝之募也。妇人经水，由冲脉而下，其邪或得随下。若男子，则必从肝经治之。此来复丹一法，亦可推广仲圣之遗意也。（《医门

棒喝·卷二》）

◆ 发热

丁亥六月，城中东桑桥，周小梅先生夫人感暑邪。身热五日，始延李先生，服疏散药一剂，次日热更甚。病者疑焉，另换别医。问得大便数日不解，即用大黄数钱，鲜生地尤重，同柴胡、厚朴等服之。便下两次，病人自觉爽快，惟哺时发冷，黄昏发热，直至天明方休，彻夜不寐。其令郎书源兄，邀余诊视。述知病由，余曰：暑为火湿合化，湿系阴邪，遏热不达。李先生用疏散，则湿开热透，并不错误，乃反误投下剂，使邪陷入阴，故夜热而昼不热，则病势重矣。邪既入阴，欲其转阳甚难。只可转其机枢，兼从阴分清其邪热。乃用草果、苍术、厚朴醒脾开湿，以透膜原，柴胡转少阳之枢，青蒿、鳖甲、知母、黄柏清阴分之热。服两日不效。其脉虚软无力，口甚渴，饮茶不绝，腹满，大小便皆不利，粒米不进，稍饮米汤，口即作酸。此中气大伤，乃于前方去知母、黄柏，加党参。又服两日，小便稍利，诸证不减，脉软少神。余曰：不进谷食，已十二日矣，再延数日，胃气绝，则不可救。因其脾肾两伤，元气无权，三焦气化失司，邪反内闭。盖肾伤无开阖之力则便阻；脾伤而转运不前则腹满；阳既委顿，则津液不升，故渴甚。非用附子、干姜，大助其阳，则邪终不化。乃用党参、草果、苍术、厚朴、附子、干姜、生姜、乌梅、白芍，稍加黄连。服两日，腹满减而便下清粪如胶浆，略进稀粥。又服两日，腹满消，而粥食大进，小溲亦长。惟夜热如故，冷则无矣。余曰此湿已化，但有热邪。乃于前方去附子、乌梅，加知母三钱，生石膏五钱，服两日其热全退。即用清补调理而安。

当余用姜附时，见者莫不惊怪。幸病家明理，信而服之，果得向安。而不知余从仲景泻心杨、乌梅丸等法，变化而来。审证既明，其效如神，庸俗不识仲景妙旨，反以为怪。此医道之不可问，病涉疑难，鲜有不死矣。故拙集所记治案，皆疑难而非庸俗所能辨治者，余则不录也。(《医门棒喝·卷一》)

是年夏令，又有城中青道桥吴姓男子，年二十余，患热病。先有医者，与吴又可达原饮两服。至第四日，邀余诊视。其身微热，头疼不甚，口渴饮不多，舌苔薄而黄，胸腹无胀满，不思食，略进稀粥，大便不解，小便黄，神色不爽，夜有语。余察诸证，全是热邪闭伏之象。但诊其脉，右手弦软而迟，左手寸关全无，惟尺部略见，因思营行脉中，右属气，左属血，今左脉如是，其邪闭于营，血滞甚矣。营为阴，故夜分有语也。且渴不多饮，内热不甚，而营血滞涩，断不宜妄投凉药以遏其邪。遂重用当归、桂枝，佐连翘、赤芍以通其营，加知母、厚朴以清肺胃。连进两服，左关脉稍出，寸部仍无。内热略甚，大便不解。乃于前方加制大黄二钱，解大便二次，舌苔亦退，惟左寸依然不应，夜仍语。此邪干心包，恐防昏厥，即于前方去大黄，重用当归，又加柴胡，和入至宝丹五分。次日又重加桂枝，左寸始得稍应。如是服当归、桂枝、至宝丹等药。至六剂，左手之脉方调达，寸部始见洪象本脉，粥食渐加，语亦少。而小便时，阴中掣痛。此伏热流通，乃减少当归、桂枝，加元参、羚羊角、黄柏、滑石之类。小便不疼，而口仍渴。乃去滑石、黄柏，加生石膏、鲜生地之类。连服四剂，诸证皆退，调理而安。

余思此证，原系热病，何以脉象竟同阴寒，不解其故。遂询其致病之由，据述上年冬间赴山东，投亲不遇，盘费短少，奔走长途，落魄而归。余方悟冬伤寒邪，藏于肌肤之言为确，而辛苦之人尤多也。盖风伤卫而寒仍营，因其年少，元气未亏，邪不能内干，而侵入营中，与血气搀混，全然不觉。历春至夏，阳气升散，其病始发。若非余亲见，而得之传闻，亦难遽信。以是可知王叔和，当时亦曾亲验，故云辛苦之人，春夏多温热病者，由冬伤寒邪所致也。后人以叔和之言非者，殆未亲历故也。故凡病情变幻，莫可穷尽，医者虽博古通今，断不可自负自用，致伤人冥冥之中而不觉也。此证余用当归、桂枝时，有医者见而非之，乃用犀角、羚羊、芩、连、牛黄丸等大凉之药。言其郁热成斑，必服此药，其斑乃出。病家询余然否。余曰，脉证如是，热邪尚轻，而营血凝滞特甚。若用凉药，血得凉则凝，而邪愈闭，虽有斑而不出矣。邪闭不出，元气日削，命不可保也。遂从余服桂枝等方至六剂之多，其脉始出，而邪始达。设病家疑惑，杂进他药，则吉凶未可知也。

呜呼！医者虽有救人之心，实亦不能操其权者，盖患病之人，有命存焉。余阅历以来，见受枉者多矣，不禁叹息流涕，而又莫与明此弊也。惟愿高明君子，虚心审慎，择善而从，勿立岩墙之下为幸耳。孟子曰：行或使之，止或泥之。可知凡事皆由前定，病者幸而遇良医则愈，或虽遇而不信，及死于庸医者，不幸也，亦命也。故曰死生有命。所以君子知命，惟顺天理，修身以俟之，无所用其祷，亦无所用其药也。药者，圣人之仁术，为参赞化育而设，虽能救人疾苦，非能造人之命也。命由己立，福自己求。知君子之道者，当别有会心处矣。(《医门棒喝·卷四》)

◆ **痞满**

或曰，以时方治时证，诚有之。若风寒之邪，何至误作温病而不辨哉。

答曰：余非目击，断不敢妄言也。近处有齐姓妇人，年三十余，体盛阳虚之质，丁亥正初，卧病七八日，水米不进。邀余视之，状甚委顿，不能起坐，语声低不能闻。按脉濡迟无力，右寸关沉弦而涩。据述初起发热头痛而畏寒，服柴、薄、知、芩、栀子、连翘等一剂，即觉口干难忍。食梨蔗等水果，遂不思粥食。胸腹满闷，大便四五日不解，头即不痛，身亦不热，但觉畏寒而已。余令人按其胸腹空软，但虚满耳，舌苔薄而微白。余曰：此本感受风寒，因凉药而邪内闭，胃肠被郁，故即口干。又食生冷，则中阳更伤，肺胃伏邪不出，须用辛温开解，乃用苏、杏、葛、防、桂枝、厚朴、甘草、姜、枣等一剂，次早胀满略减，脉仍不涩，多日不进粥食，狼狈已极。正气既亏，伏邪难出。乃仿仲圣建中例，于前方加党参三钱，干姜一钱。服后腹中鸣响，胀满渐减。其亲戚见病势沉重，又延别医诊之。言是风温，遂用时方。闻大便多日不解，即加蒌仁五钱，大黄三钱。并云一剂大便不通，再服一剂。病家疑惑，至黄昏时，来询余可否服大黄方。余又为诊脉，比前已好。询病人，云略觉安舒。余曰：此本虚寒邪伏，故服党参、姜、桂温补热散之药，阳气转动，腹鸣胀减。若服大黄、蒌仁以寒遇寒，如冰益水，更使凝结。大便必然不通，元气止存一线。再服苦寒攻药，元气先脱，何须两剂以通大便哉！其理如此，请自酌之。于是止而不服，次日又邀余诊，胀满已消，脉亦较好。即于前方去厚朴，加附子钱半，服后渐有微汗，随解大便些许，即思粥食。次日又诊，神气脉象均好，伏邪得汗而出。乃用温补气血，调理半月，始得下床。夫用姜、桂、附子而大便始通，其寒凝甚矣。且其脉象证状，显然虚寒。奈何全不辨别，犹投知、芩、大黄，是真以人命为儿戏也。显而易辨者如此，其假实假虚为难辨者，误治更多矣，岂余所敢妄言乎。诚以目击不忍，是故泣告当世明贤，千万留意，幸勿以人命为儿戏也。（《医

门棒喝·卷四》)

◆ 呕吐

丁亥仲春，有七十老人，数年前患疟，病根未除，每至夏秋则发。去冬至春，忽病呕吐战振，筋脉挚痛，愈后屡发。或见其小便黄赤，大便干而少，面有红光，谓是肝郁化火，火逆犯胃作呕，胃阴不足，故小便黄赤，大便干少也。余诊脉，虚涩少神，观舌苔，白腐而厚。因言中焦虚寒，浊阴聚胃，故呕吐。是胃阳不振，非肝火作逆，胃阴不足也。病家惶惑，未知孰是，余遂辨之。经曰：膀胱者，州都之官，津液藏焉，气化则能出矣。又曰：三焦者，决渎之官，水道出焉。是小便之行，必由三焦气化而出。三焦为少阳相火，故火盛则小便黄赤，火衰则小便清白，此常理也。然经又言，中气不足，溲便为之变。中气不足者，中焦虚寒也。小便反变黄赤，何也？中有妙理，若不细心体会，欲得其旨，岂不难哉。倘不辨明，或本虚寒而见小便黄赤，误认为火，而用凉药，或系火邪，混引经文中气不足之语，误用温热，其害均也。夫火炎上，水流下，自然之性也。故火有余者，必先盛于上，而后盛于下，水有余者，必先盛于下，而后盛于上，此常理也。然水激之，可使在山，失其就下之性。火若以寒冒之，则屈伏在下，失其炎上之威。三焦者，相火用事，熟腐水谷而化精微，生津液而通水道，故名为焦，取火熟物之义。相火足，气化行，则水道通利，而清浊不混。故曰：上焦如雾，中焦如沤，下焦如渎也。若相火衰弱，中焦虚寒，不能化气，则胃中汤饮痰涎，浊阴凝聚。而衰弱之火，势必不能炎上，而屈伏于下，水道不畅，小便反变黄赤。此所以中气不足，溲便为变也。

其大便干而少者，仲景曰：脉沉而迟，不能食，身体重，大便反硬，名曰阴结。此谓阴寒凝结也。世俗见大便坚难，多作火治，误矣！今脉虚涩，身重，不思食，而大便干少，正仲景所云之阴结也。然则何以验之？则当辨之于舌。舌为心之苗，心为君火，色本赤。三焦为相火，脾胃为中土，火土相生，气脉相贯。是故胃中或寒或热，或清或浊，其状其色，必现于舌。舌苔厚腻者，胃中阴浊凝聚也。其色若黄，黄为土之本色，土有生气，生土者火，火与阴浊交混，而成湿热之邪，则宜辛温苦降以祛浊，佐凉以清火。若色白者，白为金色，土无生气，相火衰弱已极。必用辛热助阳化浊，甘酸培土和肝。以其土无生气，故不纳食。胃阳不振，则浊阴盘踞，浊阴已盛，断非胃阴不足矣，若胃阴不足，舌红而光无苔垢，昔人论之已详。此阴阳清浊之理，确乎不易者也。口中并不酸苦，亦非肝火上逆矣。中焦湿聚，气化不行，下焦反燥，故大便干而少也。其面有红光，因呕多肺气逆，虚火浮于经脉之故。肺气顺，其红自退。是面红便少而赤者，上下之假热。舌苔白腐者，中焦之真寒。且脉虚涩，非火可知。又兼疟病根由，膜原必有结邪，故病发呕吐。而畏寒发战，营卫不通也。遂用姜制半夏为君，佐参、苓、附子、干姜、生姜、桂枝、芍药、乌梅、草果仁。一剂，即甚效。继又去乌梅，加厚朴。连进十余剂，每剂附子用至三钱，胃口开而病愈。其大便反溏，小便反清。盖三焦气化，则水道行，而阴浊下也。

可知真假之辨，必以经义为准。若诸家之论，多似是而非，不可为据也。然白苔虽多中寒，更须参以脉证，不可固执。即如瘟疫初起，舌苔厚白如积粉，此秽浊之邪，包热在内，其人必昏愦发热。须达原饮，开泄膜原结邪，热即透发。若误作虚寒，其害不小，以此类推，必当脉证互参。故《内经》云：有者求之，无者求之；虚者责之，实者责之。此辨别不易，未可但凭一端也。

又如浊邪包热者，苔虽白，其舌本必红赤，非如虚寒之淡白也。（《医门棒喝·卷二》）

◆ **不食**

又如舌红而光，若不干渴，亦不可尽作胃阴不足。虽有苔垢而干枯者，浊邪既结，津液又伤，必须兼养胃阴也。余在粤时，有肖山何先生，夏月不爽，自谓受暑。食西瓜一大枚，又服凉药数帖。后无所苦，惟胃不开，每日强饮薄粥一二盏，甚无味。尚行动自如，小便淡黄，大便干，多日不解。胸腹无胀闷，面色如常，舌红而光无苔，酷似胃阴不足，但不喜汤饮。脉则浮中皆无，按之至骨，萦萦如蛛丝而已。医者犹言有火而进凉药。余曰：此证固非火邪，舌虽光，不欲汤饮，亦非胃阴不足，脉微如是，元阳大亏。幸而小便淡黄，大便坚固，肾气略为有根，若再服凉药必死。遂用附子理中汤，去术，加当归、桂枝以养荣。数剂后毫无效验。又去桂枝，加肉桂、吴萸、黄芪等。连服十余剂，依然如故，惟脉似成条，沉细如发，出大便些许，仍十。又进前约十余剂，共服大热药已三十余剂，仍复如此。余细思其小便通，大便干，则肾元未绝，何以胃总不开！令停药四五日以观之，亦只如是。百味烹调皆不喜，粥亦勉强而饮，行动如常。余乃屏去热药，重用鹿角胶，佐枸杞、当归、参、芪、苁蓉、广皮等，温润养阳。连服十剂，始觉脉形稍粗，饮食略加。又服十剂，其胃始开，脉亦渐充。其间二十余日，不出大便，胃开后，大便一二日即解。其人反软弱卧床，不能起坐。又养半月，始得下床。呜呼！此真奇病也。

仲景曰：脉萦萦如蛛丝者，阳气衰也。何公本面白气虚之人，年逾五旬而见此脉，阳衰已极，然服助阳大热药三十余帖，全然不觉，胃竟不开，其生气几竭矣。鹿角不须一月，即长至数尺，其得生阳之气为最，故其功胜于桂附。是桂附之热，可以胜寒，而草水无情，不及血肉有情，能助生气也。

又如温暑之邪，必用凉解。若其人体盛色白，或不白而肌松者，本质阳虚，凡感热邪，往往凉药不效。以其阳虚，凉药入口，中气先馁，不能运药驱邪故也。此须辨舌，舌虽边黄，中必白滑，乃热邪外受，中却虚寒。须先用辛温通阳，使中阳振，舌心亦黄，再用凉药即解。如兼厚腻舌苔者，此热伏湿中，尤当先用辛温开湿。倘见其热甚，骤用大凉，遏其湿而火反伏，必淹缠难愈。或作洞泻，则湿去一半，火邪内陷，变证百出，不可不知。(《医门棒喝·卷二》)

妇科医案

◆ 胎死不下

又前在粤东，有陈姓妇人，年未三十，怀妊六个月，腹满及脚，饮食不进，大便艰燥，小便不利，左胯间与小腹掣痛如锥刺，日夜坐不能寐。医者谓系湿邪，用五苓散法。又邀余诊视，左脉弦强关尤甚，右关弦滞。余曰：凡湿邪，脉必濡细，今脉象如是，为血少肝气犯脾胃也。彼以小便不利，故认作湿邪，而不知经云：肝主遗溺癃闭，此肝火郁结之癃闭也。肝为风木，风火煽动，故胯间刺痛。若用利水药，反伤津液，其燥愈甚，必致痉厥之变。乃重用大生地为君，佐当归、白芍、黄芩、香附、紫苏、生甘草，稍加厚朴、木香等。服两剂，脉稍和，满略减，惟小便仍涩，犹有刺痛。即于前方加黄柏、车前，服两剂，小便畅行，其痛若失。乃去黄柏、紫苏，又服两剂，胸宽食进，夜则安睡，惟云腹满，不能全消。余令其夫问之，腹皮有无亮光。答云白而光亮。余思既有亮光，确系水邪，但小便已畅，何以水邪不去，深疑不解。然眠食已安，脉亦平和，姑且听之。而病人安睡至第三夜，于睡梦中，忽闻震响一声，落下死胎一个，满床皆水。余闻之，始悟水蓄胞中，其胎早经泡死。幸得母体安和，气血运化，死胎方得自下。因其平素血少，肝气不和，脾胃受制，水谷不能输化。汤饮一切，由脐带渗入胞中，水在胞中而脏腑反燥，利水之药断不能泄胞中之水，反耗其阴，必致痉厥而死。方知病情变幻，有非常理所能测者，自古未闻之奇证也，故特记之。（《医门

棒喝·卷一》）

　　同时有余族侄女，亦患如此证（指胎死腹中）。为医者用利水药而致痉厥。又妄认为中寒，用附子理中汤一剂，乃至阴阳离脱。余用大剂滋阴摄阳之药，昼夜急进，竟不能救，延三日而卒，鸣呼！此有幸不幸之命也夫。（《医门棒喝·卷一》）

儿科医案

◆ **发热**

丁亥年次年戊子，余重游粤东，有五岁小儿感暑为医误药，邪陷入阴，与是证（指周小梅先生夫人感暑邪案，邪陷入阴，黄昏发热，直至天明方休。编者注）无二，余仍用草果等（指党参、草果、苍术、厚朴、附子、干姜、生姜、乌梅、白芍、黄连）醒脾开透膜原，柴胡等转机枢清阴分之热，日见其效，调理而安。可见病邪虽同而老幼元气不同，则药之有效有不效也。良以药之胃，全赖原气运行，医者虽能察病，或不知其元气强弱，则用药虽当不能效矣！虚谷自注。（《医门棒喝·卷一》）

◆ **喘证**

每见治疹瘰，起首必用升麻葛根汤。世俗相沿，牢不可破。虽升散其毒，不为大害，但止见其标，不察其本，或证不应药，则茫然莫知其故。是以有屡用升提表散，而疹不出。竟不知其脏气怯弱，不能传送毒气，徒用表药，耗散卫气，毒更难出。或本无寒邪外闭腠理，而妄用麻黄大泄肺气，至于鼻煽而喘，毒伏心肾，烦扰不安而死。医者卒不悟其所以然，良由平日认定疹出于腑，及疹毒在皮毛肌肉等说。既不究胎毒发源传化之由，而见内毒不能外达者，反认作外毒内陷，而谓无法可治。

试思疹毒，如果本在肌肉，初治莫不先用升提表散，其疹岂有不出之理。即或有外邪内食阻滞，亦必有证可辨，治之何难。

其毒既非由脏而发，则脏气本和，又用升表之药，岂有外毒内陷之事乎。殊不知脏气不能送毒传化，虽用升表无益，而非外毒内陷，实是内毒未出。乃平素未明此理，亦可概也。

　　且起首必用升葛汤为定法，则不独未明疹瘰源流，并将斑疹混而不分矣。汪讱庵升葛汤歌曰：斑疹已出慎勿使。可见将斑疹混治已久。世俗熟诵汤头歌，授受流传，以为定法，更无疑议。而不思升麻、葛根，阳明之药也。阳明主肌肉，邪热闭郁则成斑。斑者，赤色成片，或如锦纹，扪之无形，不成颗粒。若未发透，而用表散，则宜升葛汤；已发透而清里，当用白虎汤；或兼内实积滞，宜承气汤。至于疹瘰，虽有外感风温，胎毒内发之殊。然皆由心肺两经从营出卫，为血络中病。因从毛窍而出，故有颗粒，与斑之由阳明而发于肌肉者迥异。奈何不分脏腑经络，而以治斑之药治瘰，已非对证。而更不明疹瘰之源流传化，欲求治法之善以愈病，不亦难乎。因其脏气无亏，已经送毒而出，得升散之药，因势导之，而成功者多。遂笃信初治必用升提表散，终不自觉法之未善。或遇脏气怯弱，内毒不能外达，皆认作外毒内陷，归于不治也。若知源流所自，辨其由外感由胎毒之殊，而按时透发者，原可不药而愈。或不能透发，则必审其所因，或因外邪闭遏，或因内食阻滞，或因元气怯弱，或宜升散，或宜通利，或宜补托，随证而施。则断不可拘执，先用升散为定法也，岂可囿于前人之说，而不准之以理乎。明医者，倘不以余言为河汉，或可备刍荛之采。有司命之责者，胡可忽哉。(《医门棒喝·卷四》)

　　前论甫成，适有孝廉黄笑山先生令媛，年十余岁，出瘰，见点已五日。经幼科以常例升提表散之药治之，其毒总不透发。气喘鼻煽，日夜烦扰，其状甚危。余诊脉，虚弱带数，惟左关尺沉弦而滞。知为肾肝蕴毒未出，乃重用元参，佐知母、归须、赤芍、犀角、羚羊、连翘、甘草。一剂服之，其夜即能稍睡。次日脉象松动，惟口大渴，犹喘急鼻煽，是热毒已达肺胃。又重加石膏，数剂后，渐安而愈。盖元参滋水解毒，能启发肾气，归须赤芍，疏通血络，犀羚皆透发之品，与连翘、知母、甘草，从手足厥阴引毒直达肺胃，从表而出。故一剂即效，可见确为内毒未出。而世俗皆认作外毒内陷，惟屡用升散，大泄肺气，以致喘急烦扰而危殆者，不可数计，良由平素未明此理故也。吾愿天下后世，切须究心，勿泥成法，勿拘旧说。庶可保全生命，幸甚幸甚。

再按是证，乃热毒内伏，故以清凉透发见效。其有先天元阳薄弱，而毒难传化者。于凉透之剂，稍佐附子，助其元阳，送毒而出，否则难以透发。此在临证者，随宜变化，即此一证，可以隅反也。（《医门棒喝·卷四》）

◆ 痘证

又有观巷凌宅，五岁一童出痘，服药失宜，灌浆未足而应回，烦渴不安，胃不纳食，便溏不固。余视痘形，本属脾脏，色灰塌陷。此因过服凉药，余毒内留，脾阳下泄，本为难治。勉用人参、丁香、升麻、葛根升阳解肌，牛蒡、厚朴清胃疏毒。连进两服，次日大便不解，渴减思食，惟咳嗽甚多。此毒由胃达肺，遂于前方去丁香，加贝母、银花又服两剂。次日口不渴而食加，惟仍咳嗽，牙龈腐且臭。此肺胃之毒，塞于经络，肺为娇脏，毒最难出，仍用人参、升葛、牛蒡、贝母，加麻黄、生石膏。两服后，牙龈渐好，咳亦轻减。乃减麻黄、石膏，仍加银花。继又清养肺胃，调理旬余而安。夫脾为太阴湿土，性喜香燥。阳既下泄，虽用人参、升麻，若不佐以丁香，其毒不能升发，不用术者，恐其滞也。既而便固食进，则元气克振，毒出于经。肺位最高，其窍壅塞，故咳嗽难愈。非麻黄、石膏，不能开窍逐毒。又恐中气怯弱，则毒留难出，故仍用人参也。是证若再迟一二日，则元气败而毒陷深，即不能投人参、丁香等药，则死矣。

以上两案（包括本案与闻朴堂之子痘证案），同为脾脏痘证，一用桂附挽回，一用麻黄石膏收功。以其察气，各有不同，痘之时日，迟早亦异，审宜施治，应变无方。学者，即可悟其理之所在，庶不至固执数首死方，以为治痘定法也。

或问，子所治者，何无他脏之痘，而皆脾脏痘耶？

答曰，余非痘科，知者既少，且心肝两脏痘，皆有余之证，可用凉泻，正合时医手法，自可收功，推其不识脾肺证治，以致败坏，回覆不治，或有知余者，始来求治，其不知及知而不信者众矣，故临证少也。脾肺脏痘，属不足，本为难治。自古方书，但论其形状之恶，未将各脏阴阳五行至理讲明，而治法不得其要。故后学更属茫然，惟习凉血解毒通套之法，统治诸证。证不合法，即回覆不治也。心肝脏痘本易治，苟能治其难，则易者可无论矣。（《医门棒喝·卷四》）

余虽略知痘证理法，而少阅历，不敢轻为人治。适有至交闻朴堂，年五十余。无亲昆弟，止一子，甫二龄，于丁亥季春出痘。时值寒水客气，多雨少和。闻其发热三日而见苗，见苗即身凉。余谓顺证无虑，故不视之。经医者用药，服五六日，忽言证危难治，于是惊惶，邀余观之。其痘虽多，尚分颗粒，惟因禀弱，面白气虚；痘出脾脏，故形平扁。脾为太阴湿土，阳气不振，脾脏痘毒，必由胃达肺。故宜疏利肺胃之气，毒始透发。医以凉血攻毒，入心肝经药治之，余毒壅胃，遂致咬牙，痘顶塌陷，而见坏象。余用参芪保元汤，加芍、归、厚朴、山楂等扶气疏毒。煎熟未进，适有关切之人，言余方不合痘科成法，断不宜服。嘱令仍服前医凉药，并有蜂房等毒物坏胃者。于是更形委顿，粥食少进，咬牙尤甚，自分无救。余知之不忍袖手，又走观之。乃遭吾友曰，余非痘科，无怪人之不信，但云吾方不合痘科成法，岂凉血攻毒，为治应一定之法耶。果尔，则止须刻印是方，痘家自治可矣，古人设立诸法，皆为无用。即示以痘科书所载各方，吾友始能释疑，余遂勉为救治。因其咬牙特甚，毒气壅胃，乃以余之前方，去川芎，加升麻、葛根、牛蒡、紫苏、杏仁，开提肺胃壅毒，一日连进两剂，服后，吐出痰涎甚多，吐中有升发之意。故次日咬牙减少，痘形略起，惟色白无光彩，大便溏而酱色，日三四遍。此脾胃虚寒，急防毒陷。遂用参芪、山药、丁香、肉桂、当归、厚朴、角刺等，又连进两剂。次日咬牙已除，饮食亦进，痘形渐起，浆甚清稀。即于前方加附子、枸杞、鹿角胶，扶阳助浆。次日诸证较好，即去桂附，仍用丁香，加桂枝和络。次日，头面渐回，腿腹各处浆胀甚粗。又去桂枝，加术以收浆。又调理数日，痂落渐愈。

夫痘毒之出，全赖元气鼓运，而人禀质，有阴阳强弱不同，故痘有虚实寒热之异。昔人论治之法，温凉补泻皆备。岂可以凉血攻毒，走心肝经药，为治痘定法乎。乃不知此，反谓余方不合成法。出痘家，多信不能辨，则受枉者多矣，良可慨也。心肝两脏痘，为有余之证，不药亦可愈。脾肺两脏痘，为不足之证，必助气疏毒。若以治有余之药，治不足之证，初起本顺，反变为险矣。然用补之道，原有权衡，非可混施。痘既出齐，毒势向外者多。若元气怯弱，余毒不能外出，数日后，元气不支，则外毒反从内入而死。故出齐时急须辨之，如色紫赤，或干枯者，此火毒闭结，须清火活血，兼利其气。大便燥结，必用生地、大黄等药。若痘色淡红或白，其顶平塌或陷者，此阳气大虚，急须甘温助气，兼活血利气。气血活而元气壮，毒自外出化浆。但共进退之机甚速，治之必预审而预为之地。若迟误一二日，即不能挽回。即如是证，已现坏象，及余治之，又惑于旁言，迟误一日有余，危险极矣。余故一日连进药两剂，不使有间，急如追逃，始能获痊。盖为万一之幸，不可为训。且以桂附丁香治痘，闻者莫不惊异。设或不能挽救，则必众口同声，谓余药之非，断不能辨白者也。呜呼！医为仁术，原以救人为心，但术不精，或反害人。此当反求诸己，所谓尽己之为忠也。若外来毁誉，只可听之。冥冥中必有神明之鉴，断不可因毁誉，而阻救人之心。明理君子，或不以余言为河汉也。故特记之，以为轻忽人命，及多言害事者戒也。(《医门棒喝·卷四》)